医学类高职高专配套教材

# 医学免疫学与病原生物学学习指南

主　编　肖运本

副主编　姚秀缤　邓学新　陈淑增

上 海 科 学 技 术 出 版 社

**图书在版编目(CIP)数据**

医学免疫学与病原生物学学习指南/肖运本主编.—上海：上海科学技术出版社,2007.8
(医学类高职高专配套教材)
ISBN 978-7-5323-8973-5

Ⅰ.医...Ⅱ.肖...Ⅲ.①医药学：免疫学—高等学校：技术学校—教学参考资料②病原微生物—高等学校：技术学校—教学参考资料 Ⅳ.R392 R37

中国版本图书馆 CIP 数据核字（2007）第 080574 号

上海世纪出版股份有限公司
上 海 科 学 技 术 出 版 社 出版、发行
（上海钦州南路 71 号 邮政编码 200235）
新华书店上海发行所经销
常熟市兴达印刷有限公司印刷
开本 787×1092 1/16 印张 13
字数:286 千字
2007 年 8 月第 1 版 2013 年 2 月第 4 次印刷
ISBN 978-7-5323-8973-5/R·2382
定价：22.00 元

---

医学类高职高专配套教材

# 作 者 名 单

（按姓氏笔画排序）


王红英　邓学新　刘翠青　齐永长

李红艳　李秀丽　吴松泉　肖运本

何敏懿　陈淑增　周小鸥　姚秀缤

徐泊文　陶艺君　梁观林　曾金秋

蒙　仁

# 前　言

为了更好地帮助学生掌握或熟悉医学免疫学与病原生物学及其相关学科的基本理论和基本知识，加强学生的科学思维方法与创新能力的培养，促进学生综合素质的提高，我们以全国医学高职高专“十一五”规范教材《医学免疫学与病原生物学》为蓝本，组织编写了《医学免疫学与病原生物学学习指南》。

本配套教材由内容提要、试题及试题答案三部分组成。内容提要为各章(节)内容的精心提炼，是学生必须掌握和熟悉的知识点。试题的编写根据国家教育部考试试卷规范要求并参照《标准化考试简介》进行编写。试题包括名词解释、填空题、单项选择题、多项选择题和问答题5种常用的题型。名词解释选用国家自然科学委员会审定公布的规范名词。填空题每题设2个空，便于阅卷计分。单项选择题及多项选择题均有5个备选答案，其中单项选择题只选1个备选答案，多项选择题可选2～5个备选答案。问答题答案要点应属于无争议的明确内容。试题答案中名词解释不列出答案，问答题答案只列出要点以节约篇幅。名词解释与问答题答案的详尽内容可参考上海科学技术出版社2006年出版的全国医学高职高专“十一五”规范教材《医学免疫学与病原生物学》或相关同类教材。

由于编者学识水平有限，不足、疏漏之处在所难免，欢迎广大同仁及读者批评指正，以期不断修订完善。

**编　者**

**2007年5月**

# 目 录


第一篇 医学微生物学总论 · 1

第一章 医学微生物概述 · 1
第二章 细菌的形态与结构 · 3
第三章 细菌的生理与遗传变异 · 8
第四章 细菌与外界环境 · 15
第五章 细菌的致病性 · 21

第二篇 医学免疫学 · 26

第六章 医学免疫学概述 · 26
第七章 免疫系统 · 29
第八章 抗原 · 35
第九章 免疫球蛋白 · 45
第十章 补体系统 · 51
第十一章 免疫应答 · 56
第十二章 抗感染免疫 · 64
第十三章 超敏反应 · 69
第十四章 自身免疫性疾病与免疫缺陷病 · 77
第十五章 肿瘤免疫与移植免疫 · 81
第十六章 免疫学应用 · 89

第三篇 医学微生物学各论 · 98

第十七章 病原性细菌 · 98
第一节 化脓性细菌 · 98
第二节 肠道感染细菌 · 103
第三节 厌氧性细菌 · 108
第四节 呼吸道感染细菌 · 111
第五节 动物源性细菌 · 118
第六节 放线菌与诺卡菌 · 120
第七节 支原体、立克次体、衣原体 · 122
第八节 螺旋体 · 126
第十八章 病毒 · 131
第一节 概述 · 131
第二节 呼吸道病毒 · 135
第三节 肠道病毒 · 138
第四节 肝炎病毒 · 140
第五、六节 虫媒病毒、出血热病毒 · 145
第七节 疱疹病毒 · 147
第八节 反转录病毒 · 149
第九节 其他病毒与朊粒 · 152
第十九章 真菌 · 155
第一节 真菌概述 · 155
第二节 病原性真菌 · 157

第四篇 人体寄生虫学 · 161

第二十章 人体寄生虫概述 · 161
第二十一章 医学蠕虫 · 165
第一节 线虫 · 165
第二节 吸虫 · 171
第三节 绦虫 · 176
第四节 猪巨吻棘头虫 · 180
第二十二章 医学原虫 · 182
第二十三章 医学节肢动物 · 192
第一节 概述 · 192
第二节 常见的医学节肢动物 · 194

# 第一篇

# 医学微生物学总论

## 第一章

## 医学微生物概述

### 一、内容提要

#### (一) 微生物的概念与种类

微生物是存在于自然界中肉眼不能直接看见的微小生物，其必须借助光学显微镜或电子显微镜放大几百倍、几千倍甚至几万倍才能观察到。其特点是：个体微小、结构简单、种类繁多、分布广泛。按生物分类系统，可将生物分为6个界，即病毒界、真菌界、原核生物界、原生生物界、植物界和动物界。微生物按其结构和化学组成不同分为3种类型。

表1-1 三种类型微生物的比较

| 类型 | 特点 | 种类 |
|---|---|---|
| 非细胞型微生物 | 无典型的细胞结构，仅含1种类型核酸 | 病毒 |
| 原核细胞型微生物 | 缺乏完整的细胞器，无核膜、核仁，仅有原始核质 | 细菌、支原体、衣原体、立克次体、螺旋体、放线菌 |
| 真核细胞型微生物 | 有完整的细胞器，有核膜、核仁及典型的细胞核 | 真菌 |

#### (二) 微生物与人类的关系

绝大多数微生物对人类和动植物是有益的，只有少数微生物是有害的，可引起疾病，这些具有致病性的微生物称为病原微生物。

### （三）医学微生物学的概念

研究与医学有关的病原微生物的生物学特征、致病性与免疫性、诊断技术和特异性防治等内容的一门生物学科，称为医学微生物学。

## 二、试题

### （一）名词解释

1. 微生物 2. 病原微生物 3. 医学微生物学

### （二）填空题

1. 微生物根据其结构和化学组成不同，分为________、________和真核细胞型微生物三大类。

2. 病毒属________微生物，真菌属________微生物。

### （三）单项选择题

1. 下列属于非细胞型微生物的是 （ ）

A. 细菌 B. 支原体 C. 病毒 D. 立克次体 E. 真菌

2. 下列属于真核细胞型微生物的是 （ ）

A. 细菌 B. 支原体 C. 病毒 D. 立克次体 E. 真菌

3. 有关原核细胞型微生物错误的描述是 （ ）

A. 缺乏完整的细胞器 B. 无核膜及核仁 C. 无核质 D. 具有细胞膜 E. 仅有核质，无核的形态

### （四）多项选择题

1. 下列属于原核细胞型微生物的有 （ ）

A. 细菌 B. 支原体 C. 病毒 D. 立克次体 E. 螺旋体

2. 真菌的主要特点有 （ ）

A. 只在活细胞内增殖 B. 缺乏完整的细胞器 C. 仅有原始的核质 D. 有完整的细胞器 E. 有典型的细胞核

### （五）问答题

简述微生物的分类及特点。

## 三、试题答案

### （一）名词解释（略）

### （二）填空题

1. 非细胞型微生物 原核细胞型微生物 2. 非细胞型 真核细胞型

### （三）单项选择题

1. C 2. E 3. C

### （四）多项选择题

1. ABDE 2. DE

### （五）问答题（要点）

①非细胞型微生物，无完整的细胞结构，只含 1 种类型核酸，在活细胞内增殖；②原核细胞型微生物，缺乏完整的细胞器，无核膜及核仁，仅有原始的核质；③真核细胞型微生物，有完整的细胞器，有核膜、核仁及典型的细胞核。

（邓学新）

# 第二章

# 细菌的形态与结构

## 一、内容提要

### (一) 细菌的大小与基本形态

细菌个体微小，其测量单位为微米(μm, 1 μm = 1/1 000 mm)。细菌的基本形态有 3 种，即球菌、杆菌和螺形菌。

### (二) 细菌的结构

1. 细菌的基本结构

(1) 细胞壁　主要功能：①维持菌形，保护细菌抵抗低渗环境；②与细胞膜共同完成胞内外的物质交换；③决定细菌的免疫原性；④细胞壁上的脂多糖与致病性有关。化学组成：革兰阳性菌细胞壁由肽聚糖(又称黏肽)和磷壁酸组成。其肽聚糖由聚糖骨架、四肽侧链和五肽交联桥三部分组成，构成机械强度十分坚韧的三维立体结构。革兰阴性菌细胞壁由少量肽聚糖和外膜(脂蛋白、脂质双层、脂多糖)组成。其肽聚糖由聚糖骨架和四肽侧链两部分组成，因缺乏五肽交联桥，构成较疏松的二维平面结构。临床意义：革兰阳性菌与革兰阴性菌由于细胞壁结构的差异，两类细菌在染色性、致病性及对药物的敏感性等方面均存在很大差异；溶菌酶和青霉素对革兰阳性菌有杀菌作用。青霉素能抑制甘氨酸交联桥与四肽侧链末端的 D-丙氨酸之间的连接，使革兰阳性菌不能合成完整的细胞壁，导致细菌死亡。溶菌酶能切断 N-乙酰葡萄糖胺与 N-乙酰胞壁酸之间的 β-1, 4 糖苷键的分子连接，破坏肽聚糖的骨架，引起细菌裂解死亡；溶菌酶和青霉素对革兰阴性菌无明显杀菌作用，因为革兰阴性菌细胞壁中肽聚糖含量少，又有外膜的保护作用。细菌 L 型是指某些由于理化或生物因素失去细胞壁而在高渗环境下仍能存活的细菌。其形态呈多形性，不易培养，但在高渗环境下培养时能缓慢生长。细菌 L 型仍有致病能力。

(2) 细胞膜　为脂质双层，并镶嵌着多种具有特殊功能的载体蛋白和酶蛋白。主要功能有：①渗透和运输作用；②呼吸作用；③生物合成作用；④形成中介体，细菌细胞膜向细胞质内凹陷、折叠形成囊状物，称为中介体。

(3) 细胞质(细胞浆)　其基本成分为水、蛋白质、核酸、脂类、少量糖和无机盐，是细菌进行新陈代谢的主要场所。内含物有：①核糖体(核蛋白体)，化学组成为 RNA 和蛋白质，是细菌合成蛋白质的场所；②质粒，是染色体以外的遗传物质，为闭合环状的双链 DNA，控制细菌的遗传性状，医学上重要的质粒有 F 质粒、R 质粒、Col 质粒及 Vi 质粒等，分别控制细菌菌毛的致育性、耐药性和毒力；③异染颗粒，在某些细菌的胞质中，含有一种嗜碱性强的多偏磷酸盐的颗粒，其染色后着色深，可作为鉴别细菌的依据。

(4) 核质(拟核)　由一条双股环状 DNA 和蛋白质组成，即细菌的染色体，是细菌生长、繁殖、遗传和变异的物质基础。

2. 细菌的特殊结构

(1) 荚膜 某些细菌合成并分泌至细胞壁外的一层黏液性物质，其厚度 ≥0.2 μm 者称为荚膜。具有抗吞噬作用、黏附作用，具有免疫原性，能据之鉴别细菌。

(2) 鞭毛 许多细菌在菌体上附有细长并呈波状弯曲的丝状物，称为鞭毛。鞭毛能用以鉴别细菌，是细菌的运动器官，有些细菌的鞭毛与致病性有关。

(3) 菌毛 许多革兰阴性菌和少数革兰阳性菌菌体表面的一种比鞭毛更细、更短而直的丝状物，称为菌毛。需电镜观察。普通菌毛具黏附作用，与细菌的致病性有关；性菌毛与细菌的耐药性、毒力等性状有关。

(4) 芽胞 某些革兰阳性菌在一定的环境条件下，细胞质和核质脱水浓缩，在菌体内形成一个圆形或卵圆形小体，称为芽胞。芽胞可用以鉴别细菌。芽胞具有很强的抵抗力，消毒灭菌的标准是杀灭细菌芽胞。芽胞具有很强抵抗力的原因是：①芽胞含水量少，蛋白质受热后不易变性；②芽胞具有多层致密的厚膜，理化因素不易透入；③芽胞含有大量耐热的吡啶二羧酸，可提高芽胞中各种酶的热稳定性。

**(三) 细菌形态与结构检查法**

1. 不染色标本检查法 常用的方法有悬滴法和压滴法。主要用于观察活细菌的动力、形态、大小等。

2. 染色标本检查法

(1) 革兰染色法 是细菌学中最常用的染色法之一。

1) 操作步骤：涂片-干燥-固定-染色(结晶紫初染、碘液媒染、95%乙醇脱色、稀释复红复染)。

2) 结果：将细菌分为革兰阳性($G^+$)菌和革兰阴性($G^-$)菌两大类。紫色者为革兰阳性菌；红色者为革兰阴性菌。

3) 临床意义：①鉴别细菌；②选择用药；③与致病性有关。

(2) 抗酸染色法

1) 操作步骤：涂片-干燥-固定-染色(石炭酸复红加温染色、3%盐酸乙醇脱色、亚甲蓝复染)。

2) 结果：将细菌分为两大类，即抗酸性细菌和非抗酸性细菌。红色为阳性，蓝色为阴性。

## 二、试题

**(一) 名词解释**

1. 质粒 2. 中介体 3. 异染颗粒 4. 芽胞 5. 鞭毛 6. 荚膜 7. 菌毛 8. 细菌L型

**(二) 填空题**

1. 细菌大小的测量单位是________，大多数球菌的直径约为________。
2. 细菌的基本形态有球菌、________和________。
3. 帮助细菌运动的结构是________，其化学成分主要是________。
4. 根据菌体的弯曲，螺形菌可分为________和________两类。
5. 革兰阳性菌细胞壁结构由________和________两部分组成。
6. 革兰阴性菌细胞壁结构由________和________两部分组成。
7. 不染色法主要包括________和________法，用于检查细菌的动力。
8. 革兰染色法将细菌分为________和________两大类。

**(三) 单项选择题**

1. 细菌细胞壁的基本成分是 (　　)

A. N-乙酰葡萄糖胺 B. N-乙酰胞壁酸 C. 肽聚糖 D. 脂多糖 E. 磷壁酸

2. 溶菌酶的杀菌机制是 (　　)

A. 切断N-乙酰葡萄糖胺与N-乙酰胞壁酸之间的分子连接　B. 抑制肽聚糖的合成　C. 抑制蛋白质的合成　D. 干扰磷壁酸的合成　E. 干扰四肽侧链和五肽交联桥组成

3. 细菌的基本形态分为3种，这三种是 (　　)

A. 球菌、杆菌和螺形菌　B. 球菌、杆菌和螺菌　C. 球菌、杆菌和弧菌　D. 球菌、杆菌和球杆菌　E. 球菌、弧菌和螺菌

4. 细菌对外界理化因素抵抗力最强的特殊结构是 (　　)

A. 鞭毛　B. 荚膜　C. 芽胞　D. 菌毛　E. 纤毛

5. 细菌的芽胞不是细菌繁殖体的原因是 (　　)

A. 一个细菌只有一个芽胞　B. 芽胞是细菌的休眠状态　C. 芽胞对外界的抵抗力强　D. 不是所有细菌都有芽胞　E. 一个芽胞经发育只能生成一个菌体

6. 观察活的细菌及其运动情况，最简便的方法是 (　　)

A. 悬滴法和压滴法　B. 暗视野显微镜观察　C. 革兰染色法　D. 特殊染色法　E. 半固体培养基培养

7. 检查细菌形态最常用的方法是 (　　)

A. 悬滴法　B. 暗视野显微镜观察　C. 革兰染色法　D. 特殊染色法　E. 抗酸染色法

8. 需电镜下才能观察到的细菌特殊结构是 (　　)

A. 鞭毛　B. 荚膜　C. 芽胞　D. 菌毛　E. 以上都是

9. 革兰阳性菌细胞壁中具有坚韧性、能维持细菌固有的形态的化学物质是 (　　)

A. 蛋白质　B. 脂白质　C. 肽聚糖　D. 脂多糖　E. 磷壁酸

10. 青霉素的杀菌机制是 (　　)

A. 干扰细菌脂多糖的合成　B. 抑制细菌肽聚糖的合成　C. 抑制细菌蛋白质的合成　D. 干扰细菌磷壁酸的合成　E. 干扰细菌DNA的复制

11. 下列属于真核细胞型微生物的是 (　　)

A. 细菌　B. 支原体　C. 衣原体　D. 立克次体　E. 真菌

12. 细菌大小的测量单位是 (　　)

A. cm　B. mm　C. μm　D. nm　E. m

13. 菌体较坚硬、有数个弯曲的细菌是 (　　)

A. 球菌　B. 杆菌　C. 螺菌　D. 弧菌　E. 螺形菌

14. 细菌细胞质内染色体以外的遗传物质是 (　　)

A. 核蛋白体　B. 中介体　C. 质粒　D. 异染颗粒　E. 以上均是

15. 作为细菌运动器官的特殊结构是 (　　)

A. 鞭毛　B. 荚膜　C. 芽胞　D. 菌毛　E. 以上都是

16. 能抗吞噬细胞作用和抗体内杀菌物质作用的细菌特殊结构是 (　　)

A. 鞭毛　B. 荚膜　C. 芽胞　D. 菌毛　E. 以上都是

17. 作为外科手术器械、注射器械及敷料等灭菌指标的细菌特殊结构是 (　　)

A. 鞭毛　B. 荚膜　C. 芽胞　D. 菌毛　E. 以上都是

**(四) 多项选择题**

1. 细菌的基本结构有 (　　)

A. 细胞壁　B. 细胞膜　C. 细胞质　D. 细胞核　E. 核质

2. 荚膜的医学意义有 ( )

A. 抵抗吞噬作用 B. 与细菌的致病性有关 C. 具有免疫原性 D. 与细菌遗传变异有关 E. 能鉴别细菌

3. 细菌细胞质中的成分有 ( )

A. 核蛋白体 B. 多种酶系统 C. 质粒 D. 异染颗粒 E. 芽胞

4. 细菌荚膜的作用有 ( )

A. 耐药性 B. 免疫原性 C. 传染性 D. 致病性 E. 能鉴别细菌

5. 鞭毛的作用有 ( )

A. 耐药性 B. 免疫原性 C. 传染性 D. 能鉴别细菌 E. 运动性

6. 有关芽胞正确的描述有 ( )

A. 细菌在一定条件下,脱水浓缩形成 B. 保存了细菌的全部生命活性 C. 是菌体的休眠状态 D. 对理化因素的抵抗力强 E. 以上都是

7. 芽胞的特点有 ( )

A. 对热和干燥有较强的抵抗力 B. 具有一定的侵袭力 C. 对消毒剂和辐射有较大的抵抗力 D. 具有繁殖能力 E. 以上都是

8. 菌毛的特点有 ( )

A. 性菌毛在细菌结合时能传递遗传物质 B. 菌毛能黏附于人和动物的消化道等黏膜上皮细胞上 C. 性菌毛是某些噬菌体吸附的受体 D. 菌毛的长度与鞭毛相同 E. 具有运动性

9. 革兰染色的实际意义有 ( )

A. 能鉴别细菌 B. 与免疫原性有关 C. 与传染性有关 D. 与判断细菌的致病性有关 E. 与选择药物有关

10. 下列与细菌的致病性有关的物质有 ( )

A. 鞭毛 B. 溶素 C. 质粒 D. 菌毛 E. 核质

11. 关于细菌L型正确的描述有 ( )

A. 是高渗环境下仍能存活的细胞壁缺陷型细菌 B. 其形态呈高度多形性 C. 仍有致病能力 D. 常在青霉素、头孢霉素等的治疗中诱发产生 E. 需要特殊的培养条件

12. 革兰染色法的染液有 ( )

A. 95%的乙醇 B. 结晶紫 C. 碘液 D. 石炭酸复红 E. 亚甲蓝

13. 抗酸染色法的染液有 ( )

A. 95%的乙醇 B. 3%盐酸乙醇 C. 碘液 D. 石炭酸复红 E. 亚甲蓝

**(五) 问答题**

1. 简述细菌细胞壁的主要功能。
2. 为什么芽胞的抵抗力比繁殖体强?
3. 试述细菌的特殊结构及在医学实践中的意义。
4. 试述青霉素抑制革兰阳性菌的机制。
5. 试述革兰染色法的主要步骤、结果及其实际意义。
6. 试比较革兰阳性菌与革兰阴性菌细胞壁的主要化学组成。

## 三、试题答案

**(一) 名词解释(略)**

**(二) 填空题**

1. μm 1 μm 2. 杆菌 螺形菌 3. 鞭毛 蛋白质 4. 弧菌 螺菌 5. 肽聚糖 磷壁酸 6. 少量肽

聚糖　外膜　7. 悬滴法　压滴法　8. 革兰阳性菌　革兰阴性菌

**(三) 单项选择题**

1. C　2. A　3. A　4. C　5. E　6. A　7. C　8. D　9. C　10. B　11. E　12. C　13. C　14. C　15. A　16. B　17. C

**(四) 多项选择题**

1. ABCE　2. ABCE　3. ABCD　4. BDE　5. BDE　6. ABCDE　7. AC　8. ABC　9. ADE　10. ABDE　11. ABCDE　12. ABC　13. BDE

**(五) 问答题(要点)**

1. 主要功能:①维持菌形,保护细胞膜抵抗低渗环境;②与细胞膜共同完成胞内外的物质交换;③决定细菌的免疫原性;④细胞壁上的脂多糖与其致病性有关。

2. ①芽胞含水量少(40%),故蛋白质受热后不易变性;②芽胞具有多层致密的厚膜,理化因素不易透入;③芽胞的核心和皮质中含有大量耐热的吡啶二羧酸(DPA),特别是 DPA 与钙结合生成盐后,可提高芽胞中各种酶的热稳定性。

3. ①荚膜,具有抵抗吞噬作用,与细菌的致病性有密切关系,具有免疫原性,能用以鉴别细菌;②鞭毛,能用以鉴别细菌,是细菌的运动器官,有些细菌的鞭毛与致病性有关;③菌毛,普通菌毛与细菌的致病性有关,性菌毛与细菌的耐药性、毒力等性状有关;④芽胞,可用以鉴别细菌,具有很强的抵抗力,芽胞是否被杀灭可作为消毒灭菌的判断标准。

4. 青霉素能抑制革兰阳性菌细胞壁肽聚糖的合成,与细菌竞争,抑制甘氨酸交联桥与四肽侧链末端的 D-丙氨酸之间的连接,使革兰阳性菌不能合成完整的细胞壁,导致细菌死亡。

5. (1) 主要步骤　涂片-干燥-固定-染色(结晶紫初染、碘液媒染、95%乙醇脱色、稀释复红复染)。

(2) 结果　将细菌分为革兰阳性($G^+$)菌和革兰阴性($G^-$)菌两大类。紫色者为革兰阳性菌;红色者为革兰阴性菌。

(3) 医学意义　鉴别细菌、选择药物、与致病性有关。

6. 革兰阳性菌细胞壁由肽聚糖和磷壁酸组成,革兰阴性菌细胞壁由少量肽聚糖和外膜组成。革兰阳性菌的肽聚糖由聚糖骨架、四肽侧链和五肽交联桥三部分组成,革兰阴性菌的肽聚糖由聚糖骨架和四肽侧链两部分组成。

(邓学新)

# 第三章

# 细菌的生理与遗传变异

## 一、内容提要

### (一) 细菌的理化性状

1. 细菌的化学组成　主要包括水、无机盐、蛋白质、糖类、脂类和核酸。

2. 细菌的物理性状　①带电现象：通常在进行细菌培养、染色、血清学试验时，细菌所处的环境多为中性或弱碱性(pH7.2～7.6)，因此细菌均带负电荷。②光学性：细菌生长时，细菌悬液呈混浊状态。③表面积：表面积大，有利于物质交换。④渗透压：一般细菌的渗透压比其他生物细胞高。

### (二) 细菌的生长繁殖与培养

1. 细菌的生长繁殖

(1) 细菌生长繁殖的条件

1) 营养物质：水分、碳源、氮源、无机盐、生长因子(如X因子、V因子)等。

2) 酸碱度：大多数病原菌最适酸碱度为pH7.2～7.6。少数细菌例外，如霍乱弧菌在pH8.4～9.2、结核分枝杆菌在pH6.5～6.8的条件下生长最好。

3) 温度：大多数病原菌的最适生长温度为37 ℃。

4) 气体：主要是氧气和二氧化碳。根据细菌对氧气的需求不同分为4类：①专性需氧菌；②专性厌氧菌；③兼性厌氧菌；④微需氧菌。

(2) 细菌的繁殖方式与速度　①繁殖方式：细菌主要以二分裂法进行无性繁殖。②繁殖速度：多数细菌繁殖速度很快，每20～30 min分裂繁殖一代，个别细菌繁殖速度较慢，如结核分枝杆菌繁殖一代需18～20 h。③细菌的生长曲线：细菌群体的生长繁殖可分为4期，即迟缓期、对数期、稳定期和衰亡期。

2. 细菌的人工培养

(1) 培养基　用人工方法配制的细菌生长所需要的营养基质，称培养基。按其物理性状可分为液体、固体、半固体培养基，按其用途不同可分为基础培养基、营养培养基、选择培养基、鉴别培养基、厌氧培养基。

(2) 细菌的生长现象　表现为在液体培养基中形成混浊生长、沉淀生长和菌膜生长；在固体培养基中形成菌落和菌苔。在半固体培养基中无鞭毛的细菌，沿穿刺线生长；有鞭毛的细菌，沿穿刺线向周围扩散生长，借此可鉴别细菌有无动力。

(3) 人工培养细菌的意义　人工培养细菌可用于传染性疾病的诊治、细菌的鉴定与研究、生物制品的制备及基因工程中的应用。

**(三) 细菌的代谢产物**

1. 细菌的分解代谢产物　利用生化方法测定细菌代谢产物来鉴别细菌称细菌的生化反应试验。常用的试验有:糖发酵试验、靛基质试验、硫化氢试验、甲基红试验、VP 试验、枸橼酸盐利用试验及尿素酶试验。以上靛基质(I)、甲基红(M)、VP(V)、枸橼酸盐利用(C)4 种生化反应试验常用于鉴定肠道杆菌,合称为 IMViC 试验。

2. 细菌的合成代谢产物

(1) 热原质　许多革兰阴性菌和少数革兰阳性菌合成的一种多糖物质,注入机体可引起发热反应,称热原质。热原质耐高温,不被高压蒸气灭菌(121.3 ℃ 20 min)所破坏。可用吸附剂和特殊石棉滤板等除去液体中的大部分热原质。在制备和使用生物制品、注射液、抗生素等过程中应严格遵守无菌操作,防止细菌污染。

(2) 毒素和侵袭性酶

1) 毒素:①外毒素:多数革兰阳性菌产生,为蛋白质,细菌代谢时释放。②内毒素:多数革兰阴性菌产生,为脂多糖,菌体死亡裂解后释放。

2) 侵袭性酶:如透明质酸酶、血浆凝固酶、卵磷脂酶等。

(3) 抗生素　某些放线菌、真菌、细菌在代谢过程中产生的一种能抑制和杀灭某些微生物或肿瘤细胞的物质,称抗生素,如青霉素等,用于疾病的治疗。

(4) 细菌素　细菌素是某些细菌产生的仅对近缘菌株具有杀伤作用的蛋白质,如大肠菌素等,用于细菌分型和流行病学调查。

(5) 维生素　如寄居在人体肠道的大肠埃希菌能合成 B 族维生素和维生素 K 等,供人体吸收利用。

(6) 色素　包括脂溶性色素和水溶性色素两种,用于细菌的鉴别。

**(四) 细菌的遗传与变异**

1. 细菌的遗传与变异的概念　在一定环境条件下,细菌将其生物学性状传给子代,而且代代相传,保持相对稳定,称之为遗传。在一定条件下,若子代与亲代之间或子代与子代之间出现差异,称为变异。

2. 细菌的变异现象

(1) 形态结构的变异

1) 形态变异:细菌 L 型变异指细菌在青霉素、溶菌酶等作用下,成为细胞壁缺陷细菌,即细菌 L 型,其形态呈多形性。

2) 结构变异:①荚膜变异;②鞭毛变异(H-O 变异);③芽胞变异。

(2) 菌落变异　光滑型(S 型)菌落于人工多次培养后,变异为粗糙型(R 型)菌落,称为 S-R 变异。变异后,细菌的毒力、免疫原性、生化反应性等也发生改变。

(3) 毒力变异　有毒的牛型结核分枝杆菌,在含有甘油、胆汁、马铃薯的培养基中,经 13 年连续 230 代人工培养后,获得一株毒力减弱的变异菌株,即卡介苗(BCG)。用于预防结核病。

(4) 耐药性变异　细菌对某种抗菌药物由敏感变成耐受,这种变异称为耐药性变异。细菌的耐药性变异给临床治疗带来很大困难,应注意避免。

3. 细菌遗传变异的物质基础

(1) 细菌染色体　存在于核质中的一条环状双螺旋 DNA 长链,它控制细菌的各种遗传特性。遗传是 DNA 碱基序列的复制过程;变异则是 DNA 碱基序列的改制过程。

(2) 质粒　医学上重要的质粒有F质粒(致育质粒)、R质粒(耐药质粒)、Col质粒(大肠菌素质粒)、Vi质粒(毒力质粒)。

(3) 转位因子　转位因子是存在于细菌染色体或质粒DNA分子上的一段特异性核苷酸序列片段,能从一个基因组转移到另一个基因组中,与细菌的变异有密切的关系。

(4) 噬菌体　噬菌体是感染细菌、真菌、放线菌、螺旋体等微生物的病毒。噬菌体个体微小,需电镜观察,其形态多为蝌蚪形,由头部和尾部组成,头部由核酸和衣壳构成。噬菌体无细胞结构,必须在活的宿主菌内复制增殖,有严格的寄生性和特异性。

噬菌体与宿主菌的关系:①毒性噬菌体能在宿主菌细胞内快速复制,产生许多子代噬菌体,细菌被迅速裂解,释放的噬菌体再感染其他敏感细菌,建立溶菌性周期;②温和噬菌体又称溶原性噬菌体,感染细菌后不增殖,其核酸与宿主菌染色体整合,称为前噬菌体,染色体上带有前噬菌体的细菌称溶原性细菌。

4. 细菌遗传性变异的机制　细菌的遗传性变异是由于细菌基因结构发生改变所致,主要是通过基因突变、基因的转移与重组等来实现。

(1) 基因突变　突变是细菌遗传物质的结构发生突然而稳定的改变,导致细菌性状的遗传性变异。①点突变:细菌DNA序列的1个或几个碱基置换、插入或丢失,只影响到一个或几个基因。②染色体突变:大片段DNA的改变,常导致细菌死亡。

(2) 基因的转移与重组　将供体菌DNA转移给受体菌的过程,称为基因转移;转移的基因与受体菌的DNA整合,导致受体菌基因型发生改变,称为基因重组。细菌基因转移和重组的方式有以下几种。①转化:受体菌直接摄取供体菌游离DNA片段,并与自身的DNA重组,获得供体菌某些遗传性状。②接合:指遗传物质通过性菌毛由供体菌传递给受体菌,使受体菌遗传性状发生改变,常见有F质粒接合和R质粒接合。③转导:指以温和噬菌体为载体,将供体菌的一段DNA转移到受体菌体内,使受体菌获得新性状。④溶原性转换:指温和噬菌体感染宿主菌时,以前噬菌体形式整合入宿主菌,使其获得噬菌体基因编码的某些遗传性状。

5. 细菌遗传变异在医学上的意义　在疾病诊断方面,细菌的L型、H-O变异等,给鉴定细菌带来困难,在诊断时应注意鉴别,避免造成诊断错误。在疾病治疗方面,为防止耐药菌株的出现,应合理应用抗生素,通过药物敏感试验选择有效药物。在疾病预防方面,应用毒力变异的原理,制成各种疫苗,预防相应的传染病。在基因工程方面,根据细菌遗传变异的原理而获得大量所需的基因产物。

## 二、试题

### (一) 名词解释

1. 培养基　2. 噬菌体　3. 转化　4. 转导　5. 接合　6. 菌落　7. 热原质　8. 耐药性变异

### (二) 填空题

1. 大多数细菌生长需要的最适pH为________,最适生长温度为________。

2. 细菌生长繁殖所需的气体主要是________和________。

3. 细菌以________法进行繁殖,多数细菌繁殖一代需要________min左右。

4. 细菌合成代谢产物中对人有害的有________和________。

5. 培养基按其物理性状可分为液体培养基、________和________3种。

6. 细菌变异的物质基础是菌体内的________和________。

7. 卡介苗是用人工方法使________菌失去毒力制成的生物制品,可用于预防____

____病。

8. 细菌耐药性变异可能与________质粒有关，也可能是细菌发生了________。

9. 介导细菌间遗传物质转移的噬菌体是________，能在宿主菌内增殖并使之裂解的噬菌体是________。

（三）单项选择题

1. 下列不属于细菌生长繁殖所需条件的是（　　）

A. 营养物质　B. 气体　C. 温度　D. 酸碱度　E. 光线

2. 细菌生长繁殖最适宜的酸碱度是 pH（　　）

A. 6.5～6.8　B. 7.0～7.2　C. 7.2～7.6　D. 7.6～8.0　E. 8.0～9.0

3. 用于鉴别细菌对蛋白质分解能力不同的试验是（　　）

A. 糖发酵试验　B. 靛基质试验　C. VP 试验　D. 甲基红试验　E. 尿素分解试验

4. 某些细菌产生的只对近缘菌起杀菌作用的代谢产物是（　　）

A. 抗生素　B. 细菌素　C. 色素　D. 内毒素　E. 外毒素

5. 下列细菌代谢产物中与输液反应有关的是（　　）

A. 毒素　B. 细菌素　C. 色素　D. 侵袭性酶　E. 热原质

6. 下列细菌代谢产物中与致病性无关的是（　　）

A. 内毒素　B. 细菌素　C. 外毒素　D. 血浆凝固酶　E. 透明质酸酶

7. 人工培养细菌的实际意义是（　　）

A. 传染性疾病的诊治　B. 细菌的鉴定与研究　C. 生物制品的制备　D. 基因工程中的应用　E. 以上都是

8. 靛基质试验阳性是对下列哪种氨基酸分解后形成的（　　）

A. 甘氨酸　B. 谷氨酸　C. 胱氨酸　D. 色氨酸　E. 赖氨酸

9. 与细菌致病性有关的代谢产物是（　　）

A. 抗生素　B. 细菌素　C. 色素　D. 毒素与侵袭性酶　E. 维生素

10. 下列不属于细菌合成代谢产物的物质是（　　）

A. 抗生素　B. 细菌素　C. 色素　D. 抗毒素　E. 维生素

11. 细菌的分解代谢产物是（　　）

A. 抗生素　B. 细菌素　C. 色素　D. 热原质　E. 以上都不是

12. 用于细菌生化反应试验的分解代谢产物是（　　）

A. 抗生素　B. 细菌素　C. 色素　D. 热原质　E. 靛基质

13. 在细菌生长曲线中形态典型，对外界环境敏感的阶段是（　　）

A. 迟缓期　B. 对数期　C. 稳定期　D. 衰退期　E. 以上都不是

14. 细菌生长繁殖的方式是（　　）

A. 二分裂　B. 有丝分裂　C. 孢子生殖　D. 复制　E. 出芽

15. 细菌生长繁殖最适宜的温度是（　　）

A. 28 ℃　B. 30 ℃　C. 37 ℃　D. 40 ℃　E. 45 ℃

16. 去除热原质的最好方法是（　　）

A. 煮沸法　B. 高压蒸汽灭菌法　C. 过滤法　D. 巴氏消毒法　E. 干烤法

17. 细菌素的特点是（　　）

A. 具有窄谱抗菌作用　B. 具有广谱抗菌作用　C. 可由放线菌产生　D. 可杀死肿瘤细

胞 E. 属抗生素范畴中的一种

18. 下列不属于抗生素特点的选项是 ( )

A. 可由放线菌产生 B. 可由真菌产生 C. 可由细菌产生 D. 只对有近缘关系菌有杀伤作用 E. 对微生物有抑制作用

19. “菌落”的定义指的是 ( )

A. 一个细菌在培养基上生长繁殖而形成肉眼可见的细菌集团 B. 细菌在培养基上生长繁殖而形成肉眼可见的细菌集团 C. 不同细菌在培养基上生长繁殖而形成肉眼可见的细菌集团 D. 一个细菌细胞 E. 从培养基上脱落的细菌

20. 细菌培养物进行药敏试验采用的细菌生长阶段是 ( )

A. 迟缓期 B. 对数期 C. 稳定期 D. 衰退期 E. 以上都是

21. 绝大多数革兰阴性菌的主要致病因素是 ( )

A. 内毒素 B. 细菌素 C. 外毒素 D. 菌毛 E. 鞭毛

22. 与细菌耐药性有关的遗传物质是 ( )

A. 内毒素 B. 细菌染色体 C. 异染颗粒 D. 性菌毛 E. 质粒

23. 与细菌致育性有关的因子是 ( )

A. R因子 B. F因子 C. V因子 D. X因子 E. Col因子

24. 制备卡介苗的变异原理是 ( )

A. 形态变异 B. 菌落变异 C. 毒力变异 D. 荚膜变异 E. 耐药性变异

**(四) 多项选择题**

1. 各种细菌都需要的营养物质有 ( )

A. 无机盐 B. 血清 C. X因子 D. 水分 E. V因子

2. 对人有致病作用的细菌代谢产物有 ( )

A. 毒素 B. 细菌素 C. 色素 D. 热原质 E. 酶类

3. 细菌分解蛋白质产生的代谢产物有 ( )

A. 丙酮酸 B. 酮类 C. 醇类 D. 靛基质 E. 硫化氢

4. 细菌在固体培养基中的生长现象有 ( )

A. 菌落 B. 菌苔 C. 菌膜 D. 混浊 E. 沿穿刺线生长

5. 关于热原质的叙述正确的有 ( )

A. 许多革兰阴性菌和少数革兰阳性菌产生 B. 注入机体可引起发热反应 C. 化学成分是蛋白质 D. 能被高压蒸汽灭菌法所破坏 E. 药液中不应含有热原质

6. 可用来鉴别细菌的代谢产物有 ( )

A. 溶素 B. 细菌素 C. 色素 D. 抗生素 E. 维生素

7. 在有氧环境中能生长繁殖的细菌有 ( )

A. 需氧菌 B. 兼性需氧菌 C. 兼性厌氧菌 D. 专性厌氧菌 E. 微需氧菌

8. 下列培养基中可形成菌落的有 ( )

A. 斜面培养基 B. 琼脂平板 C. 半固体培养基 D. 液体培养基 E. 以上都是

9. 细菌在液体培养基中的生长现象有 ( )

A. 菌落 B. 菌苔 C. 菌膜 D. 混浊 E. 沉淀

10. 细菌生长繁殖的条件有 ( )

A. 营养物质 B. 酸碱度 C. 温度 D. 气体 E. 湿度

11. 细菌生长繁殖最适宜的酸碱度有 ( )
A. pH6.8 B. pH7.0 C. pH7.2 D. pH7.4 E. pH7.6
12. 属于 IMViC 试验的生化反应试验有 ( )
A. 靛基质试验 B. 甲基红试验 C. VP 试验 D. 枸橼酸盐利用试验 E. 尿素分解试验
13. 用来鉴别细菌的生化反应试验有 ( )
A. 靛基质试验 B. 甲基红试验 C. VP 试验 D. 枸橼酸盐利用试验 E. 糖发酵试验
14. 人工培养细菌的意义有 ( )
A. 传染性疾病的诊治 B. 细菌的鉴定与研究 C. 生物制品的制备 D. 基因工程中的应用 E. 以上都是
15. 细菌合成代谢产物中能致病的产物有 ( )
A. 毒素 B. 细菌素 C. 色素 D. 热原质 E. 侵袭性酶类
16. 细菌的合成代谢产物中能用来治病的产物有 ( )
A. 维生素 B. 细菌素 C. 抗生素 D. 热原质 E. 毒素及侵袭性酶
17. 细菌遗传变异的物质基础有 ( )
A. 染色体 B. 质粒 C. 转位因子 D. 噬菌体 E. RNA
18. 常见的细菌基因转移与重组的方式有 ( )
A. 转化 B. 转导 C. 接合 D. 溶源性转换 E. 点突变

**(五) 问答题**

1. 简述细菌生长繁殖的规律。
2. 糖发酵试验有何意义?
3. 简述细菌生长繁殖所需的基本条件、繁殖方式。
4. 细菌的合成代谢产物哪些对人体有利? 哪些对人体有害?
5. 试述细菌在液体培养基、固体培养基、半固体培养基中的生长现象。
6. 何为培养基? 按物理性状不同和用途不同各分为哪几类?
7. 简述细菌的合成代谢产物及其临床意义。

## 三、试题答案

**(一) 名词解释(略)**

**(二) 填空题**

1. pH7.2~7.6 37 ℃ 2. 氧 二氧化碳 3. 无性二分裂 20 4. 毒素和侵袭性酶类 热原质 5. 固体培养基 半固体培养基 6. 染色体 质粒 7. 牛型结核分枝杆菌 结核 8. R 基因突变 9. 溶原性噬菌体 毒性噬菌体

**(三) 单项选择题**

1. E 2. C 3. B 4. B 5. E 6. B 7. E 8. D 9. D 10. D 11. E 12. E 13. B 14. A 15. C 16. C 17. A 18. D 19. A 20. B 21. A 22. E 23. B 24. C

**(四) 多项选择题**

1. AD 2. ADE 3. DE 4. AB 5. ABE 6. AC 7. ACE 8. AB 9. CDE 10. ABCD 11. CDE 12. ABCD 13. ABCDE 14. ABCDE 15. ADE 16. AC 17. ABCD 18. ABCD

**(五) 问答题(要点)**

1. ①迟缓期;②对数期;③稳定期;④衰退期。
2. 不同细菌分解糖类的能力和分解代谢产物也不同,可用来鉴别细菌。
3. (1) 细菌生长繁殖条件 营养物质、酸碱度(pH7.2~7.6)、温度(37 ℃)、气体(氧气、二氧化碳)。

(2) 繁殖方式　无性二分裂的方式进行繁殖。

4. ①对人体有利的有维生素、抗生素、细菌素;②对人体有害的有毒素、侵袭性酶类、热原质。

5. ①液体培养基中,混浊、沉淀、菌膜;②固体培养基中,菌落、菌苔;③半固体培养基中,沿穿刺线生长、沿穿刺线扩散生长。

6. ①按物理性状分为液体培养基、固体培养基、半固体培养基;②按用途不同分为基础培养基(如肉汤培养基、普通琼脂培养基)、营养培养基(如血液琼脂培养基)、选择培养基(如 SS 培养基)、鉴别培养基(如糖发酵培养基)、厌氧培养基(如疱肉培养基)。

7. (1)细菌的合成代谢产物　热原质、毒素及侵袭性酶类、维生素、色素、细菌素、抗生素。

(2)临床意义　与细菌的致病性有关;用于治疗疾病;有助于细菌的鉴别。

(邓学新)

# 第四章

# 细菌与外界环境

## 一、内容提要

### (一) 细菌在自然界的分布

细菌及其他微生物广泛分布于自然界。

1. 土壤中的细菌　土壤中的细菌及其他微生物，主要来自人和动物的尸体及排泄物、污水、垃圾等。土壤中的致病菌是引起创伤感染的来源，亦是引起水和空气污染的主要来源。

2. 水中的细菌　水中的细菌等微生物主要来自土壤、人畜粪便、垃圾等。水中的致病菌可引起多种消化道传染病的传播与流行。

3. 空气中的细菌　空气中因缺乏细菌等微生物生长所必需的营养物质，且受日光照射和干燥的影响，细菌等微生物的种类和数量相对土壤和水来说要少。空气中的细菌及其他微生物主要来自人和动物的呼吸道以及灰尘，其病原微生物可引起呼吸道或伤口感染。此外，空气中的非致病菌，常可造成医药制剂、生物制品及培养基的污染。

### (二) 细菌在人体的分布

1. 正常菌群

(1) 正常菌群的概念　正常人体的体表及与外界相通的腔道黏膜上，均有不同种类和数量的微生物存在。当人体免疫功能正常时，这些微生物通常对人体无害，相反有些对人体还有利，成为人体一定部位的正常微生物群，其中以细菌为主，通称正常菌群。

(2) 微生态学的概念　即研究微生物在细胞或分子水平上与其宿主(环境)相互关系的科学。医学微生态学是研究寄居在人体体表及其与外界相通腔道黏膜上的微生物与微生物、微生物与人体以及微生物和人体与外界环境之间相互依存、相互制约的学科，也是研究微观生态平衡、生态失调和生态调整的一门新兴学科。

(3) 正常菌群的生理作用　①生物拮抗；②营养作用；③免疫作用；④促进代谢作用；⑤抗肿瘤作用等。

2. 微生态失调

(1) 微生态失调的概念　微生态平衡是指正常菌群与宿主生态环境在长期进化过程中形成生理性组合的动态平衡。微生态失调是指正常菌群与宿主之间的平衡在外界环境因素的影响下被破坏，由生理性组合转变为病理性组合状态的过程。

(2) 微生态失调的主要原因　①正常菌群寄居部位的改变；②机体免疫功能下降；③使用抗生素。

（3）菌群失调的概念　由于受到某些因素的影响，宿主某部位正常菌群中各菌种间的比例发生较大幅度的变化而超出正常范围的状态，称菌群失调。由此产生的临床症状，称菌群失调症或菌群交替症，临床上又称其为二重感染或重叠感染。

（4）微生态失调的防治原则　①保护宏观生态环境；②保护微生态环境；③提高机体免疫力；④合理使用抗生素；⑤适当使用微生态制剂。

3. 机会性感染

（1）机会性感染的概念　正常菌群在机体免疫力低下、寄居部位改变或菌群失调等特定条件下可成为条件致病菌或机会致病菌，其引起的感染称为机会性感染。

（2）机会致病菌的共同特点　①毒力弱或无明显毒力；②常为耐药菌或多重耐药菌；③新的机会致病菌可因滥用抗生素或机会性感染不断出现。

（3）机会性感染的易感因素　引起机会性感染的主要原因为正常菌群的寄居部位改变、机体的免疫力下降及滥用抗生素引起的菌群失调而导致机体抗感染能力降低，使机体成为易感机体。因此，易感机体是诱发机会性感染的决定因素或直接原因。机会性感染的易感因素与医院感染的危险因素相似。

4. 医院感染

（1）医院感染的概念　是指医院内各类人群（包括患者、探视者及医护人员等）所获得的感染，又称医院内感染或医院获得性感染。

（2）医院感染的主要特点　①感染对象主要是住院患者（特别是免疫功能低下的患者）；②感染地点必须在医院内；③感染情况复杂；④感染的病原体主要是机会致病菌（以内源性感染为主）；⑤传染性较小；⑥感染的途径以直接传播为主；⑦预防的关键措施是控制易感的危险因素。

（3）医院感染的分类　①内源性医院感染，又称自身医院感染或自身感染；②外源性医院感染，又称交叉感染。

（4）医院感染的危险因素　①易感对象（主要包括年龄和基础疾病两大因素）；②诊疗技术及侵入性检查与治疗。

（5）医院感染的预防控制措施　①彻底消毒灭菌；②隔离预防；③合理使用抗生素；④注重监控易感人群及环境。

**（三）消毒与灭菌**

1. 基本概念

（1）消毒　为杀死物体上或环境中病原微生物的方法，但不一定能杀死含芽胞的细菌或非病原微生物。用于消毒的药品称为消毒剂。

（2）灭菌　为杀死物体上所有微生物（包括细菌芽胞在内的全部病原微生物和非病原微生物）的方法。

（3）抑菌　抑制体内或体外微生物的生长繁殖。

（4）防腐　为防止或抑制微生物生长繁殖的方法。用于防腐的药品称为防腐剂。

（5）无菌和无菌操作　无菌是指不存在活的微生物，物体无菌是灭菌的结果。防止微生物进入机体或物体的操作技术，称为无菌操作或无菌技术。

2. 物理消毒灭菌法　常用物理消毒灭菌法见表 4-1。

表 4-1　常用物理消毒灭菌法

| 种　　类 | 方　　法 | 用　　途 |
| --- | --- | --- |
| **湿热消毒灭菌法** | | |
| 煮沸法 | 100 ℃，5～10 min | 注射器、食具、饮水等消毒 |
| 间歇蒸汽灭菌法 | 流通蒸汽灭菌 15～30 min，移入 37 ℃温箱过夜，如此连续 3 次，可达到灭菌效果 | 含糖类、血清、蛋黄的培养基灭菌 |
| 高压蒸汽灭菌法 | 用高压蒸汽灭菌器，压力为 103.4 kPa，达 121.3 ℃，15～20 min | 耐高压、耐高温、耐潮湿物品，如敷料、手术衣、手术器械、注射器、生理盐水、普通培养基等的灭菌 |
| 巴氏消毒法 | 61.1～62.8 ℃，30 min 或 71.7 ℃，15～30 s | 牛奶、酒类的消毒 |
| **干热灭菌法** | | |
| 焚烧法 | 用焚烧炉燃烧 | 废弃的污染物品、人和动物的尸体等的灭菌 |
| 烧灼法 | 用火焰烧灼 | 接种环、试管口、瓶口等的灭菌 |
| 干烤法 | 用干烤箱，160～170 ℃，2 h | 玻璃器皿、凡士林、某些粉剂药物等的灭菌 |
| **紫外线杀菌法** | 紫外线灯照射 30～60 min，有效照射距离不超过 2 m | 空气和物品表面消毒 |
| **过滤除菌法** | 滤菌器 | 不耐高温灭菌的血清、毒素、抗生素、药液等物品以及空气的除菌 |

3. 化学消毒灭菌法

（1）常用化学消毒剂分类　化学消毒剂很多，分类方法多种多样，一般根据其杀菌力、灭菌谱可分为高效消毒剂、中效消毒剂和低效消毒剂等 3 种。

1）高效消毒剂：能杀灭一切微生物，包括芽胞，如过氧乙酸等。

2）中效消毒剂：能杀灭细菌的繁殖体、结核分枝杆菌、病毒，但不能杀死芽胞，如乙醇等。

3）低效消毒剂：能杀灭细菌的繁殖体、部分真菌和亲脂性病毒，不能杀灭结核分枝杆菌、亲水性病毒及芽胞，如新洁尔灭等。

（2）消毒剂的杀菌机制　①促进菌体蛋白质变性或凝固；②干扰细菌的酶系统和代谢；③损伤细菌细胞壁或细胞膜。

（3）影响消毒灭菌效果的因素　①消毒剂的性质、浓度和作用时间；②微生物的种类和数量；③环境中有机物的存在。

## 二、试题

### （一）名词解释

1. 条件致病菌　2. 菌群失调　3. 微生态失调　4. 无菌操作　5. 消毒　6. 灭菌　7. 抑菌　8. 防腐　9. 无菌　10. 医院感染

### （二）填空题

1. 土壤中的细菌及其他微生物，主要来自人和动物的________及其________、污水、垃圾等。
2. 土壤中的致病菌是引起________感染的来源，也是引起________污染的主要来源。
3. 水中的致病菌来源于土壤、垃圾和________等，可引起________传染病。
4. 空气中的细菌等微生物主要来自________、人和动物的________。
5. 空气中的病原微生物可引起________感染或________感染。
6. 空气中非致病菌可造成________、________及培养基等的污染。

7. 热力消毒灭菌法分为________及________两类。

8. 高压蒸汽灭菌法的温度是________℃，维持________min，可杀死包括芽胞在内的所有微生物。

9. 紫外线用于空气消毒时，有效距离不超过________m，照射时间为________min。

10. 巴氏消毒法常用于________和________的消毒。

11. 环境中有机物对细菌有________作用，且能与消毒剂结合，________消毒效果。

**（三）单项选择题**

1. 土壤中细菌等微生物数量多的原因是 （ ）

A. 营养丰富 B. 水分充足 C. pH 适宜 D. 气体环境适宜 E. 以上均是

2. 正常菌群在人体分布的部位是 （ ）

A. 脑组织 B. 胃 C. 血液 D. 心 E. 体表及与外界相通的腔道

3. 土壤中的芽胞菌感染人体的途径多是 （ ）

A. 消化道 B. 呼吸道 C. 血液 D. 伤口 E. 接触

4. 内源性感染的主要来源是 （ ）

A. 患者 B. 医务人员 C. 诊疗器械 D. 手术室空气 E. 正常菌群

5. 下述感染中属于机会性感染的是 （ ）

A. 术后并发腹膜炎 B. 经口感染 C. 经飞沫感染 D. 接触性感染 E. 血源性感染

6. 灭菌的概念是 （ ）

A. 杀灭物体上所有微生物的方法 B. 杀灭物体上病原微生物的方法 C. 杀灭细菌繁殖体的方法 D. 物体中无活菌存在 E. 抑制微生物生长繁殖的方法

7. 临床上最常用、最有效的灭菌方法是 （ ）

A. 干烤灭菌法 B. 紫外线照射 C. 煮沸法 D. 间歇蒸汽灭菌法 E. 高压蒸汽灭菌法

8. 含糖类、血清或鸡蛋的培养基灭菌宜采用的方法是 （ ）

A. 煮沸法 B. 流动蒸汽消毒法 C. 间歇蒸汽灭菌法 D. 高压蒸汽灭菌法 E. 干烤法

9. 杀灭物体上病原微生物的方法称谓是 （ ）

A. 灭菌 B. 消毒 C. 无菌 D. 防腐 E. 抑菌

10. 消毒体温表常采用的方法是 （ ）

A. 煮沸法 B. 高压蒸汽灭菌法 C. 70%～75%乙醇浸泡 D. 巴氏消毒法 E. 紫外线照射

11. 患者排泄物消毒宜采用的方法是 （ ）

A. 氯气 B. 70%～75%乙醇 C. 2%～4%龙胆紫 D. 生石灰 E. 0.5%～1%碘伏

12. 用于消毒饮水、游泳池水的常用消毒剂是 （ ）

A. 3%～5%石炭酸 B. 0.1%高锰酸钾 C. 0.2 ppm～0.5 ppm 氯 D. 0.2%～0.3%过氧乙酸 E. 50 g/L 环氧乙烷

13. 紫外线的杀菌机制是 （ ）

A. 破坏 DNA 分子结构 B. 破坏细菌细胞壁结构 C. 使菌体蛋白质变性凝固 D. 改变细胞膜的通透性 E. 干扰细菌的酶系统

14. 适宜干烤法灭菌的物品是 （ ）

A. 手术刀、剪刀 B. 橡皮手套 C. 玻璃器皿 D. 膀胱镜 E. 导尿管

15. 不宜用于皮肤黏膜消毒的消毒剂是 ( )

A. 0.1%高锰酸钾 B. 3%过氧化氢 C. 0.05%～0.1%新洁尔灭 D. 2%～4%龙胆紫 E. 5%过氧乙酸

16. 使血清、毒素、抗生素达到无菌的方法是 ( )

A. 巴氏消毒法 B. 过滤除菌法 C. 紫外线照射 D. 高压蒸汽灭菌法 E. 干烤法

17. 判断灭菌是否彻底的主要依据是 ( )

A. 杀死细菌的繁殖体 B. 杀死细菌芽胞 C. 破坏菌体DNA结构 D. 菌体蛋白质变性凝固 E. 使菌体酶活性丧失

18. 使正常菌群成为条件致病菌的条件中，下列叙述错误的是 ( )

A. 机体免疫力低下 B. 寄居部位改变 C. 机体外伤 D. 饮食不洁 E. 大剂量使用抗生素

19. 不属于中效消毒剂杀灭的对象是 ( )

A. 细菌的繁殖体 B. 结核分枝杆菌 C. 芽胞 D. 亲脂性病毒 E. 亲水性病毒

20. 关于水中病原菌的来源，下列叙述错误的是 ( )

A. 土壤 B. 人畜粪便 C. 人和动物的呼吸道 D. 垃圾 E. 污物

**(四) 多项选择题**

1. 空气中微生物相对较少的原因有 ( )

A. 缺乏营养 B. 空气流动 C. 有氧气存在 D. 日光照射 E. 空气干燥

2. 正常菌群的生理意义有 ( )

A. 生物拮抗 B. 营养作用 C. 免疫作用 D. 可形成机会感染 E. 促进代谢作用

3. 可成为外源性医院感染来源的有 ( )

A. 病房空气 B. 敷料 C. 雾化吸入 D. 静脉注射 E. 正常菌群

4. 煮沸消毒法，在水中加入2% $Na_2CO_3$ 的作用有 ( )

A. 有利于杀死对碱敏感的细菌 B. 提高水的沸点 C. 有利于清除消毒物品上的血迹 D. 防止金属器械生锈 E. 有效破坏菌体酸性代谢产物

5. 适宜用高压蒸汽灭菌法灭菌的物品有 ( )

A. 敷料 B. 手术器械 C. 纤维支气管镜 D. 玻璃注射器 E. 牛奶

6. 化学消毒剂的杀菌机制有 ( )

A. 使菌体蛋白质变性或凝固 B. 干扰细菌的酶系统 C. 破坏细菌的新陈代谢 D. 损伤细菌细胞壁 E. 损伤细菌细胞膜

7. 医院感染的危险因素有 ( )

A. 患者的年龄 B. 患者原有的疾病 C. 血液透析 D. 胃镜检查 E. 使用导尿术

8. 医院感染的预防控制措施有 ( )

A. 彻底消毒灭菌 B. 隔离预防 C. 合理膳食 D. 合理使用抗生素 E. 监控易感人群及环境

**(五) 问答题**

1. 试分析引起外科手术切口感染的病原菌的来源。

2. 简述影响化学消毒剂作用的因素。

3. 在灭菌温度和时间相同的前提下，为什么湿热灭菌的效果优于干热灭菌？

## 三、试题答案

**(一) 名词解释(见内容提要)**

**(二) 填空题**

1. 尸体 排泄物 2. 创伤 水和空气 3. 人畜粪便 消化道 4. 尘土 呼吸道 5. 呼吸道 创伤 6. 医药制剂 生物制品 7. 干热灭菌 湿热灭菌 8. 121.3 15～20 9. 2 30～60 10. 牛奶 酒类 11. 保护 降低

**(三) 单项选择题**

1. E 2. E 3. D 4. E 5. A 6. A 7. E 8. C 9. B 10. C 11. D 12. C 13. A 14. C 15. E 16. B 17. B 18. D 19. C 20. C

**(四) 多项选择题**

1. ADE 2. ABCE 3. ABCD 4. BD 5. ABD 6. ABCDE 7. ABCDE 8. ABDE

**(五) 问答题(要点)**

1. 外科手术切口感染的病原菌可能来自以下几个方面:①切口处皮肤(消毒不彻底所致);②手术器械、敷料(消毒不彻底所致);③手术室空气(消毒不彻底所致);④医护人员手、无菌手套(破裂);⑤医护人员呼吸道(未戴口罩或口罩未戴严);⑥有菌手术切除物污染切口。

2. 影响化学消毒剂消毒灭菌效果的因素主要包括:①消毒剂的性质、浓度和作用时间;②微生物的种类和数量;③环境中有机物的存在。

3. 在灭菌温度和时间相同的前提下,湿热灭菌的效果优于干热灭菌的原因是:①湿热中细菌菌体蛋白吸收水分,较易凝固变性;②湿热的穿透力比干热大;③湿热的蒸汽存在潜热。

(齐永长)

# 第五章

# 细菌的致病性

## 一、内容提要

### (一) 细菌的致病性与毒力的概念

1. *细菌的致病性* 细菌能引起感染的能力称为细菌的致病性或病原性，这是质的概念。具有致病性的细菌称为病原菌或致病菌。

2. *细菌的毒力* 病原菌致病性的强弱程度称为毒力，这是量的概念。

### (二) 细菌毒力的物质基础

1. *侵袭力* 病原菌突破宿主的皮肤、黏膜屏障，进入机体并在体内定植、繁殖和扩散的能力称为侵袭力。

侵袭力包括荚膜及微荚膜、黏附素和侵袭性物质等。其中，侵袭性物质又包括侵袭素和侵袭性酶。

2. *毒素* 为细菌生长繁殖过程中产生和释放的毒性成分。按其来源、性质和作用等不同，可分为外毒素和内毒素 2 种。两者的主要区别见表 5-1。

**表 5-1 外毒素与内毒素的主要区别**

| 项 目 | 外 毒 素 | 内 毒 素 |
|---|---|---|
| 来 源 | 革兰阳性菌与部分革兰阴性菌 | 革兰阴性菌 |
| 存在部位 | 由活菌分泌出，少数菌崩解后释出 | 细菌细胞壁组分，菌体裂解后释出 |
| 化学成分 | 蛋白质 | 脂多糖 |
| 稳定性 | 不耐热，60～80 ℃，30 min 被破坏 | 耐热，160 ℃，2～4 h 才被破坏 |
| 免疫原性 | 强，刺激机体产生抗毒素；甲醛液处理脱毒形成类毒素 | 弱，刺激机体产生的中和抗体作用弱；甲醛液处理不能脱毒成类毒素 |
| 毒性作用 | 强，对组织器官有选择性毒害作用，引起特殊的临床表现 | 较外毒素弱，各菌内毒素的毒性效应大致相同，引起发热、白细胞增多、微循环障碍、内毒素休克、DIC 等 |

### (三) 细菌的致病因素

细菌的致病因素概括如下(图 5-1)。

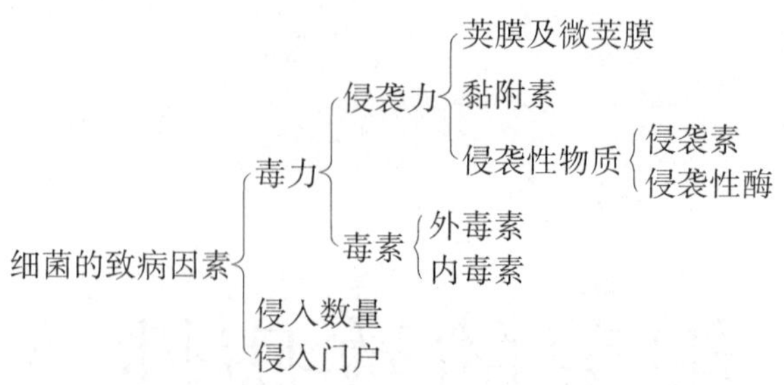


**图 5-1 细菌致病因素的组成**

**(四) 感染的概念**

病原体(病原微生物与人体寄生虫)在一定环境条件下,突破机体的防御功能,侵入机体一定部位后,进行生长繁殖、扩散、释放毒性物质,引起不同程度的病理过程,称为感染,其中外源性病原体在宿主间传播引起的感染称为传染。

**(五) 感染的 3 个基本环节**

1. 感染的来源(传染源) 是指病原体已在体内生长繁殖并能将其排出体外的人和动物。感染按其来源可分为外源性感染和内源性感染。

(1) 外源性感染 感染来源于宿主体外的称为外源性感染。包括:①患者;②病原体携带者;③病畜和带菌动物。

(2) 内源性感染 感染来自患者自身体内或体表的称为内源性感染。

2. 传播途径 病原体离开传染源后,到达另一个易感者的渠道或途径,称为传播途径。主要包括:①呼吸道;②消化道;③接触;④皮肤;⑤节肢动物叮咬;⑥多途径及其他途径等。

3. 易感者 对某一传染病缺乏特异性免疫力或免疫力低下的人称为易感者。

传染源、传播途径和易感者为传染病流行传播的 3 个基本环节,只有针对性地采取综合防治措施,即控制或消灭传染源,切断传播途径,保护易感者,才能有效地防治传染病。

**(六) 感染的类型**

1. 不感染 又称为病原体被清除。机体具有很强的免疫力,或侵入的病原体毒力很弱、数量不足、侵入的门户不适宜时,则病原体迅速被机体免疫系统消灭,不发生感染。

2. 隐性感染 机体的抗感染免疫力较强,或侵入的病原体数量较少、毒力较弱,感染后对机体造成的损害较轻,不出现或出现不明显的临床症状,称为隐性感染或亚临床感染。

3. 显性感染 机体抗感染的免疫力较弱,或侵入的病原体毒力较强、数量较多,以致机体的组织细胞受到不同程度的病理损害和(或)生理功能发生改变,并出现明显的临床症状和体征,称为显性感染或临床感染。由外源性致病菌引起的显形感染则称为传染病。

显性感染根据病情缓急不同,可分为急性感染和慢性感染。按感染部位及轻重不同,可分为局部感染和全身感染。全身感染多为重症,临床上常见的有以下几种情况。①毒血症:病原菌侵入机体后,只在局部生长繁殖,不进入血流,但其产生的外毒素进入血流,损害特定的靶器官和组织,引起特殊的中毒症状。②内毒素血症:革兰阴性菌感染后侵入血流,并在其中大量繁殖,菌体崩解后释放出大量内毒素入血,或局部感染病灶内大量革兰阴性菌崩解、死亡所释放出来的内毒素入血导致全身中毒症状。③菌血症:病原菌在局部生长繁殖,一时性或间断性地由局部侵入血流,并在其中少量繁殖,引起轻微症状。④败血症:病原菌侵入血流,并在其中大量繁殖,产生毒性代谢产物,引起全身严重的中毒症状。⑤脓毒血症:指化脓性病原菌侵入血流后,在其中大量生长繁殖,并通过血流扩散至机体的其他组织或器官,产生新的化脓性病灶所引起的症状。

4. 潜伏感染 隐性或显性感染后，机体的抗感染免疫力与病原体的致病力处于暂时的平衡状态，病原体潜伏在病灶内或某些特殊的组织中，一般不出现在血液、分泌物或排泄物中。当机体免疫力下降时，则病原体在潜伏部位大量繁殖，使旧病复发或引起新的感染，称为潜伏感染。

5. 病原体携带状态 病原体在显性或隐性感染后，有时并未消失，而在机体内继续存留一段时间，与机体免疫力处于相对平衡状态，称为病原体携带状态，处于病原体携带状态的人称为病原体携带者。

## 二、试题

### (一) 名词解释

1. 细菌的致病性 2. 细菌的毒力 3. 感染 4. 传染 5. 毒血症 6. 菌血症 7. 败血症 8. 脓毒血症 9. 内毒素血症 10. 隐性感染 11. 显性感染 12. 传染病

### (二) 填空题

1. 构成细菌毒力的物质基础是________和________。
2. 荚膜本身没有毒性作用，但具有________和________的作用。
3. 黏附素是细菌细胞表面的蛋白质，一类是由细菌________分泌，另一类是________。
4. 细菌的侵袭性物质包括________和________。
5. 细菌的致病因素除了毒力外，还与________和________有关。
6. 感染的来源(传染源)包括________和________。
7. 传染病流行与传播的3个基本环节包括________、________和易感者。
8. 显性感染根据病情缓急不同，可分为________感染________感染。
9. 显性感染根据感染部位不同，可分为________感染________感染。
10. 按病原体种类不同，病原携带者可分为________、________和带虫者3种。

### (三) 单项选择题

1. 在感染过程中能协助病原菌抗吞噬或扩散的是 ( )
A. 外毒素 B. 内毒素 C. 菌毛 D. 侵袭性酶 E. 芽胞

2. 下列细菌结构或代谢产物中，毒性强且具有选择性毒害作用的是 ( )
A. 荚膜 B. 菌毛 C. 鞭毛 D. 内毒素 E. 外毒素

3. 内毒素的毒性成分是 ( )
A. 特异性多糖 B. 脂多糖 C. 脂质A D. 脂蛋白 E. 核心多糖

4. 能被甲醛脱毒成类毒素的物质是 ( )
A. 外毒素 B. 内毒素 C. 透明质酸酶 D. 血浆凝固酶 E. 溶纤维蛋白酶

5. 决定病原菌致病性强弱的主要因素是 ( )
A. 基本结构 B. 特殊结构 C. 毒力 D. 侵入门户 E. 侵入数量

6. 与细菌黏附作用有关的物质是 ( )
A. 荚膜 B. 菌毛 C. 鞭毛 D. 芽胞 E. 侵袭素

7. 与细菌致病性无关的物质是 ( )
A. 菌毛 B. 荚膜 C. 脂磷壁酸 D. 脂多糖 E. 异染颗粒

8. 与内毒素作用无关的是 ( )
A. 发热反应 B. 白细胞反应 C. 肌肉松弛性麻痹 D. DIC E. 休克

9. 能产生细胞毒素的细菌是 ( )

A. 白喉棒状杆菌 B. 破伤风梭菌 C. 霍乱弧菌 D. 产气荚膜梭菌 E. 肉毒梭菌

10. 用于预防接种的物质是 ( )

A. 抗毒素 B. 类毒素 C. 内毒素 D. 外毒素 E. 抗生素

11. 能引起内毒素休克的细菌成分是 ( )

A. 菌体抗原 B. 鞭毛抗原 C. 脂蛋白 D. 脂多糖 E. 肽聚糖

12. 具有毒性作用,只有在菌体裂解后才能释放的物质是 ( )

A. 外毒素 B. 内毒素 C. 类毒素 D. 细菌素 E. 抗毒素

13. 对某一传染病缺乏特异性免疫力或免疫力低下的人称谓是 ( )

A. 患者 B. 带菌者 C. 带毒者 D. 易感者 E. 带虫者

14. 隐性感染者携带某些病原体,但不出现临床症状,其称谓是 ( )

A. 健康携带者 B. 恢复期携带者 C. 患者 D. 易感者 E. 不感染

15. 属于危险传染源的是 ( )

A. 患者 B. 恢复期带菌者 C. 健康带菌者 D. 恢复期带毒者 E. 隐性感染者

16. 属于内源性传染的是 ( )

A. 患者传染 B. 带菌者传染 C. 空气传染 D. 带菌的动物传染 E. 潜伏感染

17. 引起人兽共患病的病原体是 ( )

A. 炭疽芽胞杆菌 B. 霍乱弧菌 C. 痢疾志贺菌 D. 梅毒螺旋体 E. 破伤风梭菌

18. 病原菌不侵入血流,但其在局部产生的毒素侵入血流引起特殊的中毒症状,其称谓是 ( )

A. 毒血症 B. 脓毒血症 C. 菌血症 D. 败血症 E. 内毒素血症

19. 病原菌由局部一时性或间断性侵入血流,但未在血中繁殖,无明显中毒症状,其称谓是 ( )

A. 不感染 B. 毒血症 C. 菌血症 D. 脓毒血症 E. 败血症

20. 病原菌侵入血流,并在其中大量繁殖,产生毒性代谢产物,引起全身严重的中毒症状,其称谓是 ( )

A. 毒血症 B. 菌血症 C. 败血症 D. 脓毒血症 E. 病毒血症

**(四)多项选择题**

1. 属于外毒素特性的有 ( )

A. 主要由革兰阳性菌产生 B. 耐热 C. 化学成分是脂多糖 D. 免疫原性强 E. 毒性弱

2. 与病原菌毒力有关的物质有 ( )

A. 荚膜 B. 色素 C. 外毒素 D. 细菌素 E. 血浆凝固酶

3. 能产生肠毒素的病原菌有 ( )

A. 霍乱弧菌 B. 金黄色葡萄球菌 C. 产气荚膜梭菌 D. 产毒性大肠埃希菌 E. 肉毒梭菌

4. 病原菌侵入机体能否致病,取决的因素有 ( )

A. 病原菌毒力 B. 病原菌的大小 C. 病原菌的侵入数量 D. 机体的免疫力 E. 外界环境因素

5. 属于外源性传染来源的有 ( )

A. 带毒者 B. 健康带菌者 C. 土壤 D. 人体正常菌群 E. 带菌动物

6. 传染病的综合防治措施有 ( )

A. 控制或消灭传染源 B. 加强水源管理 C. 搞好人畜粪便管理 D. 预防接种

E. 消灭蚊、蝇等节肢动物

（五）问答题

1. 试述细菌毒力的物质基础。

2. 试比较细菌的外毒素与内毒素的区别。

3. 试述病原菌引起全身感染的几种临床表现。

## 三、试题答案

（一）名词解释(见内容提要)

（二）填空题

1. 侵袭力　毒素　2. 抗吞噬　抗化学药物　3. 菌毛　细菌的其他表面成分　4. 侵袭素　侵袭性酶　5. 侵入数量　侵入门户　6. 外源性感染　内源性感染　7. 传染源　传播方式与途径　8. 急性　慢性　9. 局部　全身　10. 带菌者　带毒者

（三）单项选择题

1. D　2. E　3. C　4. A　5. C　6. B　7. E　8. C　9. A　10. B　11. D　12. B　13. D　14. A　15. C　16. E　17. A　18. A　19. C　20. C

（四）多项选择题

1. AD　2. ACE　3. ABCD　4. ACDE　5. ABCE　6. ABCDE

（五）问答题(要点)

1. 病原菌致病性的强弱程度称为毒力，这是量的概念。细菌毒力的物质基础包括侵袭力和毒素。侵袭力指病原菌突破宿主的皮肤、黏膜屏障，进入机体并在体内定植、繁殖和扩散的能力，包括荚膜及微荚膜、黏附素和侵袭性物质等，其中，侵袭性物质又包括侵袭素和侵袭性酶；毒素为细菌生长繁殖过程中产生和释放的毒性成分，按其来源、性质和作用等不同，可分为外毒素和内毒素两种。

2. 细菌外毒素和内毒素的主要区别可从以下几个方面进行比较：①来源；②存在部位；③化学成分；④稳定性；⑤免疫原性；⑥甲醛处理的结果；⑦毒性及作用特点。具体比较内容列表如下。

| 项　目 | 外　毒　素 | 内　毒　素 |
|---|---|---|
| 来　源 | 革兰阳性菌与部分革兰阴性菌 | 革兰阴性菌 |
| 存在部位 | 由活菌分泌出，少数菌崩解后释出 | 细菌细胞壁组分，菌体裂解后释出 |
| 化学成分 | 蛋白质 | 脂多糖 |
| 稳定性 | 不耐热，60～80 ℃，30 min 被破坏 | 耐热，160 ℃，2～4 h 才被破坏 |
| 免疫原性 | 强，刺激机体产生抗毒素；甲醛液处理脱毒形成类毒素 | 弱，刺激机体产生的中和抗体作用弱；甲醛液处理不能脱毒成类毒素 |
| 毒性作用 | 强，对组织器官有选择性毒害作用，引起特殊的临床表现 | 较外毒素弱，各菌内毒素的毒性效应大致相同，引起发热、白细胞增多、微循环障碍、内毒素休克、DIC 等 |

3. 病原菌引起的全身感染主要包括以下几种类型：①毒血症；②内毒素血症；③菌血症；④败血症；⑤脓毒血症。具体临床表现如下。①毒血症：病原菌侵入机体后，只在局部生长繁殖，不进入血流，但其产生的外毒素进入血流，损害特定的靶器官和组织，引起特殊的中毒症状。②内毒素血症：革兰阴性菌感染后侵入血流，并在其中大量繁殖，菌体崩解后释放出大量内毒素入血，或局部感染病灶内大量革兰阴性菌崩解、死亡所释放出来的内毒素入血导致全身中毒症状。③菌血症：病原菌在局部生长繁殖，一时性或间断性地由局部侵入血流，并在其中少量繁殖，引起轻微症状。④败血症：病原菌侵入血流，并在其中大量繁殖，产生毒性代谢产物，引起全身严重的中毒症状。⑤脓毒血症：指化脓性病原菌侵入血流后，在其中大量生长繁殖，并通过血流扩散至机体的其他组织或器官，产生新的化脓性病灶所引起的症状。

（齐永长）

# 第二篇
# 医学免疫学

## 第六章 医学免疫学概述

### 一、内容提要

#### （一）免疫的概念

免疫是机体免疫系统识别和排除抗原异物，维持自身生理平衡与稳定的功能。免疫通常对机体是有利的，如抗感染免疫和抗肿瘤免疫。但在某些条件下也可造成机体伤害，如引起超敏感反应病、免疫缺陷病和自身免疫病。

#### （二）免疫的功能

1. *免疫防御*　即识别和排除病原生物及其有害代谢产物，发挥抗感染免疫的功能。若该功能缺陷可引起免疫缺陷病；若反应过强可导致超敏感反应病。

2. *免疫稳定*　即识别和排除机体内损伤和衰老的自身细胞，进行免疫调节维持自身稳定的功能。若该功能紊乱，可引起自身免疫病。

3. *免疫监视*　即识别和排除机体内出现的突变细胞，发挥抗肿瘤免疫的功能。若该功能失调，则易形成肿瘤。

#### （三）免疫学与医学免疫学的概念

免疫学是研究机体免疫系统的组织结构与生理功能的一门生物学科。免疫学具有许多分支学科，如基础免疫学、免疫病理学、免疫遗传学、移植免疫学、生殖免疫学、肿瘤免疫学、临床免疫学等，这些分支学科的总和即为医学免疫学。

学习医学免疫学的目的是应用有关理论知识解释机体的保护性免疫功能及临床常见的免疫现象和免疫性疾病的发生机制；运用免疫学理论和方法对相关免疫性疾病进行诊断与防治，并为学习其他医学课程奠定基础。

## 二、试题

### (一) 名词解释

1. 免疫　2. 免疫防御　3. 免疫稳定　4. 免疫监视　5. 免疫学　6. 医学免疫学

### (二) 填空题

1. 免疫是机体识别和排除________，维持________的功能。
2. 免疫防御是机体识别和排除________，发挥________的功能。
3. 免疫稳定是机体识别和排除________，进行免疫调节________的功能。
4. 免疫监视是机体识别和排除________，发挥________的功能。
5. 免疫防御功能异常可引起________病和________病。
6. 免疫稳定功能紊乱可引起________病，免疫监视功能紊乱可形成________。

### (三) 单项选择题

1. 免疫的本质是　(　　)

A. 识别和排除病原微生物及其有害代谢产物的功能　B. 识别和排除人体寄生虫及其有害代谢产物的功能　C. 识别和排除机体内损伤和衰老的自身细胞的功能　D. 识别和排除机体内突变细胞的功能　E. 识别和排除抗原性异物，维持自身生理平衡与稳定的功能

2. 机体免疫防御功能过低可能导致的结局是　(　　)

A. 肿瘤　B. 超敏感反应病　C. 免疫缺陷病　D. 自身免疫病　E. 以上均不是

3. 机体免疫防御功能过于强烈可能导致的结局是　(　　)

A. 肿瘤　B. 超敏感反应病　C. 免疫缺陷病　D. 自身免疫病　E. 以上均不是

4. 机体免疫稳定功能紊乱可能导致的结局是　(　　)

A. 肿瘤　B. 超敏感反应病　C. 免疫缺陷病　D. 自身免疫病　E. 以上均不是

5. 机体免疫监视功能失调可能导致的结局是　(　　)

A. 肿瘤　B. 超敏感反应病　C. 免疫缺陷病　D. 自身免疫病　E. 以上均不是

### (四) 多项选择题

1. 免疫的功能有　(　　)

A. 防御功能　B. 反射功能　C. 排泄功能　D. 监视功能　E. 稳定功能

2. 免疫防御功能异常可能引起的疾病有　(　　)

A. 肿瘤　B. 自身免疫病　C. 白血病　D. 超敏感反应病　E. 免疫缺陷病

3. 医学免疫学的范畴有　(

A. 基础免疫学　B. 免疫病理学　C. 移植免疫学　D. 肿瘤免疫学　E. 临床免疫学

4. 学习医学免疫学的目的有　(　　)

A. 解释机体的保护性免疫功能　B. 解释临床常见的免疫现象　C. 解释免疫性疾病的发病机制　D. 进行免疫性疾病的诊断与防治　E. 为学习其他医学课奠定基础

### (五) 问答题

1. 免疫有哪几种功能？各有哪些异常表现？

2. 为什么要学习医学免疫学？

## 三、试题答案

**（一）名词解释（略）**

**（二）填空题**

1. 抗原性异物　生理平衡与稳定　2. 病原生物及其有害代谢产物　抗感染　3. 机体内损伤和衰老的自身细胞　维持自身稳定　4. 机体内出现的突变细胞　抗肿瘤免疫　5. 免疫缺陷病　超敏感反应病　6. 自身免疫病　肿瘤

**（三）单项选择题**

1. E　2. C　3. B　4. D　5. A

**（四）多项选择题**

1. ADE　2. DE　3. ABCDE　4. ABCDE

**（五）问答题（要点）**

1. （1）有3种功能：免疫防御、免疫稳定和免疫监视。

（2）有4种异常表现：免疫缺陷病、超敏感反应病、自身免疫病和形成肿瘤。

2. ①解释保护性免疫功能、常见免疫现象及免疫性疾病的发生机制；②运用免疫学知识进行免疫性疾病的诊断与防治；③为学习其他医学课奠定基础。

（肖运本）

# 第七章

# 免疫系统

## 一、内容提要

### (一) 免疫系统的组成与功能

免疫系统由免疫器官、免疫细胞和免疫分子组成，是机体免疫功能的物质基础，机体的免疫功能是由免疫系统完成的。

### (二) 免疫器官

1. 中枢免疫器官　人类的中枢免疫器官包括骨髓与胸腺，是各类免疫细胞发生、分化和成熟的场所。骨髓中的淋巴样干细胞是 T 细胞、B 细胞和 NK 细胞的母细胞。骨髓是 B 细胞、NK 细胞发育、成熟的场所。胸腺是 T 细胞发育、成熟的场所。

2. 外周免疫器官　包括淋巴结、脾及黏膜伴随的淋巴组织。

(1) 淋巴结　是 T 细胞和 B 细胞定居、增殖及发生特异性免疫应答的场所。具有清除病原生物及其有害代谢产物和肿瘤细胞的滤过功能及淋巴细胞再循环的功能。淋巴细胞再循环是指外周淋巴器官或淋巴组织中的淋巴细胞进入血循环后，再经外周淋巴器官和淋巴组织中的毛细血管，经内皮小静脉返回淋巴系统的过程。淋巴细胞再循环有利于淋巴细胞与全身各处的抗原广泛接触，有促进免疫应答、扩大免疫效应的作用。

(2) 脾　是 T 细胞、B 细胞定居、增殖及发生特异性免疫应答的场所。具有储存血液和清除病原生物及其有害代谢产物、损伤衰老自身细胞的功能。

(3) 黏膜伴随的淋巴组织　为存在于呼吸道、肠道及泌尿生殖道的黏膜上皮细胞下聚集的无包膜的淋巴组织，包括扁桃体、小肠集合淋巴结、阑尾等，也是免疫应答发生的场所。

### (三) 免疫细胞

免疫细胞是指参与免疫应答的有关细胞的统称。包括多能造血干细胞、淋巴细胞、单核吞噬细胞系统、抗原提呈细胞和其他免疫细胞。

1. 多能造血干细胞　是各种免疫细胞的祖先，经增殖分化为髓样干细胞和淋巴样干细胞。髓样干细胞是粒细胞、单核吞噬细胞系统、红细胞和血小板的母细胞。淋巴样干细胞是 T 细胞、B 细胞和 NK 细胞的母细胞。

2. 淋巴细胞　在机体免疫应答中起核心作用，其中 T 细胞和 B 细胞在抗原刺激下可活化、增殖和分化，表现免疫活性，称为免疫活性细胞(ICC)或抗原特异性淋巴细胞。T 细胞和 B 细胞形态无法区别，但膜表面具有可供区别的特殊结构，称表面标志，如免疫细胞表面抗原和免疫细胞表面受体。

(1) T 细胞　即胸腺依赖性淋巴细胞，其表面标志有 T 细胞抗原识别受体(TCR)、绵羊红细胞受体(CD2)、有丝分裂原受体、白细胞介素受体，以及 CD3、CD4、CD8 和 CD28 分子等。

T细胞亚群主要有 $CD4^+$ T细胞和 $CD8^+$ T细胞亚群，其次为Th、Tc和Tr等亚群。

（2）B细胞　即骨髓依赖性淋巴细胞，其表面标志有B细胞抗原识别受体（BCR）、IgGFc受体、补体C3b受体、有丝分裂原受体、细胞因子受体等。按CD5分子的有无可分为B1细胞和B2细胞亚群。

（3）NK细胞　来源于骨髓淋巴样干细胞，具有杀伤肿瘤细胞和病毒感染细胞等靶细胞的作用，并参与免疫排斥反应，主要通过抗体依赖细胞介导的细胞毒作用（ADCC）方式发挥免疫作用。NK细胞表面的IgGFc受体与靶细胞表面的IgG结合后被激活，可特异性杀伤靶细胞，称为抗体依赖细胞介导的细胞毒作用。NK细胞与Tc细胞作用的主要区别为NK细胞的作用为非特异性，不需识别抗原肽和MHC分子，有抗体依赖性，可在靶细胞暴露的早期行使杀伤功能，故又称为自然杀伤细胞。NK细胞在IL-2诱导下可成为广谱杀瘤作用的LAK细胞。

（4）NKT细胞　是既有TCR又有NK细胞受体的T细胞亚群。其活化后具有细胞毒作用，可发挥抗感染、抗肿瘤及免疫调节作用。

3. *单核吞噬细胞系统*　来源于骨髓中髓样干细胞，包括外周血中的单核细胞和组织中的巨噬细胞。具有吞噬杀伤作用、提呈抗原作用和合成、分泌细胞因子的作用。

4. *抗原提呈细胞*　是能摄取、加工、处理抗原并将抗原信息传递给免疫活性细胞的细胞的统称，包括巨噬细胞、树突状细胞和B细胞等。

5. *其他免疫细胞*　包括中性粒细胞、嗜酸性粒细胞、嗜碱性粒细胞、肥大细胞、红细胞和血小板等。

**（四）免疫分子**

免疫分子包括免疫球蛋白、补体系统各种成分、HLA分子、CD分子、细胞因子和黏附分子等。应用单克隆抗体鉴定技术，将来自不同实验室的单克隆抗体所识别的同一分化抗原以分化群统一命名，称为CD抗原或CD分子。

1. *细胞因子*　是细胞分泌的具有生物学活性的小分子蛋白质的统称。其来源于免疫细胞、基质细胞和某些肿瘤细胞。

（1）白细胞介素（IL）　是由白细胞及其他细胞产生的，能介导免疫细胞间相互作用，发挥免疫效应的小分子蛋白质。已命名的IL有31种，具有激活、趋化、诱导产生细胞因子和加强免疫效应的作用，个别有免疫抑制、造血和炎症反应作用。

（2）干扰素（IFN）　是由多种细胞产生的具有广泛抗病毒、抗肿瘤和免疫调节作用的可溶性蛋白质。可分成α、β和γ 3种类型。其中IFN-α与IFN-β主要由白细胞、成纤维细胞和病毒感染细胞产生，又称Ⅰ型干扰素，其抗病毒、抗肿瘤作用较强；IFN-γ主要由活化的T细胞和NK细胞产生，又称Ⅱ型干扰素，其免疫调节作用较强。

（3）肿瘤坏死因子（TNF）　是一类能引起肿瘤组织出血、坏死的细胞因子，分为TNF-α（恶病质素）和TNF-β（淋巴毒素）2类。具有抗肿瘤、抗病毒、免疫调节等多种生物学作用。

（4）其他细胞因子　①集落刺激因子（CSF）：是能刺激造血干细胞和不同发育阶段的造血细胞进行增殖、分化，并在半固体培养基中形成相应细胞集落的细胞因子。②趋化性细胞因子（chemokine）：是指具有趋化作用的细胞因子。③生长因子（GF）：是指具有刺激细胞生长作用的因子。

（5）细胞因子的生物学作用　①免疫调节作用；②抗感染、抗肿瘤作用；③刺激造血功能作用；④促进炎症反应；⑤致热作用。

2. 黏附分子(CAM) 是介导细胞间或细胞与细胞外基质间相互接触和结合的分子的统称。黏附分子以受体-配体结合的形式发挥作用,参与免疫应答、炎症反应、凝血、肿瘤转移及创伤愈合等免疫生理和病理反应过程。

## 二、试题

### (一) 名词解释

1. 免疫细胞 2. 免疫活性细胞 3. T细胞 4. B细胞 5. NK细胞 6. LAK细胞 7. NKT细胞 8. 抗原提呈细胞 9. 淋巴细胞再循环 10. $CD4^{+}$ T细胞 11. $CD8^{+}$ T细胞 12. B1细胞 13. B2细胞 14. TCR 15. BCR 16. 细胞因子 17. 白细胞介素 18. 干扰素 19. 肿瘤坏死因子 20. 集落刺激因子 21. 生长因子 22. 趋化性细胞因子 23. 单核吞噬细胞系统 24. 黏附分子

### (二) 填空题

1. 胸腺和骨髓是________免疫器官,淋巴结和脾是________免疫器官。

2. 免疫活性细胞是指________细胞和________细胞。

3. 骨髓中的造血干细胞经增殖分化成为________样干细胞和________样干细胞。

4. T细胞、B细胞和NK细胞的母细胞是________细胞,粒细胞、单核吞噬细胞系统、红细胞和血小板的母细胞是________细胞。

5. 淋巴样干细胞在骨髓内继续发育、成熟为________细胞,在胸腺内发育、成熟为________细胞。

6. T细胞和B细胞的表面标志分为两类,包括免疫细胞________和免疫细胞________。

7. 根据CD分子不同可将T细胞分为________T细胞和________T细胞两个亚群。

8. Th细胞又称________T细胞,Tc细胞又称________T细胞。

9. Tr细胞又称________T细胞,即高表达________受体的T细胞。

10. 按CD5的有无可将B细胞分成________细胞和________细胞两个亚群。

11. ADCC是指________依赖________介导的细胞毒作用。

12. NK细胞在________诱导下可成为具有________作用的LAK细胞。

13. 单核吞噬细胞系统主要包括外周血中的________细胞和组织内的________细胞。

14. 抗原提呈细胞主要包括________细胞和________细胞。

15. 抗感染、抗肿瘤作用较强的干扰素是________型干扰素,免疫调节作用较强的干扰素为________型干扰素。

16. TNF-α又称________素,TNF-β又称________素。

### (三) 单项选择题

1. 下述选项属于中枢免疫器官的是 ( )

A. 扁桃体 B. 肝 C. 骨髓 D. 脾 E. 淋巴结

2. 下述选项属于外周免疫器官的是 ( )

A. 脾 B. 肾 C. 胰 D. 胸腺 E. 骨髓

3. 下述选项属于免疫活性细胞的是 ( )

A. NK细胞+LAK细胞 B. T细胞+B细胞 C. 单核细胞+巨噬细胞 D. 嗜酸性粒细胞+嗜碱性粒细胞 E. 红细胞+血小板

4. B细胞发育、成熟的器官是 ( )

A. 胸腺 B. 脾 C. 肾 D. 胰 E. 骨髓

5. T 细胞发育、成熟的器官是 ( )

A. 骨髓 B. 肝 C. 肾 D. 胸腺 E. 胰

6. T 细胞 E 受体的细胞因子类别是 ( )

A. CD3 分子 B. CD2 分子 C. CD4 分子 D. CD8 分子 E. CD28 分子

7. B 细胞表面 Ig 的受体类别是 ( )

A. IgD B. IgM C. IgG D. IgE E. IgA

8. B 细胞抗原(识别)受体的免疫球蛋白主要组成是 ( )

A. IgE+IgM B. IgD+IgM C. IgA+IgM D. IgG+IgM E. IgA+IgD

9. NK 细胞的 Ig 的受体类别是 ( )

A. IgM B. IgG C. IgD D. IgE E. IgA

10. 具有有丝分裂原 SPA 受体的免疫细胞是 ( )

A. T 细胞 B. B 细胞 C. NK 细胞 D. LAK 细胞 E. 红细胞

11. 能诱导 NK 细胞成为广谱杀瘤作用的 LAK 细胞的白细胞介素是 ( )

A. IL-1 B. IL-2 C. IL-3 D. IL-4 E. IL-5

12. 产生Ⅱ型干扰素的主要细胞是 ( )

A. 白细胞 B. 成纤维细胞 C. 被病毒感染的细胞 D. 活化的 T 细胞和 NK 细胞 E. 红细胞

13. 又称恶病质素的细胞因子是 ( )

A. IFN-α B. IFN-β C. IFN-γ D. TNF-α E. TNF-β

14. 又称淋巴毒素的细胞因子是 ( )

A. IFN-α B. IFN-β C. IFN-γ D. TNF-α E. TNF-β

**(四)多项选择题**

1. 以淋巴样干细胞作为母细胞的细胞有 ( )

A. NK 细胞 B. 巨噬细胞 C. T 细胞 D. 粒细胞 E. B 细胞

2. 以髓样干细胞作为母细胞的细胞有 ( )

A. T 细胞 B. 单核细胞 C. B 细胞 D. 粒细胞 E. 巨噬细胞

3. 在骨髓中发育成熟的免疫细胞有 ( )

A. T 细胞 B. NK 细胞 C. 粒细胞 D. B 细胞 E. 单核细胞

4. 不在胸腺中发育成熟的免疫细胞有 ( )

A. NK 细胞 B. T 细胞 C. B 细胞 D. 粒细胞 E. 红细胞

5. 淋巴结的功能有 ( )

A. 是 T 细胞和 B 细胞定居、增殖的场所 B. 具有储存血液的功能 C. 是 T 细胞、B 细胞发生免疫应答的场所 D. 具有淋巴细胞再循环功能 E. 具有滤过功能

6. 脾的功能有 ( )

A. 是 T 细胞、B 细胞定居、增殖的场所 B. 具有淋巴细胞再循环功能 C. 具有储存血液的功能 D. 具有滤过功能 E. 是 T 细胞、B 细胞发生免疫应答的场所

7. 黏膜伴随的淋巴组织有 ( )

A. 脾 B. 扁桃体 C. 胰 D. 阑尾 E. 小肠集合淋巴结

8. T 细胞重要的表面标志有 ( )

A. CD4 分子和 CD8 分子 B. BCR C. TCR D. CD2 分子 E. IgGFc 受体

9. T细胞亚群有 (　　)

A. $CD4^+$ T细胞和 $CD8^+$ T细胞　B. Th细胞　C. Tc细胞　D. Ts细胞　E. $T_{DTH}$细胞

10. B细胞重要的表面标志有 (　　)

A. CD4分子和CD8分子　B. BCR　C. TCR　D. IgGFc受体　E. 补体C3b受体

11. 根据CD5的有无B细胞的亚群有 (　　)

A. B1细胞　B. B3细胞　C. B2细胞　D. B4细胞　E. B5细胞

12. NK细胞与Tc细胞作用的区别有 (　　)

A. 杀伤作用具有特异性　B. 杀伤作用不具特异性　C. 不需识别靶细胞上的抗原肽和MHC分子　D. 需识别靶细胞上的抗原肽和MHC分子　E. 可在靶细胞暴露早期行使杀伤作用

13. 单核吞噬细胞系统细胞的功能有 (　　)

A. 吞噬杀伤作用　B. 合成分泌组胺　C. 合成分泌细胞因子　D. 合成分泌白三烯　E. 提呈抗原作用

14. 下述属于抗原提呈细胞的细胞有 (　　)

A. B细胞　B. T细胞　C. 巨噬细胞　D. 粒细胞　E. 树突状细胞

15. 下述属于免疫分子的有 (　　)

A. 溶菌酶　B. HLA分子　C. 乙型溶素　D. CD分子　E. 细胞因子

16. 根据干扰素的来源和理化性质分类，干扰素的类别有 (　　)

A. α干扰素　B. δ干扰素　C. β干扰素　D. ε干扰素　E. γ干扰素

17. 抗肿瘤、抗病毒作用较强的干扰素有 (　　)

A. α干扰素　B. γ干扰素　C. Ⅰ型干扰素　D. Ⅱ型干扰素　E. β干扰素

18. 免疫调节作用较强的干扰素有 (　　)

A. α干扰素　B. γ干扰素　C. Ⅰ型干扰素　D. Ⅱ型干扰素　E. β干扰素

19. 下列成分参与ADCC作用的有 (　　)

A. IgM　B. IgG　C. Tc细胞　D. NK细胞　E. 靶细胞

20. 细胞因子的生物学作用有 (　　)

A. 免疫调节作用　B. 抗感染、抗肿瘤作用　C. 刺激造血功能　D. 促进炎症反应　E. 致热作用

**（五）问答题**

1. 简述中枢免疫器官与外周免疫器官的组成与功能。
2. 简述T细胞与B细胞的重要表面标志与亚群。
3. 简述NK细胞与Tc细胞杀伤靶细胞作用的区别。
4. 简述单核吞噬系统的组成、分布与功能。
5. 简述Ⅰ型干扰素与Ⅱ型干扰素的区别。
6. 简述细胞因子的共同特点与生物学作用。

## 三、试题答案

**（一）名词解释(略)**

**（二）填空题**

1. 中枢　外周　2. T　B　3. 淋巴　髓样　4. 淋巴干　髓样干　5. B　T　6. 表面抗原　表面受体　7. $CD4^+$　$CD8^+$　8. $CD4^+$辅助　$CD8^+$杀伤性　9. 调节性　IL-2　10. B1　B2　11. 抗体　细胞

12. IL-2 广谱杀瘤 13. 单核 巨噬 14. 巨噬 树突状 15. Ⅰ Ⅱ 16. 恶病质 淋巴毒

**（三）单项选择题**

1. C 2. A 3. B 4. E 5. D 6. B 7. C 8. B 9. B 10. B 11. B 12. D 13. D 14. E

**（四）多项选择题**

1. ACE 2. BDE 3. BD 4. ACDE 5. ACDE 6. ACDE 7. BDE 8. ACD 9. ABCDE 10. BDE 11. AC 12. BCE 13. ACE 14. ACE 15. BDE 16. ACE 17. ACE 18. BD 19. BDE 20. ABCDE

**（五）问答题（要点）**

1. ①中枢免疫器官包括骨髓和胸腺，是各类免疫细胞发生、分化和成熟的场所。②外周免疫器官包括淋巴结、脾和黏膜伴随的淋巴组织，是T细胞和B细胞定居、增殖及发生特异性免疫应答的场所，具有滤过功能，其中淋巴结尚具有淋巴细胞再循环的功能。

2. ①T细胞的重要表面标志有TCR，CD2、CD3、CD4、CD8和CD28分子，白细胞介素受体和有丝分裂原受体，可分为$CD4^+$ T细胞、$CD8^+$ T细胞亚群及Th、TC、Tr亚群。②B细胞重要的表面标志有BCR、IgG-Fc受体、补体C3b受体、有丝分裂原受体和细胞因子受体等，分为B1和B2细胞两个亚群。

3. ①NK细胞杀伤靶细胞为非特异性的，有抗体依赖性，不需识别抗原肽和MHC分子，在靶细胞暴露早期行使杀伤作用。②Tc细胞杀伤靶细胞为特异性的，需识别抗原肽和MHC分子，无抗体依赖性，在机体特异性免疫形成后行使杀伤作用。

4. 单核吞噬细胞系统包括外周血中单核细胞和组织中的巨噬细胞，具有吞噬杀伤、提呈抗原、合成分泌细胞因子等作用。

5. ①Ⅰ型干扰素包括IFN-α和IFN-β，由白细胞、成纤维细胞和病毒感染的组织细胞产生，其抗感染、抗肿瘤作用较强而免疫调节作用较弱。②Ⅱ型干扰素即IFN-γ，由活化的T细胞和NK细胞产生，其免疫调节作用较强而抗感染、抗肿瘤作用较弱。

6. (1) 细胞因子的共同特点有：多为低分子量分泌型糖蛋白，极微量水平能发挥生物学作用；一种细胞可产生多种细胞因子，一种细胞因子可由多种细胞产生；一种细胞因子可有一种至数种生物学作用，不同的细胞因子可有相同的生物学作用；细胞因子多在自身细胞或邻近细胞迅速而短暂地发挥生物学作用；细胞因子可参与免疫应答的正负调节。

(2) 细胞因子的生物学作用有免疫调节、抗感染、抗肿瘤、刺激造血功能、促进炎症反应和致热作用。

（梁观林 李红艳）

# 第八章

# 抗　　原

## 一、内容提要

### （一）抗原的概念与特性

1. 概念　抗原（Ag）是一类能诱导机体的免疫系统发生免疫应答，并能与其免疫应答产物（抗体或效应 T 细胞）特异性结合发挥免疫效应的物质。

2. 特性　抗原具有两种基本特性，即免疫原性和免疫反应性。抗原的免疫原性是指抗原能刺激特异性免疫细胞，使之活化、增殖、分化，最终产生免疫应答产物（抗体或效应 T 细胞）的特性；抗原的免疫反应性是指抗原可在体内外与相应的免疫应答产物（抗体或效应 T 细胞）发生特异性结合的特性。免疫反应性又称抗原性或反应原性。凡具有免疫原性和免疫反应性两种特性的物质称为完全抗原或免疫原，即通常所说的抗原，如各种微生物和异种蛋白质等。只有免疫反应性而无免疫原性的物质称为半抗原或不完全抗原。半抗原多为简单小分子物质，如某些多糖、类脂和药物等。这些物质单独作用时均无免疫原性，但与蛋白质载体结合后可获得免疫原性成为完全抗原。

### （二）抗原的免疫原性与特异性

1. 抗原的免疫原性　决定抗原免疫原性的因素主要包括异物性、理化性状、免疫途径和机体的应答能力等。

（1）异物性　是抗原的重要性质。异物即非己的物质，是指化学结构与宿主自身成分不同的或胚胎期从未与机体免疫系统接触过的有机物质。主要包括异种物质、同种异型物质及化学结构改变和与免疫系统隔绝的自身物质。

（2）理化性状　①大分子物质：具有免疫原性的物质为大分子物质，其分子量通常在 10 kDa（kDa：千道尔顿）以上。一般来说，分子量越大，含有抗原决定基越多，结构越复杂，免疫原性越强。小分子物质免疫原性较弱，甚至无免疫原性。②结构的复杂性：抗原物质结构复杂者（如含芳香族氨基酸结构）免疫原性强，反之则较弱。其复杂性是由氨基酸和单糖的类型及空间构型等决定的。③易接近性：是指抗原决定基是否易被淋巴细胞抗原受体所接近的程度。抗原分子中氨基酸残基所处侧链位置的不同可影响抗原的免疫原性。④物理状态：一般聚合状态的蛋白质较其单体有更强的免疫原性；颗粒性抗原的免疫原性强于可溶性抗原。因此，常将免疫原性弱的物质吸附在某些大颗粒表面，可增强其免疫原性。另外，有免疫佐剂的辅助，可增强抗原的免疫原性。

（3）免疫途径　同一物质经不同途径进入机体，其免疫原性也不同，由强到弱依次为皮内注射＞皮下注射＞肌内注射＞腹腔（仅限于动物）注射＞静脉注射。

（4）机体的应答能力　机体的遗传基因、性别、年龄、健康状况、心理状况等均可影响机体对抗原的应答能力。现已清楚地认识到控制机体的免疫应答的基因，在人类位于 HLA 复合体的 D 区，在小鼠位于 H-2 复合体的 I 区，这些基因称为免疫应答基因。

2. 抗原的特异性　特异性是指物质之间的相互吻合性或针对性、专一性。抗原的特异性既表现在免疫原性上，又表现在免疫反应性上。也就是说，某一抗原只能诱导相应的淋巴细胞系发生某一应答的专一性能，同时也只能与相应的免疫应答产物（抗体或效应 T 细胞）特异性结合的专一性能。特异性是免疫应答最重要的特点，也是免疫学诊断与防治的理论依据。决定抗原特异性的物质基础是抗原分子中的抗原决定基，也称为抗原表位。

（1）抗原决定基　是指抗原分子中决定抗原特异性的特殊化学基团，是被免疫细胞识别的靶结构，也是免疫反应具有特异性的物质基础。抗原决定基的性质、数目、位置和空间构象决定着抗原决定基的特异性。

（2）共同抗原与交叉反应　两种不同的抗原分子所具有的相同或相似的抗原决定基称为共同抗原或共同决定基。亲缘关系很近的生物之间的共同抗原称为类属抗原；不同种属生物之间的共同抗原称为异嗜性抗原。由共同抗原决定基刺激机体产生的抗体可以和两种抗原（共同抗原）结合发生反应，此反应称为交叉反应。在实际工作中，利用交叉反应推测物种进化的亲缘关系和进行疾病的诊断、病因的探析等。同时，由于交叉反应的存在，血清学反应中可能出现假阳性，从而影响对检查结果的判断，临床实际工作中需高度注意。

**（三）医学上重要的抗原**

1. 异种抗原　指来自于另一物种的抗原物质，如病原生物及其产物、异种动物血清和其他与医学有关的异种蛋白等。

病原生物包括细菌、病毒、螺旋体等病原微生物和人体寄生虫，它们都具有很强的免疫原性，引起免疫应答，产生特异性抗体。测定患者血清中的特异性抗体，可用于传染病的诊断；用病原微生物制备高效价的免疫血清可治疗某些传染病；还可用病原生物及其产物制备有效的疫苗，进行预防接种，增强机体抗传染病能力，以预防病原微生物和寄生虫的感染。在病原生物的产物中最重要的是细菌的外毒素与类毒素，它们具有很强的免疫原性，可刺激机体产生抗体即抗毒素。抗毒素可中和外毒素的毒性作用，用于治疗疾病。外毒素经甲醛处理后，可失去毒性但仍保留免疫原性，称为类毒素，可作为人工主动免疫制剂，用于预防疾病。

异种动物血清一般是用类毒素免疫马而制备的。这类制品注入人体具有双重作用。一是作为特异性抗体（抗毒素），可中和体内相应的外毒素，以防治疾病；另一是异种抗原，可刺激机体产生抗马血清抗体，反复使用可导致严重的超敏反应。因此，应用这类制品前必须做皮肤过敏试验。

其他与医学有关的异种蛋白包括植物花粉、青霉素、磺胺等药物，鱼、虾、蛋、奶等食物，以及化妆品、化工原料等完全抗原和半抗原，有时可引起超敏反应。

2. 异嗜性抗原　是一类与种属无关，存在于人、动物及微生物之间的共同抗原。主要有如下几类。

（1）与 ABO 血型有关的　如大肠埃希菌 $O_{86}$ 含人血型 B 物质；肺炎链球菌 14 型含人血型 A 物质。

（2）与临床辅助诊断有关的　如变形杆菌 $OX_{19}$、$OX_2$、$OX_K$ 与立克次体有共同抗原成分，临床可用相应变形杆菌作为抗原，与斑疹伤寒患者血清做交叉凝集试验即外斐试验，进行辅助诊断立克次体病；MG 株链球菌与肺炎支原体有共同抗原成分，可用 MG 株链球菌代替肺炎支原体进行辅助诊断支原体肺炎；传染性单核细胞增多症病原体（EB 病毒）与绵羊红细胞之间有共同抗原，用绵羊红细胞与患者血清进行试验，辅助诊断传染性单核细胞增多症。

(3) 与某些疾病发生有关的　如乙型溶血性链球菌 M 蛋白与人肾小球基底膜、心瓣膜和心肌组织有共同抗原，因此在链球菌感染后，有可能发生肾小球肾炎、心肌炎或风湿病等；大肠埃希菌 $O_{14}$ 的脂多糖与人结肠黏膜之间存在共同抗原，在大肠埃希菌感染后，有可能导致溃疡性结肠炎的发生。

3. *同种异型抗原*　是同一种属不同个体之间相同组织器官或细胞表面的不同抗原成分，由遗传基因不同所致。人类重要的同种异型抗原包括 ABO 血型抗原、Rh 抗原和 HLA 抗原。根据红细胞膜上所含抗原的不同，可将人血型分为 A、B、O、AB 4 型。不同血型的人相互之间输血可引起严重的输血反应。Rh 抗原与新生儿溶血症发生有关。HLA 抗原又称 HLA 分子，是一种人体主要组织相容性抗原。编码主要组织相容性抗原的基因群称主要组织相容性复合体(MHC)。MHC 具有控制同种移植排斥反应、免疫应答和免疫调节等复杂免疫功能。HLA 抗原是诱导移植排斥反应的主要抗原。同种异体组织器官移植存活率的高低，主要取决于供体和受体间 HLA 抗原相符的程度。一般除单卵双生外，很难找到同型的 HLA 抗原，基于这一特点，移植物存活率由高到低的顺序为单卵双生＞同胞＞亲人＞无亲缘关系者，在进行异体组织器官移植时，应注意这一特点。

4. *自身抗原*　自身组织主要在以下两种情况下可以成为自身抗原并引起自身免疫病。一是隐蔽性自身抗原的释放如眼球晶体蛋白、葡萄膜色素蛋白、脑组织和精子等，当外伤、感染、手术等原因破坏了隔离屏障，使隐蔽自身抗原进入血流，称为隐蔽自身抗原释放，可导致自身免疫病。二是修饰性自身抗原的形成，如正常的自身组织因感染、电离辐射、烧伤、药物等影响，自身组织的分子结构发生改变，形成新的抗原决定基，或使自身组织内部的抗原决定基暴露出来成为自身抗原，即修饰性自身抗原形成。如药物过敏性血细胞减少症，就是服用了某些药物后使自身血细胞形成了修饰性自身抗原而引发的自身免疫病。

5. *肿瘤抗原*　是细胞癌变过程中出现的新抗原或过度表达的抗原物质的总称，分为肿瘤特异性抗原和肿瘤相关抗原两种。肿瘤特异性抗原(TSA)是肿瘤细胞特有的或只存在于某些肿瘤细胞而不存在于正常组织的新抗原，如黑色素瘤和结肠癌细胞表面的抗原。肿瘤相关抗原(TAA)是非肿瘤细胞特有的，正常细胞和其他组织上也存在的抗原。这类抗原含量在细胞癌变时明显增高，它们只表现量的变化而无严格肿瘤的特异性，如癌胚性抗原和病毒诱发的肿瘤抗原。甲胎蛋白(AFP)就是一种癌胚性抗原，临床上可通过检测患者血清中 AFP 的含量辅助诊断原发性肝癌。

6. *独特型抗原*　是指免疫球蛋白(包括游离的 Ig 和膜结合的 Ig，如 TCR 和 BCR)的 V 区所具有的独特的氨基酸顺序和空间构象。独特型抗原有免疫原性，可诱导自体产生相应的特异性抗体，称为独特型抗体(AId)。抗独特型抗体中的独特型又可诱导自体产生相应的特异性抗体，如此形式进行下去，就会形成一个独特型免疫网络(Ab1→Ab2→Ab3→Ab4……)，具有重要的免疫调节作用。

**(四) 超抗原、佐剂和丝裂原**

为能激活 T、B 细胞，不受 TCR 或 BCR 特异性限制的非特异性免疫刺激剂，在免疫应答中发挥着一定的促进作用。

1. *超抗原(SAg)*　是一种特殊的抗原类物质，其在极低浓度下(1～10 ng/ml)即可激活大量 T 细胞克隆，产生极强的免疫应答。

2. *佐剂*　是预先或与抗原同时注入体内，可增强机体对该抗原的免疫应答或改变免疫应答类型的非特异性免疫增强剂物质。应用佐剂的目的是增强抗原对机体的免疫原性。

3. 丝裂原 可刺激细胞发生有丝分裂，它能与淋巴细胞表面相应受体结合，刺激静止的淋巴细胞，使之转化为淋巴母细胞，表现为DNA合成增加，出现有丝分裂等现象。

## 二、试题

### (一) 名词解释

1. 抗原 2. 免疫原性 3. 免疫反应性 4. 完全抗原 5. 半抗原 6. 抗原的特异性 7. 抗原决定基 8. 共同抗原 9. 交叉反应 10. 抗毒素 11. 类毒素 12. 异嗜性抗原 13. HLA抗原 14. 隐蔽性自身抗原 15. 修饰性自身抗原 16. AFP 17. 独特型抗原 18. 超抗原 19. 佐剂 20. 丝裂原

### (二) 填空题

1. 抗原具有两种基本特性，即________性和________性。

2. 凡具有________性和________性两种特性的物质称为完全抗原。

3. 只有________性而无________性的物质称为半抗原。

4. 半抗原若与________结合，就成为完全抗原。抗原的特异性是由________所决定的。

5. 根据抗原性能分为________抗原和________抗原，前者具有免疫原性和免疫反应性，后者只有免疫反应性而无免疫原性。

6. 半抗原可根据与相应抗体结合后是否出现肉眼可见的反应，分为________半抗原和________半抗原，前者与相应抗体结合后出现肉眼可见的反应。

7. 抗原可根据是否需要T细胞的辅助分为________抗原和________抗原，前者在刺激机体B细胞产生抗体的过程中需要T淋巴细胞的协助和参与。

8. 异物是指化学结构与________不同的或胚胎期未与________接触过的有机物质。

9. 抗原的特异性既表现在________上，又表现在________上。前者是指某一抗原只能诱导相应的淋巴细胞系发生某一应答的专一性能，后者是指只能与相应的免疫应答产物(抗体或效应T细胞)特异性结合的专一性能。

10. 亲缘关系很近的生物之间的共同抗原称为________抗原；不同种属生物之间的共同抗原称为________抗原。

11. 由共同抗原决定基刺激机体产生的抗体可以和两种________抗原结合发生反应，此反应称为________反应。

12. 细菌的外毒素具有很强的免疫原性，可刺激机体产生抗体，可中和外毒素的毒性作用，用于治疗疾病，这种抗体称为________毒素。外毒素经甲醛处理后，可失去毒性但仍保留免疫原性，可作为人工主动免疫制剂，用于预防疾病，这种物质称为________毒素。

13. 动物免疫血清(如破伤风抗毒素)对人而言，既是抗原又是抗体。作为抗原可引起________；作为抗体可起________作用。

14. 乙型溶血性链球菌M蛋白与________、心瓣膜和________组织有共同抗原，因此，在链球菌感染后，有可能发生肾小球肾炎、心肌炎或风湿病等。

15. 人类红细胞表面________物质和组织细胞表面存在的________抗原是医学上重要的同种异型物质。前者与输血反应有关，后者与移植排斥反应有关。

16. ________血型不同的人相互之间输血可引起严重的输血反应。________血型与新生儿溶血症发生有关。

17. 组织相容性抗原是一个复杂的抗原系统，其中能引起强烈迅速排斥反应的抗原称为________，编码这种抗原的基因群称为________。

18. 自身组织主要在以下两种情况下可以成为自身抗原并引起自身免疫病。一是________自身抗原的释放，其原因是与免疫系统隔离的屏障被破坏。二是________自身抗原的形成，是正常的自身组织因感染、电离辐射、烧伤、药物等影响所致，其原因是自身组织的分子结构发生了改变。

19. 肿瘤抗原是细胞癌变过程中出现的新抗原或过度表达的抗原物质的总称，分为________抗原和________抗原两种。

20. 在肿瘤相关抗原中，与原发性肝癌发生有关的病毒是________病毒，与辅助诊断原发性肝癌有关的抗原是________。

**（三）单项选择题**

1. 仅有免疫反应性而无免疫原性的物质是　（　）

A. 半抗原　B. 佐剂　C. 完全抗原　D. 抗体　E. 类毒素

2. 属于半抗原的物质是　（　）

A. 蛋白质　B. 外毒素　C. 抗毒素　D. 类毒素　E. 青霉素

3. 半抗原的特性是　（　）

A. 有免疫原性和免疫反应性　B. 有免疫反应性但无免疫原性　C. 有免疫原性但无免疫反应性　D. 无免疫原性也无免疫反应性　E. 都是小分子蛋白质

4. 与蛋白质载体结合后才有免疫原性的物质是　（　）

A. 佐剂　B. 补体　C. 完全抗原　D. 类毒素　E. 半抗原

5. 肌内注射青霉素对于人而言可能是　（　）

A. 是抗原　B. 是半抗原　C. 是抗体　D. 既是抗原又是抗体　E. 既不是抗原也不是抗体

6. 下列没有免疫原性的物质是　（　）

A. 异嗜性抗原　B. 抗体　C. 白喉类毒素　D. 半抗原　E. 细菌脂多糖

7. 下列物质中免疫原性最强的是　（　）

A. 脂多糖　B. 多糖　C. 类脂　D. 蛋白质　E. 多肽

8. 抗原物质是否具有免疫原性，取决的条件是　（　）

A. 抗原本身的性质　B. 异物性　C. 理化性状　D. 免疫途径和机体的应答能力　E. 以上都是

9. 异物所指的是　（　）

A. 异种物质　B. 同种异型物质　C. 化学结构改变的自身物质　D. 与免疫系统隔绝的自身物质　E. 以上都是

10. 同种异型物质是　（　）

A. 来自不同种属之间的物质　B. 来自同种不同个体之间有差异的物质　C. 来自自身组织的物质　D. 来自肿瘤细胞的物质　E. 来自人和动植物之间的共同抗原

11. 自身成分无免疫原性主要的原因是　（　）

A. 免疫系统对自身抗原不能识别　B. 体内有针对自身成分的T抑制细胞　C. 它不是外来的异物　D. 胚胎期形成了对自身成分的免疫耐受　E. 自身成分分子量小于10 kDa

12. 抗原特异性决定因素是　（　）

A. 抗原分子量的大小　B. 抗原决定基的性质、数目、位置和空间构象　C. 抗原的免疫

原性 D. 抗原的异物性 E. 抗原的免疫反应性

13. 下列对抗原的描述错误的是 ( )

A. 具有特异性 B. 具有免疫原性 C. 具有免疫反应性 D. 具有异物性 E. 具有遗传性

14. 关于抗原决定基描述错误的是 ( )

A. 是抗体特异性结合的部位 B. 是暴露在抗原物质表面的特殊化学基团 C. 是决定抗原的特异性部位 D. 所有的抗原物质只有一种抗原决定基 E. 是被免疫细胞识别的靶结构

15. 对交叉反应的描述错误的是 ( )

A. 可由亲缘关系很近的生物之间的类属抗原引起 B. 可由不同种属生物之间的异嗜性抗原引起 C. 可推测物种进化的亲缘关系 D. 可进行疾病的诊断和病因的探测 E. 可进行组织器官移植的配型

16. 下列物质中免疫原性最弱的是 ( )

A. 细菌 B. 动物血清 C. 病毒 D. 明胶 E. 红细胞

17. ABO 血型抗原是 ( )

A. 自身抗原 B. 自身变异抗原 C. 异嗜性抗原 D. 同种异型抗原 E. 组织相容性抗原

18. HLA 是 ( )

A. 决定人类血型的同种异体抗原 B. 微生物与人类间的异嗜性抗原 C. 人类的主要组织相容性抗原 D. 某些人具有的自身抗原 E. 不同微生物之间的共同抗原

19. 在同种的不同个体组织中存在的不同抗原被认为是 ( )

A. 同种异型抗原 B. 异种抗原 C. 异嗜性抗原 D. 主要组织相容性抗原 E. 共同抗原

20. 引起同胞兄弟之间移植排斥反应的抗原是 ( )

A. 异种抗原 B. 同种异型抗原 C. 自身抗原 D. 异嗜性抗原 E. 肿瘤抗原

21. 动物来源的破伤风抗毒素对人体而言是 ( )

A. 具有亲组织性 B. 是抗体 C. 具有毒性 D. 是抗原 E. 既是抗原又是抗体

22. 存在于不同种属之间的共同抗原是 ( )

A. 异种抗原 B. 交叉抗原 C. 超抗原 D. 异嗜性抗原 E. 自身抗原

23. AFP 是 ( )

A. 异种抗原 B. 同种异型抗原 C. 自身抗原 D. 异嗜性抗原 E. 肿瘤相关抗原

24. 属于隐蔽性自身抗原的是 ( )

A. ABO 血型 B. Rh 血型 C. HLA D. 眼球晶体蛋白 E. AFP

25. 与 ABO 血型有关的异嗜性抗原是 ( )

A. 大肠埃希菌 $O_{86}$ B. 肺炎链球菌 14 型 C. MG 株链球菌 D. 绵羊红细胞 E. 大肠埃希菌 $O_{14}$

26. 含人血型 A 物质的异嗜性抗原是 ( )

A. 大肠埃希菌 $O_{86}$ B. 肺炎链球菌 14 型 C. MG 株链球菌 D. 绵羊红细胞 E. 大肠埃希菌 $O_{14}$

27. 能辅助诊断立克次体病的异嗜性抗原是 ( )

A. 大肠埃希菌 $O_{86}$ B. 肺炎链球菌 14 型 C. MG 株链球菌 D. 绵羊红细胞 E. 变形杆菌 $OX_{19}$、$OX_2$、$OX_K$

28. 能辅助诊断支原体肺炎的异嗜性抗原是 ( )

A. 大肠埃希菌 $O_{86}$ B. 肺炎链球菌 14 型 C. MG 株链球菌 D. 绵羊红细胞 E. 变形杆菌 $OX_{19}$、$OX_2$、$OX_K$

29. 能辅助诊断传染性单核细胞增多症的异嗜性抗原是 ( )

A. 大肠埃希菌 $O_{86}$ B. 肺炎链球菌 14 型 C. MG 株链球菌 D. 绵羊红细胞 E. 变形杆菌 $OX_{19}$、$OX_2$、$OX_K$

30. 与肾小球肾炎、心肌炎或风湿病有关的异嗜性抗原是 ( )

A. 乙型溶血性链球菌 M 蛋白 B. 肺炎链球菌 14 型 C. MG 株链球菌 D. 绵羊红细胞 E. $OX_{19}$、$OX_2$、$OX_K$

31. 与溃疡性结肠炎有关的异嗜性抗原是 ( )

A. 大肠埃希菌 $O_{86}$ B. 肺炎链球菌 14 型 C. MG 株链球菌 D. 绵羊红细胞 E. 大肠埃希菌 $O_{14}$

32. 与输血反应有关的抗原是 ( )

A. ABO 血型抗原 B. Rh 血型抗原 C. HLA 抗原 D. 大肠埃希菌 $O_{86}$ E. 肺炎链球菌 14 型

33. 与新生儿溶血症有关的抗原是 ( )

A. ABO 血型抗原 B. Rh 血型抗原 C. HLA 抗原 D. 大肠埃希菌 $O_{86}$ E. 肺炎链球菌 14 型

34. 与移植排斥反应有关的抗原是 ( )

A. ABO 血型抗原 B. Rh 血型抗原 C. HLA 抗原 D. 大肠埃希菌 $O_{86}$ E. AFP

35. 与法医上用于亲子鉴定有关的抗原是 ( )

A. ABO 血型抗原 B. Rh 血型抗原 C. HLA 抗原 D. 大肠埃希菌 $O_{86}$ E. EB 病毒

36. 与确定死者身份和协助鉴别罪犯有关的抗原是 ( )

A. ABO 血型抗原 B. Rh 血型抗原 C. HLA 抗原 D. 大肠埃希菌 $O_{86}$ E. 乙肝病毒

37. 引起交感性眼炎的自身抗原是 ( )

A. 葡萄膜色素蛋白 B. 眼球晶体蛋白 C. 甲状腺球蛋白 D. 肾上腺细胞 E. 精子

38. 引起过敏性眼炎的自身抗原是 ( )

A. 葡萄膜色素蛋白 B. 眼球晶体蛋白 C. 甲状腺球蛋白 D. 肾上腺细胞 E. 精子

39. 引起甲状腺炎的自身抗原是 ( )

A. 葡萄膜色素蛋白 B. 眼球晶体蛋白 C. 甲状腺球蛋白 D. 肾上腺细胞 E. 精子

40. 引起肾上腺炎的自身抗原是 ( )

A. 葡萄膜色素蛋白 B. 眼球晶体蛋白 C. 甲状腺球蛋白 D. 肾上腺细胞 E. 精子

41. 引起急性脱髓性脑炎的自身抗原是 ( )

A. 中枢神经髓质 B. 肾上腺细胞 C. 精子 D. 周围神经髓质 E. 睾丸组织

42. 引起周围神经炎的自身抗原是 ( )

A. 中枢神经髓质 B. 肾上腺细胞 C. 精子 D. 周围神经髓质 E. 睾丸组织

43. 引起男性不育症的自身抗原是 ( )

A. 中枢神经髓质 B. 肾上腺细胞 C. 精子 D. 周围神经髓质 E. 睾丸组织

44. 引起睾丸炎的自身抗原是 ( )

A. 中枢神经髓质 B. 肾上腺细胞 C. 精子 D. 周围神经髓质 E. 睾丸组织

45. 与辅助诊断原发性肝癌有关的肿瘤相关抗原是 ( )

A. AFP B. EB 病毒 C. 人乳头状瘤病毒 D. 乙(丙)肝病毒 E. 人嗜 T 细胞病毒

46. 与 B 细胞淋巴瘤和鼻咽癌有关的肿瘤相关抗原是 ( )

A. AFP B. EB 病毒 C. 人乳头状瘤病毒 D. 乙(丙)肝病毒 E. 人嗜 T 细胞病毒

47. 与宫颈癌有关的肿瘤相关抗原是 ( )

A. AFP B. EB 病毒 C. 人乳头状瘤病毒 D. 乙(丙)肝病毒 E. 人嗜 T 细胞病毒

48. 与原发性肝癌发生有关的肿瘤相关抗原是 ( )

A. AFP B. EB 病毒 C. 人乳头状瘤病毒 D. 乙(丙)肝病毒 E. 人嗜 T 细胞病毒

49. 与 T 细胞白血病发生有关的肿瘤相关抗原是 ( )

A. AFP B. EB 病毒 C. 人乳头状瘤病毒 D. 乙(丙)肝病毒 E. 人嗜 T 细胞病毒

50. 与免疫应答的调节有关是 ( )

A. 异种抗原 B. 异嗜性抗原 C. 自身抗原 D. 肿瘤抗原 E. 独特型抗原

**(四) 多项选择题**

1. 抗原的特性有 ( )

A. 异物性 B. 免疫原性 C. 免疫反应性 D. 特异性 E. 毒性

2. 决定抗原免疫原性的因素主要有 ( )

A. 异物性 B. 理化性状 C. 免疫途径 D. 机体的应答能力 E. 交叉反应性

3. 抗原决定基对抗原特异性的影响因素有 ( )

A. 性质 B. 数目 C. 位置 D. 空间构象 E. 与机体组织结构的相似性

4. 异嗜性抗原的特性有 ( )

A. 是不同种属生物之间的共同抗原 B. 是一种类属抗原 C. 与 ABO 血型有关 D. 与临床某些疾病的辅助诊断有关 E. 与某些疾病发生有关

5. 属于同种异型抗原的有 ( )

A. 病原生物 B. ABO 血型 C. 异种动物血清 D. Rh 血型 E. HLA

6. HLA 抗原的意义有 ( )

A. 决定同种异体组织器官移植存活率 B. 与 ABO 血型有关 C. 用于亲子鉴定 D. 确定死者身份 E. 协助鉴别罪犯

7. 自身组织成为自身抗原的原因有 ( )

A. 隐蔽性自身成分的释放 B. 某些因素使自身组织的分子结构发生改变 C. 机体对“禁忌细胞株”失去抑制 D. 遗传 E. 性别

8. 进入血流可成为自身抗原的成分有 ( )

A. 眼晶体蛋白 B. 甲状腺球蛋白 C. 葡萄膜色素蛋白 D. 脑组织 E. 精子

9. 形成修饰性自身抗原的因素有 ( )

A. 感染 B. 手术 C. 电离辐射 D. 烧伤 E. 药物

10. 属于肿瘤相关抗原的有 ( )

A. 黑色素瘤 B. AFP C. EB 病毒 D. 人乳头状瘤病毒 E. 乙肝病毒

11. 属于半抗原的物质有 ( )

A. 蛋白质 B. 氨基酸 C. 某些多糖 D. 类脂 E. 药物

12. 与临床诊断有关的异嗜性抗原有 ( )

A. 大肠埃希菌 $O_{86}$ B. 大肠埃希菌 $O_{14}$ C. 变形杆菌 $OX_{19}$、$OX_2$、$OX_K$ D. MG 株链球菌 E. 绵羊红细胞

13. 超抗原的特性有 ( )

A. 在极低浓度下可产生极强的免疫应答 B. 与毒性休克综合征有关 C. 与类风湿关节炎有关 D. 能抑制免疫应答 E. 有抗肿瘤效应

14. 佐剂的特性有 ( )

A. 能增强特异性免疫应答 B. 是特异性免疫增强剂 C. 卡介苗是生物性佐剂 D. 可用于抗肿瘤的辅助治疗 E. 可用于抗感染的辅助治疗

15. 免疫学实验中常用的丝裂原有 ( )

A. 刀豆蛋白 A B. 植物血凝素 C. 细菌脂多糖 D. 葡萄球菌蛋白 A E. 卡介苗

**(五) 问答题**

1. A 物质刺激机体免疫系统产生 A 抗体，A 抗体能与 A 物质特异性结合。问：A 物质是抗原吗？B 物质刺激机体免疫系统产生了效应 T 细胞，这种效应 T 细胞能与 B 物质特异性结合。问：B 物质是抗原吗？A 物质和 B 物质是完全抗原还是半抗原？C 物质（如细菌脂多糖）不能刺激免疫系统产生 C 抗体和效应 T 细胞，但能与 C 抗体或效应 T 细胞特异性结合。问：C 物质是抗原吗？是半抗原还是完全抗原？

2. 下列 12 种物质哪些是抗原？哪些不是抗原？为什么？

① 微生物；②水；③生理盐水；④葡萄糖；⑤米饭；⑥猪肉；⑦鸡蛋；⑧自身的血液；⑨不同血型的红细胞；⑩眼晶体蛋白入血；⑪精子入血；⑫AFP。

3. 医学上重要抗原的种类有哪些？有何医学意义？

4. 甲因车祸而死亡，乙患肾病生命垂危，医生将甲之肾移植至乙，如果不采取特殊措施，甲肾能存活吗，为什么？

5. 来源于动物的抗毒素对人体的双重作用是什么？

6. 为什么机体组织成分对自身无免疫原性，自身抗原又是如何形成的？

## 三、试题答案

**(一) 名词解释(见提要内容)**

**(二) 填空题**

1. 免疫原、免疫反应 2. 免疫原、免疫反应 3. 免疫反应、免疫原 4. 蛋白质载体、抗原决定基 5. 完全、半 6. 复合、简单 7. 胸腺依赖性、非胸腺依赖性 8. 宿主自身成分、机体免疫系统 9. 免疫原性、免疫反应性 10. 类属、异嗜性 11. 共同、交叉 12. 抗、类 13. 超敏反应、防治疾病 14. 人肾小球基底膜、心肌 15. 血型、主要组织相容性 16. ABO、Rh 17. 主要组织相容性抗原(HLA)、主要组织相容性复合体(MHC) 18. 隐蔽性、修饰性 19. 肿瘤特异性、肿瘤相关 20. 乙(丙)肝、甲胎蛋白(AFP)

**(三) 单项选择题**

1. A 2. E 3. B 4. E 5. B 6. D 7. D 8. E 9. E 10. B 11. D 12. B 13. E 14. D 15. E 16. D 17. D 18. C 19. A 20. B 21. E 22. D 23. E 24. D 25. A 26. B 27. E 28. C 29. D 30. A 31. E 32. A 33. B 34. C 35. C 36. C 37. A 38. B 39. C 40. D 41. A 42. D 43. C 44. E 45. A 46. B 47. C 48. D 49. E 50. E

**(四) 多项选择题**

1. ABCD 2. ABCD 3. ABCD 4. ACDE 5. BDE 6. ACDE 7. ABC 8. ABCDE 9. ACDE

10. BCDE 11. CDE 12. CDE 13. ABCDE 14. ACDE 15. ABCD

**(五) 问答题(要点)**

1. 根据抗原的概念和特征,可以判断:A 物质是抗原;B 物质也是抗原;A 物质和 B 物质都是完全抗原;C 物质不是完全抗原而是半抗原。

2. 判断某种物质是不是抗原,至少要从 4 个方面来考虑。第一,这种物质是不是异物;第二,这种物质的理化性状如何;第三,这种物质从何途径进入机体;第四,机体对这种物质的应答能力如何。12 种物质分析如下。①微生物是异物,为大分子物质,结构复杂,有易接近性,是颗粒状态,如果从非经口途径进入机体,就是抗原;如果经口进入,在消化道内被酶降解为小分子物质后,就不是抗原。②水不是异物,因机体内也有水存在,分子量才 18 Da,分子量很小,所以不是抗原。③生理盐水和④葡萄糖是异物,但分子量不大,结构也不复杂,所以不是抗原。⑤米饭、⑥猪肉、⑦鸡蛋都是异物,分子量也大,结构也复杂,但是,如果经口进入,在消化道内被酶降解为小分子物质后,就不是抗原。⑧自身的血液是自身成分,不是异物,所以不是抗原。⑨不同血型的红细胞是异物,经输血途径进入机体,就是抗原。⑩眼晶体蛋白和⑪精子,虽然是自身成分,表面看不是异物,其实它们是隐蔽的自身成分,在胚胎期未与机体免疫系统接触过,一旦入血,就是异物,即自身抗原物质,所以是抗原。⑫AFP 是甲种胎儿球蛋白,简称甲胎蛋白,是胎儿血清中的正常成分,出生后直至成年其在血清中含量极微,当发生原发性肝癌时,可重新合成,使血清中 AFP 的含量显著增高,临床上可通过检测患者血清中 AFP 的含量辅助诊断原发性肝癌,所以 AFP 是肿瘤相关抗原。

3. 见教材第 63 页,表 8-4。

4. 不能。因为两人可因 HLA 不同而发生移植排斥反应。

5. 能中和外毒素防治疾病;具有免疫原性,能引起超敏反应。

6. 机体组织成分对自身无免疫原性是因为胚胎期产生了对自身组织的免疫耐受性。各种原因使自身组织成分的改变和隐蔽抗原的释放导致自身抗原形成。

(蒙 仁)

# 第九章

# 免疫球蛋白

## 一、内容提要

### (一) 免疫球蛋白的概念

抗体(Ab)是B细胞接受抗原刺激后活化、增殖分化为浆细胞后所合成与分泌的一类能与相应抗原特异性结合并具有免疫功能的球蛋白。

将具有抗体活性或化学结构与抗体相似的球蛋白统一命名为免疫球蛋白(Ig)。Ig可分为分泌型和膜型。

### (二) 免疫球蛋白的结构

1. 免疫球蛋白的基本结构　Ig的基本结构是由两条相同的重链和两条相同的轻链借助二硫键连接而成的四肽链结构。①重链(H链)和轻链(L链):H链由450～550个氨基酸残基组成。根据重链恒定区免疫原性不同,可将Ig分为IgM、IgG、IgA、IgD、IgE等5类,其相应重链为μ、γ、α、δ和ε链。L链由大约214个氨基酸残基组成。根据轻链恒定区免疫原性不同,分为κ型和λ型。②可变区(V区)和恒定区(C区):在Ig分子N端,占轻链约1/2和重链1/4或1/5,氨基酸的组成和排列顺序随抗体特异性不同而变化较大,称为V区。V区是Ig与相应抗原(决定基)结合的部位,决定了抗体与抗原结合的特异性。V区又可分为高变区(或称为互补决定区HVR/CDR)和框架区。在Ig分子C端,占轻链约1/2和重链约3/4或4/5,氨基酸的组成和排列顺序比较恒定,称为C区。

2. 免疫球蛋白的其他结构　①连接链(J链):主要功能是将单体免疫球蛋白分子连接成多聚体。②分泌片(SP):又称为分泌成分(SC),是sIgA的一个辅助成分。

3. 免疫球蛋白的功能区　①VH和VL是与抗原特异性结合的部位;②CH1和CL为遗传标记所在;③CH2(IgG)和CH3(IgM)是补体结合点所在,参与活化补体;④IgG的CH3和IgE的CH2与CH3有结合细胞的作用,介导多种生物学效应。

铰链区位于CH1与CH2之间,富含脯氨酸,易伸展弯曲,有利于V区与抗原决定基互补性结合;有利于暴露补体结合点;对蛋白酶敏感。

4. 免疫球蛋白的水解片段　①木瓜蛋白酶水解片段:IgG在木瓜蛋白酶作用下得到2个Fab片段(抗原结合片段)和1个Fc片段(可结晶片段)。②胃蛋白酶水解片段:IgG在胃蛋白酶作用下得到1个$F(ab')_2$和若干个pFc′(无活性)。

### (三) 免疫球蛋白的功能

1. 识别并特异性结合抗原　中和外毒素、抗病毒感染、抑制细菌黏附、引起超敏反应、引发免疫应答。

2. 激活补体　IgG1～IgG3、IgM与抗原结合形成复合物,激活补体经典途径。凝聚的

IgG4、IgA 和 IgE 可激活补体旁路途径。

3. 结合细胞　①调理作用：是指抗体如 IgG 的 Fc 段与中性粒细胞、巨噬细胞上的 IgG Fc 受体(FcγR)结合，从而增强吞噬细胞对细菌等颗粒性抗原的吞噬作用。②抗体依赖性细胞介导的细胞毒作用(ADCC)：是指具有杀伤活性的细胞如 NK 细胞通过其表面表达的 Fc 受体识别结合于靶抗原(如病毒感染细胞或肿瘤细胞)上的抗体 Fc 段，直接杀伤靶细胞。③介导Ⅰ型超敏反应：IgE 的 Fc 段与肥大细胞和嗜碱性粒细胞表面 Fc 受体结合，靶细胞合成和释放生物活性介质，引起Ⅰ型超敏反应。

4. 穿过胎盘和黏膜　IgG 可通过胎盘；sIgA 可穿过呼吸道、胃肠道和泌尿生殖道黏膜，参与黏膜局部免疫。

**(四) 五类免疫球蛋白的理化特性与生物学活性**

1. IgG　①血清中主要的抗体成分，易扩散，半寿期长；②出生后 3 个月开始合成，3～5 岁时接近成人水平；③大多数抗菌、抗病毒、抗毒素抗体都属于 IgG 类；④唯一能通过胎盘的抗体，发挥自然被动免疫功能；⑤具有激活补体经典途径的能力；⑥具有调理作用、ADCC 作用，可结合葡萄球菌蛋白 A(SPA)；⑦参与Ⅱ、Ⅲ型超敏反应及某些自身免疫病。

2. IgM　①五聚体，分子量最大，又称巨球蛋白；②个体发育中最先出现，胚胎晚期即能产生，脐带血 IgM 升高提示胎内感染；③抗原初次刺激机体时，是体内最先产生的 Ig，血清 IgM 升高说明有近期感染；④属高效能抗体，其调理吞噬和激活补体作用比 IgG 强；⑤天然血型抗体是 IgM；⑥单体 IgM 以膜结合型(mIgM)构成 B 细胞抗原受体(BCR)；⑦参与Ⅱ、Ⅲ型超敏反应及某些自身免疫病。

3. IgA　①分为单体的血清型和二聚体的分泌型 IgA；②sIgA 主要由黏膜相关淋巴组织产生，是机体黏膜局部抗感染免疫的重要因素；③初乳中的 sIgA 可对婴幼儿发挥自然被动免疫作用。

4. IgD　①血清中含量低，其生物学作用尚不清楚；②mIgD 是 B 细胞分化成熟的标志，成熟 B 细胞同时表达 mIgM 和 mIgD。

5. IgE　①是血清中含量最低的 Ig；②主要由呼吸道、胃肠道黏膜固有层浆细胞产生；③属亲细胞抗体，可与肥大细胞、嗜酸性粒细胞表面 FcεR 结合，介导Ⅰ型超敏反应。

**(五) 人工制备抗体的类型**

1. 多克隆抗体(pAb)　用普通抗原免疫动物所获得的抗体，由于抗原含多种抗原决定簇，同时刺激多个 B 细胞克隆产生抗体，所获得的抗体是包括多种特异性抗体的混合物，称为多克隆抗体。

2. 单克隆抗体(mAb)　由一个识别 1 种抗原决定基的 B 细胞克隆所产生的均一性抗体，称为单克隆抗体。通常采用小鼠 B 细胞与骨髓瘤细胞形成的杂交瘤细胞来制备。优点是特异性强，效价高，可大量生产。

3. 基因工程抗体(又称重组抗体)　借助 DNA 重组技术和蛋白质工程技术，根据不同的目的在基因水平上对免疫球蛋白分子进行切割、拼接或修饰，重新组装成为新型抗体分子。

## 二、试题

**(一) 名词解释**

1. 抗体　2. 免疫球蛋白　3. 可变区　4. 恒定区　5. HVR/CDR　6. 调理作用　7. ADCC　8. 单克隆抗体　9. 多克隆抗体　10. 基因工程抗体

**（二）填空题**

1. 免疫球蛋白是指具有________或________与抗体相似的球蛋白。

2. Ig 分子的基本结构是由 2 条相同的________链和 2 条相同的________借助二硫键连接而成的四肽链分子。

3. 根据 Ig 分子________免疫原性的不同，可将其分为 IgM、IgG、IgA、IgD、IgE 等 5 类，根据________免疫原性的不同，可将其分为 κ 和 λ 两型。

4. Ig 与抗原决定基特异性结合的关键部位位于________区，又称________区。

5. 用木瓜蛋白酶水解 IgG 可得到两个相同的________片段和一个________片段。

6. 用胃蛋白酶水解 IgG 可得到一个抗原结合价为 2 的________片段和无活性的________片段。

7. 血清型 IgA 以________形式存在，而分泌型 IgA 以________形式存在。

**（三）单项选择题**

1. 抗体分子中能与抗原结合的部位是 （ ）
A. VH B. VL C. CH D. CL E. VH 和 VL

2. 能与肥大细胞表面 Fc 受体结合，并介导 I 型超敏反应的 Ig 是 （ ）
A. IgA B. IgM C. IgG D. IgD E. IgE

3. 血清中含量最高和最低的 Ig 组合是 （ ）
A. IgG、IgA B. IgG、IgM C. IgM、IgD D. IgG、IgE E. IgM、IgE

4. 与抗原结合后激活补体能力最强的 Ig 是 （ ）
A. IgA B. IgM C. IgG D. IgD E. IgE

5. 提示胎儿有宫内感染的 Ig 类别是 （ ）
A. IgA B. IgM C. IgG D. IgD E. IgE

6. 在免疫应答过程中最早合成的 Ig 是 （ ）
A. IgA B. IgM C. IgG D. IgD E. IgE

7. 主要在黏膜局部抗感染的 Ig 是 （ ）
A. IgA B. IgM C. IgG D. IgD E. IgE

8. 分子量最大的 Ig 是 （ ）
A. IgA B. IgM C. IgG D. IgD E. IgE

9. ABO 血型天然抗体的 Ig 类别是 （ ）
A. IgA B. IgM C. IgG D. IgD E. IgE

10. 在个体发育过程中最先出现的 Ig 是 （ ）
A. IgA B. IgM C. IgG D. IgD E. IgE

11. 新生儿从初乳中获得的 Ig 是 （ ）
A. IgA B. IgM C. IgG D. IgD E. IgE

12. 人类 IgM 合成的最早时间是 （ ）
A. 胚胎发育早期 B. 胚胎发育晚期 C. 出生后 1 个月 D. 出生后 3 个月 E. 出生后 6 个月

13. 产生抗体的细胞是 （ ）
A. T 细胞 B. B 细胞 C. 浆细胞 D. NK 细胞 E. 肥大细胞

14. 合成 sIgA 分泌片(SP)的细胞是 （ ）

A. 巨噬细胞 B. 血管内皮细胞 C. 浆细胞 D. 黏膜上皮细胞 E. 肥大细胞

15. 决定 Ig 类别的抗原决定基存在的区域是 ( )

A. CL B. CH C. VL D. VH E. 铰链区

16. 具有 J 链的 Ig 组合是 ( )

A. sIgA、IgG B. IgM、sIgA C. IgG、IgD D. IgD、IgE E. IgE、sIgA

17. 新生儿通过自然被动免疫从母体获得的 Ig 是 ( )

A. IgA、IgG B. IgM、IgA C. IgG、IgD D. IgD、IgE E. IgE、IgA

18. 半寿期最长的 Ig 是 ( )

A. IgA B. IgM C. IgG D. IgD E. IgE

19. 在个体发育中，Ig 的产生顺序是 ( )

A. IgA→IgG→IgM B. IgG→IgA→IgM C. IgM→IgA→IgG D. IgG→IgM→IgA E. IgM→IgG→IgA

20. 具有 4 个重链恒定区的免疫球蛋白是 ( )

A. IgD、IgM B. IgA、IgM C. IgM、IgE D. IgA、IgE E. IgD、IgA

21. 与细胞表面相应受体结合的 Ig 片段是 ( )

A. Fab 段 B. Fc 段 C. $F(ab')_2$ 段 D. pFc′段 E. Fd 段

22. 人类 IgG 开始合成的时间是 ( )

A. 胚胎期 15 周 B. 胚胎期 30 周 C. 新生儿期 D. 出生后 3 个月 E. 出生后 6 个月

23. 未成熟 B 淋巴细胞的 mIg 类别是 ( )

A. mIgA B. mIgM C. mIgG D. mIgD E. mIgE

24. 新生儿易患呼吸道、胃肠道感染，其合成不足的 Ig 类别是 ( )

A. sIgA B. IgM C. IgG D. IgD E. IgE

25. 介导 ADCC 作用的主要细胞是 ( )

A. 中性粒细胞 B. 巨噬细胞 C. NK 细胞 D. 嗜酸性粒细胞 E. 肥大细胞

26. 关于 Ig 分子的基本结构，错误的叙述是 ( )

A. Ig 单体由 2 条相同的 H 链和 2 条相同的 L 链组成 B. 根据 L 链 C 区免疫原性不同，将其分为 κ、λ 等 2 型 C. H 链因 C 区免疫原性不同分为 μ、γ、α、δ 和 ε 等 5 类 D. 铰链区对蛋白酶敏感 E. 一个天然 IgG 分子单体结构可以是 γ2κλ

27. 唯一能通过胎盘的 Ig 是 ( )

A. IgA B. IgM C. IgG D. IgD E. IgE

28. 可将 IgG 分解成 $F(ab')_2$ 和 pFc′的酶是 ( )

A. 木瓜蛋白酶 B. 胰酶 C. 胃蛋白酶 D. 激肽原酶 E. 脂氧化酶

29. 下列关于抗体的叙述中错误的是 ( )

A. 均为 Ig B. 由浆细胞产生 C. 均为糖蛋白 D. 多为 γ 球蛋白 E. 介导细胞免疫

30. 在寄生虫感染时，含量明显升高的 Ig 是 ( )

A. IgA B. IgG C. IgE D. IgM E. IgD

**(四) 多项选择题**

1. Ig 的生物学功能有 ( )

A. 识别并结合特异性抗原 B. IgG1～IgG3、IgM 通过经典途径激活补体 C. 调理作

用和 ADCC D. IgE 介导Ⅰ型超敏反应 E. 穿过胎盘和黏膜

2. 关于 IgG 的叙述，正确的有 ( )

A. 有 3 个亚类 B. 唯一能通过胎盘的抗体 C. 具有调理作用、ADCC 作用 D. 是再次免疫应答产生的主要抗体 E. 多数抗菌、抗病毒、抗毒素抗体属于 IgG 类

3. 关于 IgM 的叙述，正确的有 ( )

A. 为五聚体，主要存在于血液中 B. 个体发育过程中最早出现的抗体 C. 抗原初次刺激机体时最先产生的抗体 D. 天然血型抗体属 IgM 类 E. B 细胞抗原受体(BCR)的重要成分

4. sIgA 存在的体液主要有 ( )

A. 支气管分泌液 B. 初乳 C. 唾液 D. 泪液 E. 脑脊液

5. Ig 分子常见的存在形式有 ( )

A. 单体 B. 二聚体 C. 三聚体 D. 四聚体 E. 五聚体

6. 关于 Ig 分子的叙述，正确的有 ( )

A. 其基本结构为四肽链结构组成的单体 B. 一个天然 Ig 分子的轻链总是同型，重链总是同类 C. C 区可介导多种生物学功能 D. Ig 单体可以通过 J 链连接为多聚体 E. Ig 单体的抗原结合价是 2 价

7. 抗体结构中可与抗原决定基结合的部位有 ( )

A. CH B. CDR C. HVR D. CL E. VL+VH

8. IgG 经木瓜蛋白酶水解可得到的生物活性片段有 ( )

A. 1 个 $F(ab')_2$ 段 B. 2 个 Fab 段 C. 1 个 Fab 段 D. pFc′ E. 1 个 Fc 段

9. 关于 IgE 的叙述，正确的有 ( )

A. H 链具有 5 个功能区 B. 可与抗原特异性结合 C. 是亲细胞性抗体 D. 由黏膜固有层浆细胞合成与分泌 E. 介导Ⅰ型超敏反应

10. mAb 的特点有 ( )

A. 由抗原刺激产生 B. 高度特异性 C. 高度均一性 D. 可大量生产 E. 由多个 B 淋巴细胞克隆产生

**(五) 问答题**

1. 简述 Ig 的基本结构及其功能。
2. 试述 Ig 的生物学功能。
3. 简述各类 Ig 的特性与生物学活性。

## 三、试题答案

**(一) 名词解释(见重点内容)**

**(二) 填空题**

1. 抗体活性 化学结构 2. 重链(H 链) 轻链(L 链) 3. 重链恒定区(CH) 轻链恒定区(CH) 4. 高变区(HVR) 互补决定区(CDR) 5. Fab Fc 6. $F(ab')_2$ pFc′ 7. 单体 二聚体

**(三) 单项选择题**

1. E 2. E 3. D 4. B 5. B 6. B 7. A 8. B 9. B 10. B 11. A 12. B 13. C 14. D 15. B 16. B 17. A 18. C 19. E 20. C 21. B 22. D 23. B 24. A 25. C 26. E 27. C 28. C 29. E 30. C

**(四) 多项选择题**

1. ABCDE 2. BCDE 3. ABCDE 4. ABCD 5. ABE 6. ABCDE 7. BCE 8. BE 9. ABCDE

10. ABCD

**(五) 问答题(要点)**

1. ①Ig 的基本结构是由 2 条相同的重链和 2 条相同的轻链借助二硫键连接而成的四肽链结构。②在 Ig 分子 N 端,轻链 1/2 和重链 1/4 或 1/5 处,氨基酸的组成和排列顺序随 Ig 特异性不同而变化较大,称为可变区(V 区),可特异性结合抗原。在 V 区中某些区域的氨基酸组成和排列具有更高变化程度,称为高变区(或称为互补决定区),是抗体与抗原特异性结合的关键部位。V 区中其他部位的氨基酸组成和排列变化较小,即为框架区,它不与抗原分子结合,但对维持高变区的空间构象起重要作用。③在 Ig 分子 C 端,轻链 1/2 和重链约 3/4 或 4/5 处,氨基酸的组成和排列顺序比较恒定,称为恒定区(C 区),虽不直接与抗原决定基结合,但可介导多种生物学功能。

2. ①识别并特异性结合抗原,中和外毒素、抗病毒感染、抑制细菌黏附、引起超敏反应、引发免疫应答;②激活补体;③结合细胞,调理作用、抗体依赖性细胞介导的细胞毒作用(ADCC)、介导Ⅰ型超敏反应;④穿过胎盘和黏膜。

3. 各类 Ig 的特性与生物学活性见重点内容。

(周小鸥)

# 第十章

# 补 体 系 统

## 一、内容提要

### （一）补体系统的概念和组成

补体是存在于人及脊椎动物血清和组织液中一组经活化后具有酶活性的蛋白质。补体由30余种可溶性蛋白和膜结合蛋白共同构成补体系统。按生物学功能可将补体分成3类：①补体固有成分，包括C1～C9、B因子、D因子、MBL、丝氨酸蛋白酶等；②补体调节蛋白，包括P因子、C1抑制物、I因子等；③补体受体分子，包括CR1～CR5等。具有酶活性的成分，在其符号上划一横线表示，如 $C\overline{1}$、$C\overline{3bBb}$等；灭活的补体成分在符号前加英文小写字母i表示，如iC3b等。补体在血清中的含量相对稳定，C3含量最高，D因子含量最低。C1q分子量最大，D因子分子量最小。补体性质极不稳定，许多理化因素均能使补体灭活。临床上检查补体应采用新鲜血清。测定血清总补体的活性($CH_{50}$)及单一补体成分含量，可辅助诊断某些疾病。

### （二）补体的激活

补体的激活按起始顺序可分为3条激活途径。

1. *经典途径* 又称传统途径或第一途径，由抗原抗体复合物(IC)激活，从C1开始活化的激活途径。①识别阶段，即IC形成使抗体构象改变，Fc段补体结合位点暴露，与C1q结合依次激活C1r与C1s；②活化阶段，活化的 $C\overline{1s}$作用于C4，产生C4a、C4b，C4b与C2结合后，被活化的 $C\overline{1s}$裂解为C2a、C2b，C2b与C4b形成 $C\overline{4b2b}$，水解C3为C3a、C3b；③攻膜阶段，C3b裂解C5为C5a、C5b，C5b与C6、C7形成C5b67复合物插入靶细胞浆膜脂质双层中，再与C8结合形成C5b678复合物，再与C9分子连接成C5b～C9，即膜攻击复合物(MAC)，使靶细胞形成直径11 nm的小孔，可溶性分子、离子及水分子自由透过胞膜降低细胞渗透压，使靶细胞溶解。

2. *MBL途径* MBL(甘露聚糖结合凝集素)与细菌甘露糖残基结合，再与丝氨酸蛋白酶结合形成MBL相关的丝氨酸蛋白酶(MASP)，其生物学活性与活化的C1q相同，可依次裂解C1为C1r和C1s，其后的反应过程同经典途径。

3. *旁路途径* 又称替代途径或第二途径，不经C1、C4、C2而由C3、B因子、D因子参加。C3是启动旁路途径的关键分子。C3裂解为C3a和C3b，C3b与B因子结合，D因子将B因子裂解为Ba和Bb，Bb与C3b形成C3bBb，再裂解C3为C3a、C3b，C3b与C3bBb形成C3bnBb，裂解C5为C5a、C5b，其后的反应过程同经典途径。

### （三）补体的生物学活性

1. *溶解细胞作用* 补体系统被激活后形成膜攻击复合物，引起靶细胞溶解，发挥抗感染作用，若组织细胞损伤则引起自身免疫病。

2. 调理作用　C3b通过氨基端与细菌等靶细胞结合，羧基端与含C3b受体的吞噬细胞结合，促进其对靶细胞的吞噬，称调理作用。

3. 免疫黏附作用　C3b、C4b一端与IC结合，另一端黏附于含C3b、C4b受体的红细胞、血小板，形成较大的聚合物，然后被吞噬细胞吞噬。

4. 中和病毒作用　补体可直接溶解有包膜的病毒，或阻止病毒对易感细胞的吸附、穿入，或干扰病毒在细胞内的增殖。

5. 炎症介质作用　C3a、C4a、C5a又称过敏毒素，与肥大细胞、嗜碱性粒细胞结合，激发细胞脱颗粒，释放生物活性介质引起炎症反应，并能吸引中性粒细胞、单核吞噬细胞向炎症部位聚集，增强炎症反应。C2a为补体激肽，能增强血管通透性，加重炎症反应。

6. 清除免疫复合物　补体与Ig结合，干扰Ig的Fc段之间的相互作用，抑制IC形成或使IC中的Ag与Ab隔离，C3b与Ig共价结合，IC借助C3b与带有C3b受体的红细胞结合，通过血流运送到肝而被清除。

7. 清除凋亡细胞　C1q、C3b和iC3b等可识别和结合凋亡细胞，并通过吞噬细胞表面受体相互作用清除凋亡细胞。

8. 免疫调节作用　C3b可参与捕捉固定抗原，使抗原易被APC处理与提呈，C3b与B细胞表面受体结合，促使B细胞增殖、分化为浆细胞，与NK细胞结合，增强对靶细胞的ADCC作用。

## 二、试题

### （一）名词解释

1. 补体　2. 补体系统　3. 补体激活的经典途径　4. 补体激活的MBL途径　5. 补体激活的旁路途径　6. 膜攻击复合物(MAC)

### （二）填空题

1. 补体包括30多种________蛋白和________蛋白共同组成补体系统。

2. 补体各成分中________含量最高，________含量最低。

3. 补体各成分中________分子量最大，________分子量最小。

4. 许多理化因素易使补体________，用于临床检查补体应采用________血清。

5. 测定血清________补体的活性及补体________成分，可辅助某些疾病的诊断。

6. 补体激活经典途径是由________激活，从________开始激活的途径。

7. 补体激活的MBL途径是由________激活，从________开始激活的途径。

8. 补体激活的旁路途径是不经________而由________开始激活的途径。

9. 补体被激活后可在靶细胞表面附着，形成________复合物，导致靶细胞________。

10. C3b通过________端与靶细胞结合，通过________端与含有C3b受体的吞噬细胞结合，促进吞噬细胞的吞噬作用。

11. 具有酶活性的补体成分或复合物在其符号上划一________线表示，灭活的补体成分在符号前可用英文小写字母________表示。

12. 补体C3b、C4b的一端与________结合，另一端与黏附在C3b、C4b受体的________上，形成较大聚合物，利于吞噬细胞吞噬。

13. 补体中和病毒的机制包括阻止病毒对易感细胞的________，或干扰病毒在细胞内的________。

14. C3a、C4a、C5a又称________毒素，可引起肥大细胞、嗜碱性粒细胞释放________介质引起炎症反应。

15. 补体激活的攻膜阶段包括________和________两个阶段。

16. MAC 的中文含义是________，能插入靶细胞膜形成________，导致靶细胞溶解。

17. MASP 的中文含义是________，其生物学活性与活化的________相同，可依次裂解 C1r 和 C1s。

18. MAC 可使靶细胞形成小孔，导致胞内渗透压________，细胞________。

**（三）单项选择题**

1. 关于补体的叙述错误的是　（　　）

A. 以无活性的酶原形式存在　B. 化学成分为糖蛋白　C. C1q 的含量最高　D. C3 含量最高　E. 易被理化因素灭活

2. 从 C1 开始的激活途径是　（　　）

A. 经典途径　B. 旁路途径　C. 替代途径　D. 第二途径　E. MBL 途径

3. 从 C3 开始激活的途径是　（　　）

A. 经典途径　B. 旁路途径　C. 传统途径　D. MBL 途径　E. 第一途径

4. 参与攻膜阶段的补体成分是　（　　）

A. C1～C9　B. C1～C3　C. C1～C4　D. C1～C5　E. C5～C9

5. 下述选项不属于补体的生物学活性的是　（　　）

A. 溶解细菌　B. 中和病毒　C. 中和外毒素　D. 免疫黏附　E. 调理吞噬

6. 下述又称过敏毒素的补体成分是　（　　）

A. C3a、C4a、C5a　B. C5b67　C. C1q、C4　D. C3b、C4b　E. C8、C9

7. 下述又称趋化因子的补体成分是　（　　）

A. C5b67、C3a、C5a　B. C1q、C4　C. C3b、C4b　D. C7、C8　E. C6、C9

8. 下述称补体激肽的补体成分是　（　　）

A. C3a　B. C4a　C. C5a　D. C2a　E. C1r

9. 首先与 IC 结合的补体成分是　（　　）

A. C1r　B. C1s　C. C1q　D. C2　E. C4

10. 关于 C3 的叙述错误的是　（　　）

A. 血清中含量最高　B. 是参与三条激活途径的成分　C. 可裂解为 C3a、C3b　D. C3a 具有调理作用　E. C3b 具有免疫黏附作用

11. 关于补体激活经典途径叙述错误的是　（　　）

A. 激活物为 IC　B. 激活起点是 C1　C. 活化的 C1 依次激活 C2、C3～C9　D. 可产生许多生物活性片段　E. 最终导致靶细胞溶解

12. 同时具有过敏毒素和趋化作用的补体成分是　（　　）

A. C3b、C4b　B. C5b、C2b　C. C1q、C1r、C1s　D. C3a、C5a、C5b67　E. C2A、C5b

13. 同时具有调理作用和免疫黏附作用的补体成分是　（　　）

A. C3a、C5a　B. C4a、C5b67　C. C1q、C1r、C1s　D. C4a、C5a　E. C3b、C4b

14. 组成补体膜攻击复合物的成分是　（　　）

A. C1q、C1r、C1s　B. C3a、C4a、C5a　C. C2b、C3b　D. C2b、C3b、C4b　E. C5b6789

15. 与 C1q 结合后启动经典激活途径的物质是　（　　）

A. 细菌脂多糖　B. IC　C. 凝集的 IgA　D. 葡聚糖　E. 酵母多糖

16. 补体激活经典途径的顺序是 ( )

A. C1、C2～C9 B. C1、C4、C2、C3～C9 C. C1、C2、C4、C3～C9 D. C3、C5～C9 E. C1、C5、C4、C2、C3～C9

17. 补体激活的旁路途径的顺序是 ( )

A. C1、C4、C2、C3～C9 B. C1、C2、C3～C9 C. C1、C2、C4、C5～C9 D. C3、C5～C9 E. C1、C2～C9

**(四) 多项选择题**

1. 补体的特点有 ( )

A. 只能与IC结合,不能单独与Ag或Ab结合 B. 血清中的含量不因免疫接种而增加 C. 补体本身无特异性 D. 化学成分为糖蛋白,易被理化因素灭活 E. 正常情况下,多以活性形式存在

2. 能激活补体经典途径的Ig有 ( )

A. IgG B. IgA C. IgD D. IgM E. IgE

3. 不参与补体经典激活途径的成分有 ( )

A. C1 B. C4 C. C3 D. B因子 E. D因子

4. 属于补体调节蛋白的成分有 ( )

A. P因子 B. MBL C. C1抑制物 D. D因子 E. I因子

5. 不参与补体旁路途径的成分有 ( )

A. C3 B. C4 C. C1 D. C5 E. C2

6. 不参与补体MBL途径的成分有 ( )

A. C1q B. C1r C. C1s D. B因子 E. D因子

7. C3b的生物学活性有 ( )

A. 过敏毒素作用 B. 调理作用 C. 趋化作用 D. 免疫黏附作用 E. 溶细胞作用

8. C3a的生物学活性有 ( )

A. 过敏毒素作用 B. 调理作用 C. 趋化作用 D. 免疫黏附作用 E. 溶细胞作用

9. 不具有激肽样生物学活性的补体成分有 ( )

A. C2a B. C3a C. C5a D. C3b E. C5b

10. 不是补体膜攻击复合物的组成的有 ( )

A. C1～C4 B. C1～C3 C. C1～C2 D. C5b、C6～C9 E. C1q、C1r、C1s

**(五) 问答题**

1. 简述补体系统的组成及理化特性。
2. 简要比较三种激活途径的异同点。
3. 补体激活后为什么导致靶细胞溶解?
4. 补体具有哪些生物学活性?
5. 补体激活过程中可产生哪些生物活性片段,各有什么生物学活性?
6. 补体激活后有哪些抗感染作用?

## 三、试题答案

**(一) 名词解释(略)**

**(二) 填空题**

1. 可溶性 膜结合 2. C3 D因子 3. C1q D因子 4. 灭活 新鲜 5. 总 单一 6. IC C1 7. MASP

C1rC1s 8. C1C4C2 C3 9. 膜攻击 溶解 10. 氨基端 羧基端 11. 横 i 12. IC 红细胞、血小板 13. 吸附穿入 增殖 14. 过敏 生物活性 15. 膜攻击物的组装 膜攻击复合物的效应 16. 膜攻击复合物 直径 11 nm 的小孔 17. MBL 相关的丝氨酸蛋白酶 C1q 18. 降低 溶解

**(三) 单项选择题**

1. C 2. A 3. B 4. E 5. C 6. A 7. A 8. D 9. C 10. D 11. C 12. D 13. E 14. E 15. B 16. B 17. D

**(四) 多项选择题**

1. ABCD 2. AD 3. DE 4. ACE 5. BCE 6. ADE 7. BD 8. AC 9. BCDE 10. ABCE

**(五) 问答题(要点)**

1. ①补体系统由 30 余种可溶性蛋白和膜结合蛋白组成,分为补体固有成分、补体调节蛋白、补体受体分子 3 类。②补体的化学成分为糖蛋白,多以非活性形式存在,血清中含量相对稳定,许多理化因素均易使补体灭活,临床上检查补体时应采用新鲜血清,测定血清总补体的活性和单一成分含量可辅助某些疾病的诊断。

2. ①三种补体激活均需 C3～C9 成分参与,最终形成膜攻击复合物导致细胞溶解。②经典途径的激活物为 IC,从 C1 开始激活,激活顺序为 C1、C4、C2、C3、C5～C9; MBL 途径的激活物为 MASP,从 C1rC1s 开始,激活顺序为 C1rC1s、C4、C2、C3、C5～C9;旁路途径的激活物为细菌脂多糖、酵母多糖、葡聚糖、凝聚的 IgA 等,从 C3 开始,有 B 因子、D 因子参与,激活的顺序为 C3、C5～C9。

3. 三种激活途径最终可形成膜攻击复合物,插入靶细胞脂质双层膜,形成一个直径为 11 nm 的小孔,使可溶性分子、离子及水分子自由透过细胞膜,使细胞内渗透压降低,最终导致细胞溶解。

4. 补体的生物学活性有溶解细胞、调理吞噬、免疫黏附、中和毒素、炎症介质、清除 IC、清除凋亡细胞、免疫调节等作用。

5. 重要的生物活性片段有 C2a、C3a、C4a、C5a、C3b、C4b、C5b、C5b67 等。C3a、C4a、C5a 具有过敏毒素作用,C3a、C4a、C5b67 具有趋化作用,C2a 具有激肽样作用,C3b 具有免疫调理作用,C3b、C4b 具有免疫黏附作用。

6. ①溶菌作用;②中和病毒作用,包括溶解有包膜的病毒,阻止病毒对易感细胞的吸附、穿入,干扰病毒在细胞内的增殖。

(梁观林 李红艳)

# 第十一章

# 免疫应答

## 一、内容提要

### (一) 免疫应答的概念

免疫应答是机体对抗原异物所发生的一系列排异性生理反应。包括 APC 对抗原的加工、处理和提呈,免疫活性细胞对抗原的识别、自身活化、增殖与分化及发挥免疫效应的全过程。可人为地分成感应阶段、反应阶段和效应阶段。

免疫应答可分为体液免疫和细胞免疫,以及正免疫应答与负免疫应答。其中,正免疫应答即通常所指的免疫应答,而负免疫应答是指免疫耐受。

### (二) 免疫应答的基本过程及特点

1. 基本过程 ①感应阶段,即抗原的提呈与识别阶段。内源性抗原在 APC 内降解成 8～10 个氨基酸残基的小分子抗原肽,与 MHCⅠ类分子结合形成抗原肽-MHCⅠ类分子复合物运送到 APC 的表面供 $CD8^+$ T 细胞识别。$CD8^+$ T 细胞通过 TCR 识别抗原肽,CD8 分子识别 MHCⅠ类分子产生 T 细胞活化信号,$CD8^+$ T 细胞识别抗原肽受 MHCⅠ类分子的限制。外源性抗原被 APC 吞噬或吞饮降解成 10～30 个氨基酸残基的小分子抗原肽,与 MHCⅡ类分子结合成抗原肽-MHCⅡ类分子复合物,运送到 APC 表面供 $CD4^+$ T 细胞识别。$CD4^+$ T 细胞通过 TCR 识别抗原肽,CD4 分子识别 MHCⅡ类分子,产生 T 细胞活化信号,$CD4^+$ T 细胞识别抗原时受 MHCⅡ类分子限制。B 细胞通过 BCR 与外源性抗原结合并摄入降解成 10～30 个氨基酸残基的小分子抗原肽,与 MHCⅡ类分子结合,转运至 B 细胞表面,供 $CD4^+$ T 细胞识别。②反应阶段,即 T 细胞和 B 细胞受抗原刺激后活化、增殖和分化的阶段。B 细胞分化成为浆细胞,T 细胞分化成为效应 T 细胞,其中部分停止分化,成为 B 记忆细胞和 T 记忆细胞。记忆细胞有记忆功能,寿命较长,可引起回忆反应。③效应阶段,即浆细胞合成、分泌抗体发挥体液免疫效应和效应 T 细胞发挥细胞免疫效应的阶段。

2. 免疫应答的特点 免疫应答具有排异性、特异性、放大性、记忆性和受 MHC 分子限制性等五大特点。

### (三) B 细胞介导的体液免疫

1. B 细胞对 TD-Ag 抗原的应答 ①感应阶段,TD-Ag 经 APC 加工、处理提呈,以抗原肽-MHCⅡ类分子复合物运送到 APC 表面,供 $CD4^+$ T 细胞识别。②反应阶段,$CD4^+$ T 细胞通过 CD4 分子与 MHCⅡ类分子结合产生第一活化信号,由 CD3 分子传入 T 细胞内,T 细胞表面的 CD28 分子与 APC 表面的 B7 分子等协同刺激分子结合,产生 T 细胞活化的第二信号。在双信号刺激下,$CD4^+$ T 细胞活化、增殖、分化,在 IL-12 为主的细胞因子作用下,形成效应 Th1 细胞,在 IL-4 为主的细胞因子作用下形成效应 Th2 细胞。B 细胞通过 BCR 结合抗原,产生第一活化信号，由穿膜蛋白（Igα 和 Igβ）传入 B 细胞内，B 细胞摄入抗原，降解成 10～30 个氨基酸残基的抗原肽与 MHCⅡ类分子结合成复合物，转运至 B 细胞表面供 $CD4^+$ T 细胞识别，B 细胞表面的 CD40 分子与 T 细胞表面的 CD40L 结合产生第二活化信号，在双信号刺激和效应 Th2 细胞分泌的细胞因子作用下，B 细胞增殖、分化成抗体形成细胞即浆细胞。③效应阶段，即浆细胞合成、分泌抗体，发挥免疫效应的阶段，IL-2、IL-4、IL-5 可促进 IgM 类抗体合成，IL-2、IL-6 和 IFN-γ 可促进 IgG 类抗体合成，IL-5 和 TNF-β 可促进 IgA 类抗体合成，IL-4可促进 IgE 类抗体合成。

2. B 细胞对 TI-Ag 的应答　TI-Ag 可直接激活 B 细胞，使 B 细胞增殖、分化成浆细胞合成、分泌抗体。不需 $CD4^+$ T 细胞和 APC 的参与，但 B 细胞不形成记忆细胞，无再次应答反应。

3. 抗体产生的一般规律　①初次应答：是抗原进入机体后引起的第一次免疫应答，其特点是诱导期较长（1～2 周）、抗体效价低、亲和力低、在体内维持时间短、首先出现 IgM 类抗体，然后才出现 IgG 类抗体。②再次应答：是机体再次接触相同抗原时引起的免疫应答，又称回忆反应，其特点是诱导期短（1～2 天）、抗体效价高出几倍至十几倍、亲和力高、在体内维持时间长、增多的抗体主要是 IgG 而 IgM 含量与初次应答相似。再次应答由记忆细胞引起。③医学意义：由于抗体的产生需一定的诱导期，因此预防接种应在传染病流行季节前进行；由于再次应答免疫效果优于初次应答，因此预防接种应进行 2 次或 2 次以上；由于 IgM 在初次应答中最早出现，因此检测 IgM 可作为传染病早期诊断或胎儿宫内感染的指标；由于再次应答抗体水平高于初次应答几倍至十几倍，因此若传染病恢复期血清抗体效价高出早期 4 倍以上时具有诊断价值。

4. 体液免疫的生物学效应与特点　①生物学效应有调理吞噬、中和毒素、中和病毒、激活补体、参与 ADCC 介导超敏反应等。②特点为速度快，清除细胞外游离和细胞表面的抗原，可通过免疫血清转移。

**（四）T 细胞介导的细胞免疫**

1. 效应 Th1 细胞介导的炎症反应　效应 Th1 细胞释放 IL-2、IL-3、IFN-γ、TNF-β 等细胞因子，引起抗原所在局部的以单核细胞浸润为主的慢性炎症反应或迟发型超敏反应。

2. 效应 Tc 细胞介导的细胞毒作用　①特异性识别与致敏：效应 Tc 细胞以 TCR 识别靶细胞表面的抗原肽，CD8 分子识别 MHCⅠ类分子，通过效应 Tc 细胞表面的 LFA-2 受体与靶细胞表面的 LFA-3 配体结合产生的协同作用下，效应 Tc 细胞与靶细胞紧密结合，形成致敏效应 Tc 细胞。②致死性打击阶段：致敏效应 Tc 细胞脱颗粒，释放穿孔素和丝氨酸蛋白酶，穿孔素嵌入靶细胞膜形成跨膜孔道，效应 Tc 细胞表达 FasL 与靶细胞表面的 Fas（凋亡分子）结合，启动凋亡信号，使丝氨酸蛋白酶激活。③靶细胞裂解阶段：大量的 $Ca^{2+}$、$Na^+$ 及水分子通过跨膜孔道进入靶细胞，$K^+$ 等从细胞内逸出，导致靶细胞内渗透压降低，细胞溶解、死亡，活化的丝氨酸蛋白酶进入靶细胞内激活 DNA 内切酶使 DNA 断裂，导致靶细胞凋亡。

3. 细胞免疫的生物学效应与特点　①生物学效应：抗病毒、抗肿瘤、参与移植排斥反应和介导迟发型超敏反应。②特点：反应速度慢，清除细胞内寄生的病原生物、肿瘤细胞及移植的组织细胞，可通过效应 T 细胞和细胞因子转移。

**（五）免疫耐受**

1. 免疫耐受的概念　是指机体经某种抗原（耐受原）诱导后形成的特异性无应答状态，又称负免疫应答。免疫耐受具有特异性，只对特定的抗原无应答，对其他非耐受原仍引起良好的免疫应答。

2. 研究免疫耐受的意义 ①能解释机体天然耐受的原因;②能通过控制免疫耐受防治感染和肿瘤;③能通过诱导免疫耐受防止移植排斥反应和超敏反应的发生。

## 二、试题

### (一) 名词解释

1. 免疫应答 2. 体液免疫 3. 细胞免疫 4. 感应阶段 5. 反应阶段 6. 效应阶段 7. 初次应答 8. 再次应答 9. 回忆反应 10. 记忆细胞 11. 免疫耐受

### (二) 填空题

1. 免疫应答的感应阶段即为抗原的________与________阶段。

2. $CD8^+$ T 细胞通过________识别抗原肽,CD8 分子识别________,即 T 细胞的双识别现象。

3. $CD4^+$ T 细胞通过________识别抗原肽,通过 CD4 分子识别________。

4. 内源性抗原在 APC 内降解成________个氨基酸残基的抗原肽,与 MHC ________类分子结合成复合物。

5. 外源性抗原在 APC 内降解成________个氨基酸残基的抗原肽,与 MHC ________类分子结合成复合物。

6. $CD8^+$ T 细胞识别抗原肽时受 MHC ________类分子限制,$CD4^+$ T 细胞识别抗原肽时受 MHC ________类分子限制。

7. 在免疫应答的反应阶段可形成________记忆细胞和________记忆细胞。

8. TD-Ag 诱发的体液免疫需________细胞和________细胞参与。

9. TI-Ag 诱发的体液免疫不形成________细胞,无________反应。

10. $CD4^+$ T 细胞的活化需双信号即________产生的第一活化信号和________等第二活化信号。

11. $CD4^+$ T 细胞经活化后可形成效应________细胞和效应________细胞。

12. 效应 Th1 细胞可促进________免疫,效应 Th2 细胞可促进________免疫。

13. B 细胞活化需双信号,即________产生的第一活化信号和________产生的第二活化信号。

14. 在以 IL-12 为主的细胞因子作用下,$CD4^+$ T 细胞形成效应________细胞;在 IL-4 为主的细胞因子作用下,$CD4^+$ T 细胞形成效应________细胞。

15. B 细胞对 TD-Ag 的免疫应答需 APC 和 Th 细胞参与,形成________细胞,有________应答。

16. 初次应答诱导期________,抗体效价________。

17. 初次应答抗体维持时间________,亲和力________。

18. 再次应答诱导期________,抗体效价________。

19. 再次应答抗体维持时间________,亲和力________。

20. 抗体产生的规律可应用于传染病的________和________。

21. 检测 IgM 水平可用于传染病________诊断或胎儿________感染的指标。

22. 由于抗体产生需一定诱导期,因此预防接种应在传染病________前进行,由于再次应答效果优于初次应答,因此预防接种应进行________以上。

23. IL-5 和 TNF-β 可促进________类抗体合成,IL-4 可促进________类抗体合成。

24. IL-2、IL-4、IL-5 可促进________类抗体合成，IL-2、IL-4、IL-6 和 IFN-γ 可促进________类抗体合成。

25. 效应 Th1 细胞受同一抗原刺激后释放多种________因子，引起以________细胞浸润为主的炎症反应。

26. 效应 Tc 细胞与靶细胞结合后形成致敏效应 Tc 细胞，可导致靶细胞________和________。

27. 致敏效应 Tc 细胞可释放生物活性物质________素和________酶。

28. 穿孔素可使靶细胞膜形成________，引起靶细胞溶解死亡，活化的丝氨酸蛋白酶可激活靶细胞内________酶，引起靶细胞凋亡。

29. 靶细胞表面的 Fas 抗原与致敏效应 Tc 细胞的 FasL 结合，激活丝氨酸蛋白酶，激活胞内________酶，使________断裂引起靶细胞凋亡。

30. $CD4^+$ T 细胞的 CD4 分子与 MHC ____类分子结合产生第一活化信号，由________分子传入细胞内。

31. B 细胞通过________与蛋白质抗原结合产生第一活化信号，由________传入细胞内。

32. $CD4^+$ T 细胞第二活化信号由________结合产生，B 细胞的第二活化信号由________结合产生。

**(三) 单项选择题**

1. 免疫应答三个阶段正确的顺序是 ( )

A. 感应阶段-记忆阶段-反应阶段 B. 感应阶段-反应阶段-效应阶段 C. 反应阶段-感应阶段-效应阶段 D. 效应阶段-反应阶段-感应阶段 E. 反应阶段-记忆阶段-效应阶段

2. 免疫应答反应阶段指的是 ( )

A. 抗原提呈与识别阶段 B. 浆细胞合成、分泌抗体阶段 C. 效应 T 细胞释放细胞因子阶段 D. T 细胞和 B 细胞活化、增殖、分化阶段 E. 发挥细胞免疫和体液免疫效应的阶段

3. 下述属于 APC 范畴的细胞是 ( )

A. 巨噬细胞 B. LAK 细胞 C. NK 细胞 D. 红细胞 E. T 细胞

4. 下述属于 APC 范畴的细胞是 ( )

A. B 细胞 B. T 细胞 C. 并指状细胞 D. 朗汉斯巨细胞 E. 巨噬细胞

5. 能合成分泌抗体的细胞是 ( )

A. T 细胞 B. B 细胞 C. 浆细胞 D. NK 细胞 E. 巨噬细胞

6. 能促进体液免疫的 T 细胞是 ( )

A. 效应 Th1 细胞 B. Tc 细胞 C. Tr 细胞 D. 效应 Th2 细胞 E. Th0 细胞

7. 能促进细胞免疫的 T 细胞是 ( )

A. 效应 Th2 细胞 B. Tc 细胞 C. Tr 细胞 D. Th0 细胞 E. 效应 Th1 细胞

8. 能特异性杀伤靶细胞的免疫细胞是 ( )

A. NK 细胞 B. 巨噬细胞 C. Tc 细胞 D. LAK 细胞 E. 单核细胞

9. 能发挥体液免疫的免疫分子是 ( )

A. 补体 B. 干扰素 C. 抗体 D. 细胞因子 E. 黏附分子

10. 下述不是细胞免疫范畴的选项是 ( )

A. 迟发型超敏反应 B. 移植排斥反应 C. 抗肿瘤免疫 D. 接触性皮炎 E. 中和细菌外毒素的毒性反应

11. 能将细胞免疫功能转移给其他个体的物质是 ( )

A. 抗体 B. 补体 C. 转移因子 D. 乙型溶素 E. 溶菌酶

12. 免疫活性细胞发生免疫应答的场所是 ( )

A. 法氏囊 B. 淋巴结 C. 骨髓 D. 胰 E. 胸腺

13. 不属于 APC 对内源性抗原的加工处理提呈过程是 ( )

A. 抗原被降解成 8～10 个氨基酸残基的抗原肽 B. 抗原肽与 MHCⅠ类分子结合成复合物 C. 复合物被转运到 APC 表面 D. $CD4^+$ T 细胞通过 TCR 识别抗原肽 E. CD8 分子与 MHCⅠ类分子结合

14. 不属于 APC 对外源性抗原的加工处理提呈过程是 ( )

A. 通过吞噬/吞饮摄入抗原 B. 抗原被降解成 10～30 个氨基酸残基的抗原肽 C. 抗原肽与 MHCⅡ类分子结合成复合物 D. 复合物被转运到 APC 表面 E. CD8 分子与 MHCⅡ类分子结合

15. 不属于 B 细胞对外源性抗原的加工处理与提呈的过程是 ( )

A. B 细胞通过 BCR 与抗原结合并摄入 B. 抗原被降解成 10～30 个氨基酸残基的抗原肽 C. 抗原肽与 MHCⅡ类分子结合成复合物 D. $CD8^+$ T 细胞通过 TCR 识别抗原肽 E. CD4分子与 MHCⅡ类分子结合

16. 关于初次应答的叙述正确的是 ( )

A. 抗体亲和力低 B. 抗体产生快 C. 抗体维持时间长 D. 抗体效价高 E. 最先产生的抗体是 IgG

17. 关于再次应答的叙述正确的是 ( )

A. 抗体效价低 B. 抗体亲和力低 C. 抗体维持时间长 D. 增加的抗体主要为 IgM E. 抗体产生慢

18. Th 细胞发挥细胞免疫效应的方式是 ( )

A. 特异性杀伤靶细胞 B. 非特异性杀伤靶细胞 C. 合成分泌抗体 D. ADCC 作用 E. 释放细胞因子

19. B 细胞活化的协同刺激分子是 ( )

A. CD28 B. LFA-1 C. LFA-2 D. CD40 E. B7

20. 不受 MHC 分子限制的细胞间作用是 ( )

A. Tc 细胞与肿瘤细胞 B. 巨噬细胞与 Th 细胞 C. Th 细胞与 B 细胞 D. NK 细胞与肿瘤细胞 E. Th 细胞与树突状细胞

21. 效应 Tc 细胞对靶细胞的作用特点是 ( )

A. 无抗原特异性 B. 受 MHCⅡ类分子限制 C. 释放细胞因子破坏靶细胞 D. 分泌穿孔素和丝氨酸蛋白酶破坏靶细胞 E. 通过 ADCC 杀伤靶细胞

22. 关于免疫耐受叙述正确的是 ( )

A. 机体对所有抗原都不发生免疫应答 B. 机体对某种抗原产生过强的免疫应答 C. 机体对某种抗原产生特异性无应答状态 D. 由于某种免疫抑制剂引起的无应答状态 E. 由于机体免疫系统发育不完善引起的无应答状态

23. 天然免疫耐受的正确含义是 ( )

A. 对任何抗原都不发生免疫应答 B. 对释放的隐蔽抗原不发生免疫应答 C. 对修饰性抗原不发生免疫应答 D. 对非己抗原不发生免疫应答 E. 对正常的自身组织不发生免疫

应答

24. 研究免疫耐受的意义不包括的选项是 ( )

A. 能解释天然免疫耐受的原因 B. 控制肿瘤发展 C. 能解释抗体产生的原因 D. 防止移植排斥反应 E. 防止超敏反应

**(四) 多项选择题**

1. 免疫应答的特点有 ( )

A. 排异性 B. 特异性 C. 放大性 D. 记忆性 E. MHC 限制性

2. 在免疫应答中能形成记忆细胞的免疫细胞有 ( )

A. T 细胞 B. LAK 细胞 C. NK 细胞 D. B 细胞 E. 巨噬细胞

3. 参与体液免疫应答的免疫细胞有 ( )

A. 巨噬细胞 B. T 细胞 C. NK 细胞 D. LAK 细胞 E. B 细胞

4. TD-Ag 诱导的免疫应答特点有 ( )

A. 需 $CD4^+$ T 细胞参与 B. 不需 APC 参与 C. 可引起体液免疫与细胞免疫应答 D. 可形成记忆细胞 E. 能引起再次应答

5. TI-Ag 引起的免疫应答特点有 ( )

A. 不需 $CD4^+$ T 细胞参与 B. 需 APC 参与 C. 只引起体液免疫 D. 可形成记忆细胞 E. 能引起再次应答

6. 体液免疫的生物学效应有 ( )

A. 抗细胞外病原生物感染 B. 抗肿瘤 C. 引起移植排斥反应 D. 中和外毒素 E. 中和病毒

7. 体液免疫的特点有 ( )

A. 可清除细胞外或细胞表面的抗原 B. 反应速度慢 C. 可通过转移因子等转移给另一机体 D. 可通过免疫血清注射转移给另一机体 E. 可清除细胞内寄生的病原生物

8. 参与细胞免疫的免疫细胞有 ( )

A. T 细胞 B. B 细胞 C. 巨噬细胞 D. NK 细胞 E. LAK 细胞

9. 由 Th1 分泌的能促进细胞免疫的细胞因子有 ( )

A. IFN-γ B. IL-2 C. IFN-β D. EPO E. TPO

10. 不依赖抗体的作用而能杀伤靶细胞的免疫细胞有 ( )

A. NK 细胞 B. LAK 细胞 C. 效应 Tc 细胞 D. 效应 Th1 细胞 E. 巨噬细胞

11. 由 Th2 细胞分泌的促进体液免疫的细胞因子有 ( )

A. IL-2 B. IL-4 C. IL-6 D. IFN E. TNF

12. 细胞免疫的生物学效应有 ( )

A. 抗胞内病原生物感染 B. 中和外毒素 C. 抗胞外病原生物感染 D. 抗肿瘤 E. 参与移植排斥反应

13. 细胞免疫的特点有 ( )

A. 主要清除胞外寄生的病原生物 B. 速度缓慢 C. 可通过效应 T 细胞或细胞因子转移 D. 可通过免疫血清转移 E. 主要清除胞内寄生的病原生物、靶细胞及肿瘤细胞、移植组织细胞等细胞抗原

14. 免疫耐受的正确含义有 ( )

A. 机体对所有抗原形成无应答状态 B. 机体对某种抗原形成特异性无应答状态

C. 机体对所有抗原不产生正免疫应答 D. 机体的免疫耐受具有免疫特异性，只对特定的抗原无应答 E. 机体对某种抗原不形成相应的特异性效应细胞，不能执行正免疫效应

**（五）问答题**

1. 简述免疫应答的基本过程。
2. 简述免疫应答的特点。
3. 简述 APC 对内源性抗原和外源性抗原的加工、处理和提呈过程。
4. 试述 T 细胞与 B 细胞的活化过程。
5. 试述体液免疫初次应答与再次应答的区别及医学意义。
6. 简述 TD-Ag 与 TI-Ag 诱导免疫应答的区别。
7. 试述体液免疫的生物学效应及特点。
8. 试述效应 Th1 细胞和效应 Tc 细胞的作用机制。
9. 简述细胞免疫的生物学效应与特点。
10. 研究免疫耐受有什么意义？

## 三、试题答案

**（一）名词解释（略）**

**（二）填空题**

1. 提呈 识别 2. TCR MHC-Ⅰ类分子 3. TCR MHC-Ⅱ类分子 4. 8～10 Ⅰ 5. 10～30 Ⅱ 6. Ⅰ Ⅱ 7. T B 8. APC Th 9. 记忆 再次应答 10. CD4 分子与 MHCⅡ类分子结合 CD28 和 B7 等结合 11. Th1 Th2 12. 细胞 体液 13. BCR 与蛋白质抗原结合 CD40 与 CD40L 结合 14. Th1 Th2 15. 记忆 再次 16. 长 低 17. 短 低 18. 短 高 19. 长 高 20. 诊断 预防 21. 早期 宫内 22. 流行季节 2 次或 2 次以上 23. IgA IgE 24. IgM IgG 25. 细胞 单核 26. 死亡 凋亡 27. 穿孔素 丝氨酸蛋白酶 28. 跨膜孔道 DNA 内切 29. DNA 内切 DNA 30. Ⅱ CD3 31. BCR Igα、Igβ 32. CD28 与 B7 分子等 CD40 与 CD40L

**（三）单项选择题**

1. B 2. D 3. A 4. B 5. C 6. D 7. E 8. C 9. C 10. E 11. C 12. B 13. D 14. E 15. D 16. A 17. C 18. E 19. D 20. D 21. D 22. C 23. E 24. C

**（四）多项选择题**

1. ABCDE 2. AD 3. ABE 4. ACDE 5. AC 6. ADE 7. AD 8. ABC 9. ABC 10. BCD 11. ABCDE 12. ADE 13. BCE 14. BDE

**（五）问答题（要点）**

1. ①感应阶段，即抗原的提呈与识别阶段；②反应阶段，即 T 细胞和 B 细胞接受抗原刺激后活化、增殖、分化的阶段；③效应阶段，即浆细胞合成、分泌抗体发挥体液免疫和效应 T 细胞（效应 Th1 细胞、效应 Tc 细胞）发挥细胞免疫的阶段。

2. ①特异性；②排异性；③放大性；④记忆性；⑤MHC 分子限制性。

3. ①内源性抗原在 APC 内降解成 8～10 个氨基酸抗原肽与 MHCⅠ类分子结合，运送到 APC 表面供 $CD8^+$ T 细胞识别；②外源性抗原被 APC 摄入胞内降解成 10～30 个氨基酸的抗原肽与 MHCⅡ类分子结合，运送到 APC 表面，供 $CD4^+$ T 细胞识别。

4. ①$CD4^+$ Th 细胞的活化：由 CD4 分子与 MHCⅡ类分子结合产生第一活化信号，由 CD3 分子传入细胞内，CD28 分子与 B7 分子等结合产生第二活化信号，在双信号的刺激下 $CD4^+$ Th 细胞活化。②$CD8^+$ Tc 细胞的活化：由 CD8 分子与 MHCⅠ类分子结合产生第一活化信号，由 CD28 分子与 B7 分子等结合产生第二活化信号，在双信号刺激下，$CD8^+$ Tc 细胞活化。③B 细胞的活化：由 BCR 与外源性抗原结合产生第一活化信号，由 Igα、Igβ 传入细胞内，由 CD40 分子与 CD40L 结合产生第二活化信号，在双信号刺激下，B 细胞活化。

5.（1）区别 初次应诱导期长，抗体效价及亲和力低，维持时间短，首先出现 IgM 然后出现 IgG；再次应诱导期短，抗体效价及亲和力高，维持时间长，主要增加 IgG。

（2）医学意义 抗体产生的规律可用于指导预防接种及传染病早期和胎儿宫内感染的诊断。

6. TD-Ag 诱导的免疫应答需 Th 细胞、APC 参与，能产生体液免疫与细胞免疫，能形成记忆细胞，有再次应答；TI-Ag 诱导的免疫应答不需 Th 细胞、APC 参与，只能产生体液免疫，无记忆细胞形成，无再次应答。

7.（1）生物学效应 有调理作用、中和作用、激活补体、参与 ADCC、参与Ⅰ～Ⅲ型超敏反应。

（2）特点 清除细胞外或细胞表面的抗原，反应速度快，可通过免疫血清转移。

8. ①效应 Th1 细胞通过释放细胞因子引起单核细胞浸润和组织损伤为主的炎症反应；②效应 Tc 细胞通过释放穿孔素，引起靶细胞死亡，通过释放丝氨酸蛋白酶引起靶细胞凋亡。

9.（1）生物学效应有抗病原生物胞内感染、抗肿瘤、参与移植排斥反应、参与Ⅳ型超敏反应。

（2）特点为清除胞内病原生物寄生的靶细胞及细胞抗原，反应迟缓，可通过效应 T 细胞及细胞因子转移。

10. ①可解释机体天然耐受的原因；②可控制肿瘤及慢性反复感染；③可防止移植排斥反应及超敏反应发生。

（徐泊文 肖运本）

# 第十二章 抗感染免疫

## 一、内容提要

### (一) 非特异性免疫

1. 非特异性免疫的概念与特点　非特异性免疫是人类在长期的种系发育和进化过程中逐渐建立起来的一系列天然防御机能,故又称先天免疫。其特点是生来就有,受遗传基因控制并能传给后代,无特异性,对各种病原生物都有一定的防御功能。

2. 非特异性免疫的组成

(1) 屏障结构　①皮肤黏膜:通过机械的、化学的和生物的多种作用抵抗病原生物入侵。②血脑屏障:由软脑膜、脉络丛、脑血管和星状胶质细胞等组成,能阻止病原微生物及其毒性物质从血液进入脑组织和脑脊液。婴幼儿血脑屏障发育不完善,易发生脑膜炎、脑炎。③胎盘屏障:由母体子宫基蜕膜和胎儿绒毛膜组成,可防止病原微生物及其有毒产物进入胎儿体内。妊娠 3 个月以内,胎盘屏障尚未发育完善,病原微生物易经胎盘侵入胎儿体内,导致畸形、流产和死胎。

(2) 吞噬细胞　具有吞噬功能的细胞统称吞噬细胞,分为小吞噬细胞(血液中的中性粒细胞)、大吞噬细胞(血液中的单核细胞和组织中的巨噬细胞,两者构成单核吞噬细胞系统)。吞噬细胞膜表面有 IgGFc 受体、补体 C3b 受体,胞内有溶酶体,能有效地杀灭病原微生物,故称为专职的吞噬细胞。其杀菌过程分为 3 个阶段,即吞噬细胞与病原菌接触、吞入病原菌及杀死、破坏病原菌。其吞噬作用有 3 种后果,即完全吞噬、不完全吞噬和损伤邻近组织。

(3) 体液中的杀菌物质　重要的有补体、溶菌酶、乙型溶素、防御素等。补体激活后可溶解革兰阴性菌,溶菌酶可裂解革兰阳性菌肽聚糖的聚糖链损伤其细胞壁,乙型溶素损伤革兰阳性菌的细胞膜,防御素能破坏革兰阳性菌的细胞膜。

### (二) 特异性免疫

1. 特异性免疫的概念与特点　是指机体出生后,在生活过程中与病原生物及其毒性产物接触后产生的免疫,又称后天免疫或获得性免疫。其特点有特异性、后天获得。

2. 特异性免疫的组成

(1) 体液免疫的抗感染作用　①局部抗体的免疫作用:黏膜表面的 SIgA 等与病原生物结合,阻止其侵入黏膜。②调理作用:包括抗体的调理作用和联合补体的调理作用。③抗体与补体联合参与的溶菌作用。④抗毒素通过空间障碍作用或封闭外毒素的生物活性部位发挥中和毒素作用,但对已与易感细胞受体结合的外毒素无中和作用,因此临床上应早期、足量使用抗毒素治疗。⑤中和抗体的抗病毒作用:通过改变病毒构型,阻止其吸附穿入易感细胞,激活补体溶解病毒,或与病毒形成免疫复合物,使其被吞噬。

(2) 细胞免疫的抗感染作用 ①效应 Th1 细胞介导的炎症反应:效应 Th1 细胞分泌细胞因子,引起以单核吞噬细胞浸润和组织损伤为主的炎症反应。②效应 Tc 细胞的杀伤作用:效应 Tc 细胞释放穿孔素和丝氨酸蛋白酶,引起靶细胞死亡或凋亡。

(3) 黏膜免疫 分布在消化道、呼吸道及其他部位黏膜下的黏膜伴随淋巴组织,构成了局部黏膜防御系统。其主要功能是产生 IgA 发挥局部免疫作用。另外也可通过吞噬细胞、T 细胞发挥细胞免疫作用。

## 二、试题

### (一) 名词解释

1. 非特异性免疫 2. 特异性免疫 3. 血脑屏障 4. 胎盘屏障 5. 吞噬细胞 6. 单核吞噬细胞系统 7. 完全吞噬 8. 不完全吞噬 9. 溶菌酶 10. 乙型溶素 11. 防御素 12. 黏膜免疫系统

### (二) 填空题

1. 抗体的抗感染免疫包括________免疫和________免疫。
2. 非特异性免疫的特点为________和________。
3. 血脑屏障能阻止________进入脑组织,保护________系统免受病原生物侵害。
4. 胎盘屏障由母体________膜和胎儿________膜组成。
5. 胎盘屏障可防止________进入胎儿体内,保护________正常发育。
6. 吞噬细胞分为小吞噬细胞即________和大吞噬细胞即________。
7. 单核吞噬细胞系统由________和________组成。
8. 吞噬作用的后果主要有________吞噬或________吞噬。
9. 溶菌酶通过裂解革兰阳性菌的________使细胞壁损伤,使细菌________。
10. 乙型溶素可作用革兰阳性菌的________,产生________破坏作用。
11. 防御素主要杀灭________菌,其杀菌机制是________。
12. 特异性免疫的特点为________和________。
13. 调理作用包括________调理作用和________调理作用。
14. 抗体与病原菌结合通过________途径激活补体,使细菌________。
15. 抗毒素可与________结合,通过________作用使外毒素不能发挥毒性作用。
16. 中和抗体与病毒结合可消除病毒的________能力,在杀伤________中起主要免疫作用。
17. 中和抗体的作用机制是与病毒结合,改变病毒________,阻止病毒________易感细胞。
18. 细胞免疫主要通过效应 T 细胞即________细胞或________细胞发挥抗感染作用。
19. 效应 Th1 细胞可分泌________,引起________为主的炎症反应。
20. 效应 Tc 细胞通过释放________和________引起靶细胞死亡或凋亡。

### (三) 单项选择题

1. 下述不属于非特异性免疫的构成因素是 ( )

A. 屏障作用 B. 浆细胞 C. 单核细胞 D. 溶菌酶 E. 乙型溶素

2. 发挥机械作用阻挡病原生物入侵的因素是 ( )

A. 吞噬细胞 B. 溶菌酶 C. 皮肤黏膜 D. 补体 E. 防御素

3. 具有专职吞噬功能的细胞是 ( )

A. 中性粒细胞 B. 嗜酸性粒细胞 C. 嗜碱性粒细胞 D. NK 细胞 E. LAK 细胞

4. 机体抗感染免疫的第一道防线是 ( )

A. 血脑屏障 B. 胎盘屏障 C. 皮肤黏膜屏障 D. 淋巴结 E. 脾

5. 能被吞噬细胞完全吞噬杀灭的病原生物是 ( )

A. 乙型肝炎病毒 B. 结核分枝杆菌 C. 麻风分枝杆菌 D. 乙型溶血性链球菌 E. 白假丝酵母菌

6. 不能被吞噬细胞完全杀灭的病原生物是 ( )

A. 金黄色葡萄球菌 B. 乙型溶血性链球菌 C. 脑膜炎奈瑟菌 D. 肺炎链球菌 E. 结核分枝杆菌

7. 对 $G^+$ 菌有溶解作用的物质是 ( )

A. 干扰素 B. 补体 C. 溶菌酶 D. 肿瘤坏死因素 E. 集落刺激因子

8. 对 $G^-$ 菌有溶解作用的物质是 ( )

A. 补体 B. 干扰素 C. 溶菌酶 D. 乙型溶素 E. 防御素

9. 发挥特异性体液免疫的物质是 ( )

A. 补体 B. 溶菌酶 C. 细胞因子 D. 抗体 E. 乙型溶素

10. 发挥特异性细胞免疫效应的物质是 ( )

A. 补体 B. 抗体 C. 细胞因子 D. 溶菌酶 E. 防御素

11. 有关非特异性免疫叙述错误的是 ( )

A. 可遗传 B. 生来就有 C. 无特异性 D. 由屏障结构、吞噬细胞或杀菌物质组成 E. 通过细胞因子发挥免疫效应

12. 有关特异性免疫叙述正确的是 ( )

A. 可遗传 B. 生来就有 C. 对所有病原生物都有抗感染作用 D. 通过抗体或细胞因子发挥免疫效应 E. 由屏障结构、吞噬细胞或杀菌物质组成

13. 溶菌酶的作用机制是 ( )

A. 破坏磷壁酸 B. 裂解聚糖链 C. 抑制四肽侧链与五肽交联桥的连接 D. 损伤细胞膜 E. 抑制菌体蛋白合成

14. 正常皮肤黏膜屏障作用不包括的选项是 ( )

A. 机械阻挡作用 B. 生物拮抗作用 C. 化学物质杀灭作用 D. 补体溶菌作用 E. 溶菌酶乳酸的杀菌作用

15. 吞噬细胞吞噬后果不包括的选项是 ( )

A. 杀灭病原生物 B. 不能杀灭病原生物 C. 引起病原生物扩散 D. 引起溶血反应 E. 引起邻近组织损伤

16. 在黏膜局部发挥抗感染作用的抗体是 ( )

A. IgG B. SIgA C. IgM D. IgE E. IgD

17. 能通过胎盘保护胎儿的抗体是 ( )

A. IgG B. IgM C. IgA D. IgE E. IgD

18. 能联合补体发挥调理作用的抗体是 ( )

A. SIgA B. IgA C. IgM D. IgE E. IgD

19. 能发挥调理作用的抗体是 ( )

A. IgM B. IgA C. IgE D. IgG E. IgD

20. 非特异性免疫获得的方式是 ( )

A. 经胎盘 B. 经预防接种 C. 经遗传 D. 经初乳 E. 经感染

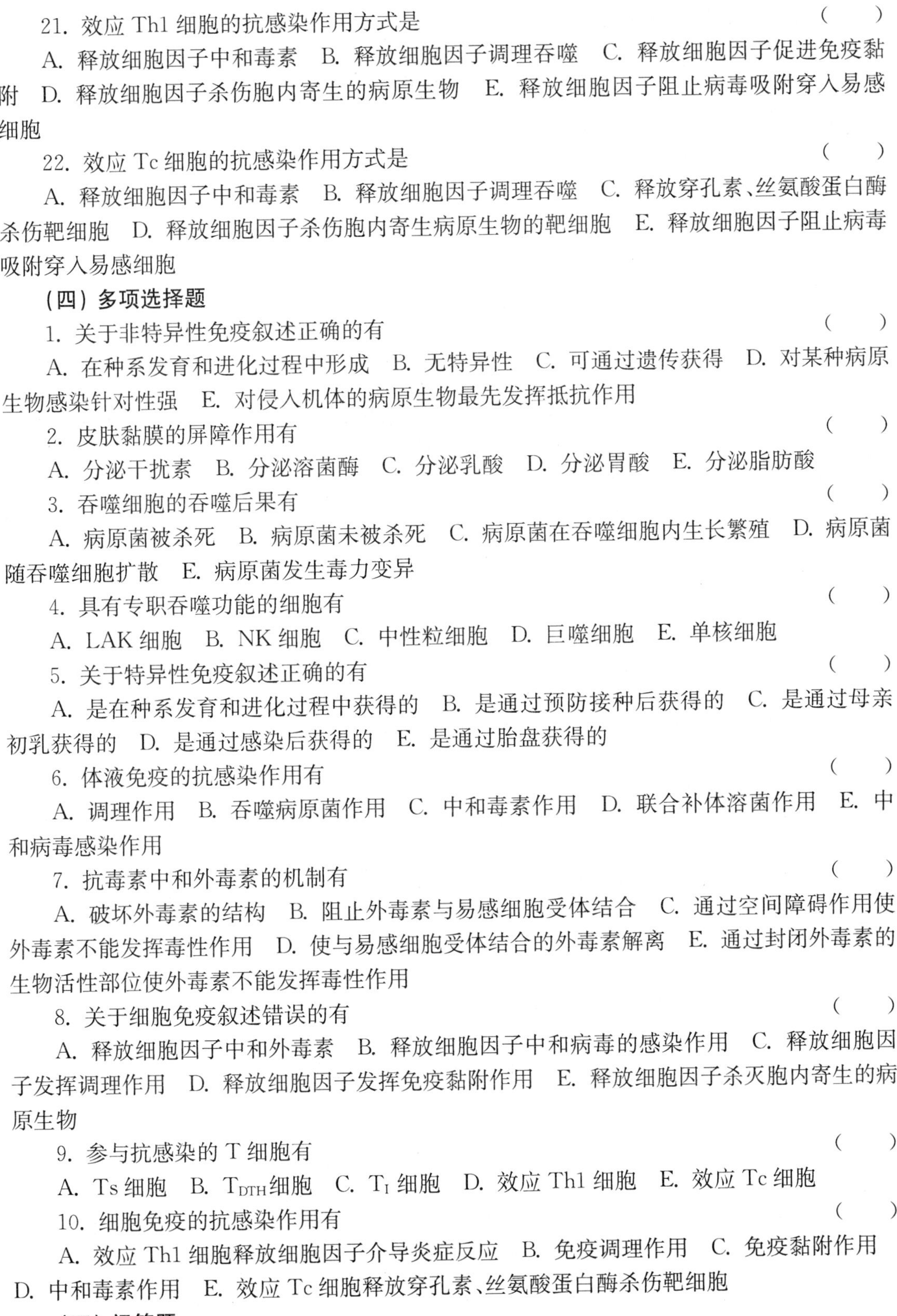

21. 效应 Th1 细胞的抗感染作用方式是 ( )

A. 释放细胞因子中和毒素 B. 释放细胞因子调理吞噬 C. 释放细胞因子促进免疫黏附 D. 释放细胞因子杀伤胞内寄生的病原生物 E. 释放细胞因子阻止病毒吸附穿入易感细胞

22. 效应 Tc 细胞的抗感染作用方式是 ( )

A. 释放细胞因子中和毒素 B. 释放细胞因子调理吞噬 C. 释放穿孔素、丝氨酸蛋白酶杀伤靶细胞 D. 释放细胞因子杀伤胞内寄生病原生物的靶细胞 E. 释放细胞因子阻止病毒吸附穿入易感细胞

**(四) 多项选择题**

1. 关于非特异性免疫叙述正确的有 ( )

A. 在种系发育和进化过程中形成 B. 无特异性 C. 可通过遗传获得 D. 对某种病原生物感染针对性强 E. 对侵入机体的病原生物最先发挥抵抗作用

2. 皮肤黏膜的屏障作用有 ( )

A. 分泌干扰素 B. 分泌溶菌酶 C. 分泌乳酸 D. 分泌胃酸 E. 分泌脂肪酸

3. 吞噬细胞的吞噬后果有 ( )

A. 病原菌被杀死 B. 病原菌未被杀死 C. 病原菌在吞噬细胞内生长繁殖 D. 病原菌随吞噬细胞扩散 E. 病原菌发生毒力变异

4. 具有专职吞噬功能的细胞有 ( )

A. LAK 细胞 B. NK 细胞 C. 中性粒细胞 D. 巨噬细胞 E. 单核细胞

5. 关于特异性免疫叙述正确的有 ( )

A. 是在种系发育和进化过程中获得的 B. 是通过预防接种后获得的 C. 是通过母亲初乳获得的 D. 是通过感染后获得的 E. 是通过胎盘获得的

6. 体液免疫的抗感染作用有 ( )

A. 调理作用 B. 吞噬病原菌作用 C. 中和毒素作用 D. 联合补体溶菌作用 E. 中和病毒感染作用

7. 抗毒素中和外毒素的机制有 ( )

A. 破坏外毒素的结构 B. 阻止外毒素与易感细胞受体结合 C. 通过空间障碍作用使外毒素不能发挥毒性作用 D. 使与易感细胞受体结合的外毒素解离 E. 通过封闭外毒素的生物活性部位使外毒素不能发挥毒性作用

8. 关于细胞免疫叙述错误的有 ( )

A. 释放细胞因子中和外毒素 B. 释放细胞因子中和病毒的感染作用 C. 释放细胞因子发挥调理作用 D. 释放细胞因子发挥免疫黏附作用 E. 释放细胞因子杀灭胞内寄生的病原生物

9. 参与抗感染的 T 细胞有 ( )

A. Ts 细胞 B. $T_{DTH}$ 细胞 C. $T_I$ 细胞 D. 效应 Th1 细胞 E. 效应 Tc 细胞

10. 细胞免疫的抗感染作用有 ( )

A. 效应 Th1 细胞释放细胞因子介导炎症反应 B. 免疫调理作用 C. 免疫黏附作用 D. 中和毒素作用 E. 效应 Tc 细胞释放穿孔素、丝氨酸蛋白酶杀伤靶细胞

**(五) 问答题**

1. 简述非特异性免疫的构成因素及其功能。

2. 简述屏障结构的组成与功能。

3. 简述吞噬细胞的种类及吞噬过程和结果。

4. 试述溶菌酶、乙型溶素、防御素的杀菌机制。

5. 简述特异性免疫的构成因素及功能。

6. 简述体液免疫的抗感染作用。

7. 简述细胞免疫的抗感染作用。

## 三、试题答案

**(一) 名词解释(略)**

**(二) 填空题**

1. 非特异性 特异性 2. 生来就有、可遗传 无特异性 3. 病原微生物及其毒性物质 中枢神经系统 4. 子宫基蜕 绒毛 5. 病原微生物及其毒性物质 胎儿在宫内 6. 中性粒细胞 单核细胞和巨噬细胞 7. 单核细胞 巨噬细胞 8. 完全 不完全 9. 聚糖链 溶解 10. 细胞膜 非酶性 11. 革兰阳性 破坏细胞膜的完整性 12. 有特异性 后天获得 13. 抗体 联合补体 14. 经典 溶解 15. 外毒素 空间障碍或封闭外毒素生物活性部位 16. 感染 细胞外游离的病毒 17. 表面构型 吸附穿入 18. 效应 Th1 效应 Tc 19. 细胞因子 单核细胞浸润和组织损伤 20. 穿孔素 丝氨酸蛋白酶

**(三) 单项选择题**

1. B 2. C 3. A 4. C 5. D 6. E 7. C 8. A 9. D 10. C 11. E 12. D 13. B 14. D 15. D 16. B 17. A 18. C 19. D 20. C 21. D 22. C

**(四) 多项选择题**

1. ABCE 2. BCDE 3. ABCD 4. CDE 5. BCDE 6. ACDE 7. CE 8. ABCD 9. BDE 10. AE

**(五) 问答题(要点)**

1. (1) 构成 包括屏障结构、吞噬细胞和体液中杀菌物质。

(2) 功能 首先抵抗入侵机体的病原生物。

2. (1) 组成 包括皮肤黏膜屏障、胎盘屏障和血脑屏障。

(2) 功能 皮肤黏膜屏障通过机械的、化学的和生物的作用抵抗病原生物;血脑屏障能阻止病原微生物及其毒性物质从血液进入脑组织和脑脊液,保护中枢神经系统免受病原微生物侵害;胎盘屏障可防止病原微生物及其有毒产物进入胎儿体内,保护胎儿在宫内正常发育。

3. (1) 种类 小吞噬细胞,即血液中的中性粒细胞;大吞噬细胞,包括血液中的单核细胞和组织中的巨噬细胞。

(2) 吞噬过程 包括与病原菌接触、吞入病原菌和杀死破坏病原菌。

(3) 吞噬结果 包括完全吞噬、不完全吞噬和造成邻近组织损伤。

4. ①溶菌酶通过裂解革兰阳性菌细胞壁中聚糖链损伤细胞壁;②乙型溶素通过作用于革兰阳性菌细胞膜产生非酶性破坏作用;③防御素的杀菌机制是破坏革兰阳性菌细胞膜的完整性,使细菌溶解。

5. (1) 构成 包括体液免疫、细胞免疫和黏膜免疫。

(2) 功能 在非特异性免疫的基础上发挥特异性抗感染作用。

6. ①通过 SIgA 发挥黏膜局部抗感染免疫;②通过 IgG 发挥免疫调理作用,通过 IgG、IgM 联合补体发挥免疫调理作用;③抗体与补体结合发挥溶菌作用;④中和毒素作用;⑤中和病毒感染的作用。

7. ①效应 Th1 细胞释放细胞因子引起炎症反应杀伤胞内寄生菌;②效应 Tc 细胞释放穿孔素和丝氨酸蛋白酶杀伤胞内寄生菌的靶细胞,寄生菌由破损的靶细胞散出后被吞噬细胞吞噬杀灭。

(梁观林 李红艳)

# 第十三章
# 超 敏 反 应

## 一、内容提要

### (一) 超敏反应的概念与分型

超敏反应是指机体对某些抗原初次应答后，再次接受相同抗原刺激时发生机体生理功能紊乱或组织损伤的特异性免疫应答。由超敏反应引起的疾病称超敏感反应病。超敏反应俗称变态反应或过敏反应，诱发超敏反应的抗原又称变应原或过敏原。根据超敏反应的发生机制和临床特点可将超敏反应分成Ⅰ、Ⅱ、Ⅲ、Ⅳ型。

### (二) Ⅰ型超敏反应

Ⅰ型超敏反应又称速发型超敏反应或过敏反应，其特点是主要由 IgE 介导，可发生于局部或全身，反应发生快，消退也快，主要引起生理功能紊乱，具有明显的个体差异和遗传倾向。

1. 发生机制　①致敏阶段，即变应原刺激机体产生 IgE 的阶段，IgE 与肥大细胞、嗜碱性粒细胞表面的 IgEFc 受体结合，使其成为致敏靶细胞。②发敏阶段，即变应原再次进入机体与致敏靶细胞表面的 IgE 结合，发生桥联反应，细胞脱颗粒，释放生物活性介质(组胺、缓激肽、白三烯、前列腺素)的阶段。③效应阶段，即生物活性介质作用于效应器官和组织引起过敏反应的阶段，表现为平滑肌收缩、毛细血管扩张、通透性增强及腺体分泌增加。

嗜酸性粒细胞可吞噬嗜碱性颗粒，释放组胺酶、脂酶、磷脂酶灭活生物活性介质，起负反馈调节作用。

2. 常见疾病　①全身性过敏反应，常发生于使用青霉素等药物及破伤风抗毒素等动物免疫血清后，严重时可危及生命，因此在使用上述药物及动物免疫血清之前必须常规皮试，避免发生过敏性休克。②呼吸道过敏反应，常因吸入花粉、尘螨、真菌和动物毛屑后发生，表现为过敏性鼻炎、过敏性哮喘等。③消化道过敏反应，食入鱼、虾、蛋、奶等食物或服用某些药物后发生，表现为恶心、呕吐、腹痛、腹泻等胃肠道反应，严重时可出现过敏性休克。④皮肤过敏反应，由药物、食物、肠道寄生虫等引起，表现为荨麻疹、特应性皮疹和血管性水肿。

### (三) Ⅱ型超敏反应

Ⅱ型超敏反应又称细胞毒型或细胞溶解型超敏反应，其特点为由 IgG 和 IgM 介导；补体、巨噬细胞和 NK 细胞参与；靶细胞是血细胞及自身组织细胞。

1. 发生机制　①补体介导的细胞溶解：变应原与抗体结合，通过经典途径激活补体，引起靶细胞溶解。②巨噬细胞的吞噬作用：IgGFc 段、补体 C3b 分别与巨噬细胞的 Fc 受体、C3b 受体结合，调理巨噬细胞对靶细胞的吞噬或破坏。③ADCC 作用：IgGFc 段与 NK 细胞表面的 Fc 受体结合，激活 NK 细胞发挥其对靶细胞的 ADCC 作用。

2. 常见疾病　①输血反应：常见于 ABO 血型不符输血。血型抗原与相应抗体结合，激活补体，引起红细胞溶解，严重时可导致死亡。②药物过敏性血细胞减少症：药物半抗原与血细胞膜蛋白、血浆蛋白结合形成完全抗原，刺激机体产生抗体，与药物半抗原形成免疫复合物，再与血细胞表面的Fc受体结合，导致血细胞破坏，引起药物性溶血性贫血、粒细胞减少症和血小板减少性紫癜。③新生儿溶血症：$Rh^-$血型的母亲，由于输血、流产或分娩，接受$Rh^+$红细胞，产生Rh抗体(IgG)，通过胎盘进入$Rh^+$胎儿体内，引起红细胞溶解。④自身免疫性溶血性贫血：服用甲基多巴或感染，使红细胞表面的抗原成分改变，形成自身抗原，刺激机体产生自身抗体，导致红细胞溶解。⑤甲状腺功能亢进：由于产生抗甲状腺激素受体的自身抗体，其与甲状腺激素受体结合，刺激甲状腺细胞合成、分泌甲状腺素，引起甲亢。

### (四) Ⅲ型超敏反应

Ⅲ型超敏反应又称免疫复合物型或血管炎型超敏反应。其特点是由IgG、IgM、IgA介导，抗体与抗原形成中等大小的免疫复合物，由免疫复合物导致血管炎和组织损伤。

1. 发生机制　①中等大小免疫复合物的形成。②中等大小免疫复合物沉积于血管内皮细胞间隙。③免疫复合物引起的组织损伤，包括激活补体引起组织细胞溶解、释放过敏毒素引起炎症反应、释放趋化因子吸引中性粒细胞到达IC沉积部位；中性粒细胞吞噬IC，释放蛋白水解酶、胶原酶、弹性纤维酶、碱性蛋白酶等引起血管壁基底膜和周围组织的炎症损伤；血小板活化，产生5-羟色胺等活性介质，引起毛细血管扩张，通透性增加，激活凝血机制形成微血栓，加重血管壁基底膜及组织损伤。

2. 常见疾病　①局部免疫复合物病：由于反复注射胰岛素等引起，表现为局部出现水肿、出血和坏死等。②全身免疫复合物病：血清病，当初次注射抗毒素血清后7～14天出现发热、皮疹、关节肿痛、淋巴结肿大、蛋白尿等反应；链球菌感染后肾小球肾炎，在乙型溶血性链球菌感染后2～3周，免疫复合物引起肾小球基底膜损伤，表现为肾小球肾炎。③类风湿关节炎：病毒、支原体等使IgG变性，刺激机体产生自身抗体(类风湿因子)，形成免疫复合物，导致小关节滑膜损伤。④系统性红斑狼疮：由于产生抗核抗体，与核抗原形成免疫复合物，引起肾小球肾炎、关节炎和多部位的脉管炎。

### (五) Ⅳ型超敏反应

Ⅳ型超敏反应又称迟发型或细胞介导型超敏反应，其特点为抗体、补体不参与反应，由效应T细胞介导，反应慢，消失也慢，引起单核细胞浸润和组织损伤为主的炎症反应，无明显的个体差异。

1. 发生机制　①效应Th1细胞释放细胞因子引起炎症反应和组织损伤；②效应Tc细胞释放穿孔素、丝氨酸蛋白酶，引起靶细胞死亡或凋亡。

2. 常见疾病　①传染性迟发型超敏反应：常在病毒、真菌和原虫感染过程中发生。②接触性皮炎：由于接触油漆、药物等引起，表现为皮肤红肿、皮疹、水泡、剥脱性皮炎等。③移植排斥反应：进行异体组织器官移植时，由于HLA抗原不同型，引起移植物坏死、脱落。

### (六) 超敏感反应病的防治原则

1. 询问病史　发现变应原并避免再次接触变应原。

2. 皮肤试验　对常引起超敏反应的青霉素等药物、破伤风抗毒素等免疫血清，在使用前常规进行皮试，以避免过敏性休克的发生。

3. 脱敏疗法　①异种免疫血清脱敏疗法：对破伤风抗毒素血清皮试阳性者，采用小剂量、短间隔连续注射的方法进行脱敏。其机制是微量变应原引起轻微反应，机体可耐受，体内组胺酶等可及时灭活组胺等生物活性介质，可消耗致敏靶细胞中预存颗粒，使机体脱敏。②特异性变应原脱敏疗法：用花粉、尘螨、真菌等制剂进行注射，诱导封闭抗体（IgG），阻止变应原与 IgE 结合，使机体脱敏。

4. 药物治疗 ①抑制生物活性介质合成和释放的药物，如阿司匹林、色氨酸钠等；②生物活性介质拮抗药物，如苯海拉明等；③改善效应器官反应性的药物，如肾上腺素等；④免疫抑制剂，如肾上腺糖皮质激素、硫唑嘌呤等。

## 二、试题

### （一）名词解释

1. 超敏反应 2. 变应原 3. 超敏感反应病 4. 速发型超敏反应 5. 细胞毒型超敏反应 6. 免疫复合物型超敏反应 7. 致敏肥大细胞/致敏嗜碱性粒细胞 8. 迟发型超敏反应 9. 异种免疫血清脱敏疗法 10. 特异性变应原脱敏疗法

### （二）填空题

1. 引起超敏反应的抗原又称________或________。

2. 由超敏反应引起的疾病称________病，临床上分为________型。

3. Ⅰ型超敏反应由________介导，又称________型超敏反应。

4. IgE 类抗体与________细胞、________细胞表面的 IgEFc 受体结合使其成为致敏靶细胞。

5. 变应原与致敏靶细胞表面的 2 个或 2 个以上的________类抗体结合，发生________反应，导致靶细胞脱颗粒，释放生物活性介质。

6. 全身过敏性休克反应包括________休克和________休克。

7. 呼吸道过敏反应表现为________和________。

8. 消化道过敏反应可发生________过敏症，严重时可出现________休克。

9. 皮肤过敏反应主要表现为________和________。

10. 介导Ⅱ型超敏反应的抗体为________和________。

11. 输血反应主要由 ABO 血型________引起，可引起________反应。

12. 药物过敏性血细胞减少症是由于药物________抗原与血细胞膜和血浆________结合获得免疫原性引起的血细胞损伤所致。

13. Ⅲ型超敏反应由________等抗体介导，抗体与变应原形成________大小复合物是引起反应的关键。

14. 血清病是由于注射了________血清所致，原因是体内产生了________抗体，形成免疫复合物。

15. 链球菌感染后肾小球肾炎的发生原因是乙型溶血性链球菌的________蛋白与肾小球基底膜有________抗原，刺激机体产生抗体，形成免疫复合物所致。

16. 类风湿关节炎的发生机制可能是病毒、支原体感染，使 IgG 类抗体________，刺激机体产生________抗体所致。

17. 系统性红斑狼疮是患者体内常出现多种________抗体，与循环中的________抗原形成免疫复合物所致。

18. 新生儿溶血症常发生在母亲为 Rh ________性，胎儿为 Rh ________性的情况下。

19. Ⅳ型超敏反应由________介导，其特点是________不参与反应。

20. Ⅳ型超敏反应的发生机制包括效应 Th1 细胞介导的________作用和效应 Tc 细胞介导的________作用。

21. 传染性迟发型超敏反应是在________感染过程中发生的，因发生速度________，故称迟发型超敏反应。

22. 接触性皮炎是药物、油漆等________抗原与皮肤细胞内________结合形成完全抗原所致。

23. 移植排斥反应是由于供者与受者________抗原不同型所致，表现为移植的组织器官发生________。

24. 发现变应原的方法有皮肤试验，包括________皮肤试验和________皮肤试验。

25. 脱敏疗法包括________脱敏疗法和________脱敏疗法。

26. 异种免疫血清脱敏疗法的措施是采用________剂量、________注射的方法进行治疗。

27. 阿司匹林可抑制________合成，色氨酸钠可稳定________细胞膜。

28. 苯海拉明等可拮抗________，乙酰水杨酸可拮抗________。

29. 肾上腺素可解除________痉挛，并使________收缩，升高血压，用于过敏性休克的抢救。

30. 免疫抑制剂已广泛用于预防________排斥反应和________免疫病的治疗。

**（三）单项选择题**

1. 参与Ⅰ型超敏反应的抗体是 （　　）

A. IgG　B. IgE　C. IgM　D. IgA　E. IgD

2. Ⅰ型超敏反应另一种称谓是 （　　）

A. 细胞毒型超敏反应　B. 细胞溶解型超敏反应　C. 速发型超敏反应　D. 免疫复合物型超敏反应　E. T细胞介导型超敏反应

3. 参与Ⅰ型超敏反应的免疫细胞是 （　　）

A. 中性粒细胞　B. 巨噬细胞　C. 单核细胞　D. 嗜碱性粒细胞　E. NK细胞

4. 不参与Ⅰ型超敏反应的物质是 （　　）

A. 组胺　B. 白三烯　C. 缓激肽　D. 前列腺素　E. 备解素

5. 以生理功能紊乱为主的超敏反应类别是 （　　）

A. Ⅰ型　B. Ⅱ型　C. Ⅲ型　D. Ⅱ型＋Ⅲ型　E. Ⅳ型

6. Ⅰ型超敏反应中参与负反馈调节的免疫细胞是 （　　）

A. 嗜中性粒细胞　B. 嗜酸性粒细胞　C. 嗜碱性粒细胞　D. 单核细胞　E. 肥大细胞

7. 下述与Ⅱ型超敏反应发生无关的选项是 （　　）

A. 补体的溶细胞作用　B. NK细胞的ADCC作用　C. 巨噬细胞的吞噬作用　D. 嗜碱性粒细胞释放生物活性介质　E. IgG、IgM类抗体与靶细胞表面的抗原特异性结合

8. 下述属于Ⅱ型超敏反应疾病的是 （　　）

A. 食物过敏症　B. 过敏性休克　C. 荨麻疹　D. 支气管哮喘　E. 血小板减少性紫癜

9. 由于ABO血型不符输血引起的输血反应的类别是 （　　）

A. Ⅰ型超敏反应　B. Ⅱ型超敏反应　C. Ⅲ型超敏反应　D. Ⅳ型超敏反应　E. 免疫复合物型超敏反应

10. 有NK细胞参与的超敏反应是 （　　）

A. Ⅰ型超敏反应　B. Ⅱ型超敏反应　C. Ⅲ型超敏反应　D. Ⅳ型超敏反应　E. 血管炎型超敏反应

11. 能使胎儿 $Rh^+$ 红细胞溶解的抗体是 （　　）

A. IgG　B. IgA　C. IgM　D. IgE　E. IgD

12. 引起Ⅲ型超敏反应组织损伤的直接原因是　(　　)

A. 免疫复合物形成　B. 免疫复合物沉积　C. 免疫复合物激活补体　D. 中性粒细胞聚集　E. 中性粒细胞释放酶类物质

13. 链球菌感染后肾小球肾炎发生的诱因是　(　　)

A. 溶素的毒性作用　B. 链激酶的毒性作用　C. M 蛋白的作用　D. 链道酶的毒性作用　E. 透明质酸酶的毒性作用

14. 下述由Ⅲ型超敏反应引起的疾病是　(　　)

A. 免疫性溶血性贫血　B. 荨麻疹　C. 接触性皮炎　D. 类风湿关节炎　E. 移植排斥反应

15. 介导初次注射血清患者的抗体是　(　　)

A. IgE　B. IgD　C. IgE+IgD　D. IgE+IgA　E. IgG+IgM+IgA

16. 类风湿因子的所属抗体的类别是　(　　)

A. IgE+IgD　B. IgE+IgG　C. IgD+IgM　D. IgA+IgE　E. IgG+IgM+IgA

17. Ⅲ型超敏反应炎症部位大量增加的细胞是　(　　)

A. 嗜中性粒细胞　B. 嗜酸性粒细胞　C. 嗜碱性粒细胞　D. 肥大细胞　E. 单核细胞

18. Ⅲ型超敏反应发生的关键是　(　　)

A. 中等大小免疫复合物的形成　B. 免疫复合物沉积　C. 免疫复合物激活补体　D. 炎性细胞聚集　E. 中性粒细胞释放酶类物质

19. 参与Ⅳ型超敏反应的免疫分子是　(　　)

A. 补体　B. 细胞因子　C. IgG　D. IgA　E. IgM

20. 下述属于Ⅳ型超敏反应特点的是　(　　)

A. 需补体参与　B. 需 NK 细胞参与　C. 需 LAK 细胞参与　D. 需肥大细胞参与　E. 需效应 T 细胞参与

21. 下述属于Ⅳ型超敏反应的疾病是　(　　)

A. 溶血性贫血　B. 链球菌感染后肾小球肾炎　C. 荨麻疹　D. 接触性皮炎　E. 输血反应

22. 应用青霉素皮试可预防的疾病是　(　　)

A. 血小板过敏性紫癜　B. 过敏性休克　C. 粒细胞减少症　D. 溶血性贫血　E. 免疫性肾小球肾炎

23. 使用异种免疫血清脱敏疗法适应证是　(　　)

A. 结核菌素试验阳性者　B. 锡克试验阳性者　C. 麻风菌素阳性者　D. 破伤风抗毒素试验阳性者　E. E 花环试验阳性者

24. 特异性变应原脱敏疗法诱导的抗体是　(　　)

A. IgG　B. IgA　C. IgM　D. IgE　E. IgD

25. 能抑制生物活性介质释放的药物是　(　　)

A. 阿司匹林　B. 苯海拉明　C. 扑尔敏　D. 硫唑嘌呤　E. 环磷酰胺

26. 下述属于生物活性介质拮抗剂的是　(　　)

A. 阿司匹林　B. 色氨酸钠　C. 扑尔敏　D. 环磷酰胺　E. 硫唑嘌呤

27. 下述改善效应器反应性的药物是　(　　)

A. 阿司匹林　B. 葡萄糖酸钙　C. 扑尔敏　D. 色氨酸钠　E. 环磷酰胺

28. 下述具有免疫抑制作用的药物是 （　　）

A. 阿司匹林　B. 扑尔敏　C. 葡萄糖酸钙　D. 异丙嗪　E. 硫唑嘌呤

**（四）多项选择题**

1. 参与Ⅰ型超敏反应的细胞有 （　　）

A. 中性粒细胞　B. 嗜碱性粒细胞　C. 嗜酸性粒细胞　D. 肥大细胞　E. NK 细胞

2. 既有抗体又有补体参与的超敏反应有 （　　）

A. Ⅰ型　B. Ⅱ型　C. Ⅲ型　D. Ⅳ型　E. Ⅰ型、Ⅳ型

3. 由青霉素引起的超敏感反应病有 （　　）

A. 过敏性休克　B. 荨麻疹　C. 移植排斥反应　D. 类风湿关节炎　E. 系统性红斑狼疮

4. 参与导致血细胞减少症的成分有 （　　）

A. 细胞因子　B. 补体　C. 巨噬细胞　D. 效应 T 细胞　E. NK 细胞

5. 乙型溶血性链球菌感染后引起的超敏感反应病有 （　　）

A. 过敏性休克　B. 肾小球肾炎　C. 风湿热　D. 类风湿关节炎　E. 系统性红斑狼疮

6. Ⅱ型超敏反应另外的名称有 （　　）

A. 速发型　B. 溶细胞型　C. 迟发型　D. T 细胞介导型　E. 细胞毒型

7. 关于Ⅲ型超敏反应叙述错误的有 （　　）

A. 由中等大小免疫复合物引起　B. 补体激活是重要因素

C. 中性粒细胞释放酶类物质引起组织损伤　D. 肥大细胞浸润引起血管炎　E. ADCC 作用引起组织损伤

8. 由免疫复合物引起的超敏感反应病有 （　　）

A. 肾小球肾炎　B. 血清病　C. 血清过敏性休克　D. 类风湿关节炎　E. 风湿热

9. 参与Ⅲ型超敏反应的成分有 （　　）

A. IgG、IgM、IgA　B. 嗜碱性粒细胞　C. 肥大细胞　D. 补体　E. 嗜中性粒细胞

10. 与Ⅳ型超敏反应无关的细胞有 （　　）

A. LAK 细胞　B. NK 细胞　C. 肥大细胞　D. T 细胞　E. 单核细胞

11. Ⅳ型超敏反应的特点有 （　　）

A. 反应发生缓慢　B. 以生理功能紊乱为主　C. 由 T 细胞介导　D. 以单核细胞浸润为主　E. 有补体参与

12. 下述属于Ⅳ型超敏反应引起的疾病有 （　　）

A. 结核　B. 类风湿关节炎　C. 系统性红斑狼疮　D. 麻风　E. 接触性皮炎

13. 能预防超敏反应发生的皮肤试验有 （　　）

A. 青霉素皮试　B. 结核菌素皮试　C. 锡克皮试　D. 破伤风抗毒素皮试　E. 麻风菌素皮试

14. 脱敏疗法用于 （　　）

A. 需注射破伤风抗毒素的患者　B. 需注射青霉素的患者　C. 需注射白喉抗毒素的患者　D. 需注射蛇毒抗血清的患者　E. 需注射维生素的患者

15. 下述属于抑制生物合成介质释放的药物有 （　　）

A. 苯海拉明　B. 扑尔敏　C. 阿司匹林　D. 氯化钙　E. 色氨酸钠

16. 下述属于生物活性介质拮抗药物的有 （　　）

A. 苯海拉明 B. 扑尔敏 C. 阿司匹林 D. 色氨酸钠 E. 环磷酰胺

17. 下述属于改善效应器官反应的药物有 ( )

A. 葡萄糖酸钙 B. 维生素C C. 色氨酸钠 D. 肾上腺素 E. 硫唑嘌呤

18. 下述属于免疫抑制剂的药物有 ( )

A. 环孢素 B. 色氨酸钠 C. 大环内酯抗生素 D. 环磷酰胺 E. 异丙嗪

**(五) 问答题**

1. 简述Ⅰ型超敏反应的发生机制及其引其的常见疾病。
2. 初次注射青霉素为什么发生过敏性休克? 怎样预防? 青霉素为什么要新鲜配制?
3. 简述嗜酸性粒细胞负反馈调节机制。
4. 简述Ⅱ型超敏反应的发生机制及其引其的常见疾病。
5. 输血反应是如何引起的? 怎样预防?
6. 简述Ⅲ型超敏反应的发生机制及其引其的常见疾病。
7. 链球菌感染后肾小球肾炎是如何引起的? 怎样预防?
8. 简述Ⅳ型超敏反应的发生机制及其引其的常见疾病。
9. 移植排斥反应是如何引起的? 怎样预防?
10. 如患者需使用破伤风抗毒素和白喉抗毒素而皮试为阳性,应采用什么措施预防过敏性休克? 原理是什么?
11. 对于难以避免接触的变应原引起的Ⅰ型超敏反应应如何预防? 原理是什么?
12. 简述防治超敏感反应病的药物种类。

## 三、试题答案

**(一) 名词解释(略)**

**(二) 填空题**

1. 变应原 过敏原 2. 超敏感反应 Ⅰ～Ⅳ 3. IgE 速发型 4. 肥大 嗜碱性粒 5. IgE 桥联 6. 药物过敏性 血清过敏性 7. 过敏性鼻炎 支气管哮喘 8. 胃肠道 过敏性 9. 荨麻疹 湿疹 10. IgG IgM 11. 不符的输血 溶血 12. 半 蛋白 13. IgG、IgM、IgA 中等 14. 抗毒素 抗马血清 15. M 异嗜性 16. 变性 抗变性IgG 17. 抗核 核 18. 阴 阳 19. 效应T细胞 抗体和补体 20. 炎症反应 细胞毒作用 21. 胞内寄生的病原生物 缓慢 22. 半抗原 角质蛋白 23. HLA 坏死、脱落 24. 药物 异种动物免疫血清 25. 异种免疫血清 特异性变应原 26. 小 短间隔和连续注射 27. 生物活性介质 致敏靶细胞 28. 组胺 白三烯 29. 支气管平滑肌 毛细血管 30. 器官移植 自身

**(三) 单项选择题**

1. B 2. C 3. D 4. E 5. A 6. B 7. D 8. E 9. B 10. B 11. A 12. E 13. C 14. D 15. E 16. E 17. A 18. A 19. B 20. E 21. D 22. B 23. D 24. A 25. A 26. C 27. B 28. E

**(四) 多项选择题**

1. BCD 2. BC 3. AB 4. BCE 5. BC 6. BE 7. DE 8. ABDE 9. ABDE 10. ABC 11. ACD 12. ADE 13. AD 14. ACD 15. CE 16. AB 17. ABD 18. ACD

**(五) 问答题(要点)**

1. (1) 发生机制 致敏阶段:产生IgE并与肥大细胞、嗜碱性粒细胞结合。发敏阶段:致敏靶细胞脱颗粒,释放生物活性介质。效应阶段:生物活性介质作用于效应器官,引起局部或全身反应。

(2) 常见疾病 全身过敏性休克、呼吸道过敏反应、消化道过敏反应、皮肤过敏反应。

2. (1) 患者使用过被青霉素污染的医疗器具或吸入空气中青霉菌孢子,使机体致敏。

(2) 使用青霉素之前常规皮试,如皮试阳性则改用其他抗生素。

(3) 青霉素在弱碱性环境中易形成半抗原青霉烯酸，因此青霉素应临用前配制，放置过久，不能使用。

3. ①可直接吞噬致敏靶细胞释放的嗜碱性颗粒；②能释放组胺酶灭活组胺、释放脂酶灭活白三烯、释放磷脂酶灭活血小板活化因子。

4. (1) 发生机制　补体介导的细胞溶解；巨噬细胞的吞噬作用；ADCC 作用。

(2) 常见疾病　输血反应、药物过敏性血细胞减少症、新生儿溶血症、自身免疫性溶血性贫血、甲状腺功能亢进。

5. 输血反应是由于 ABO 血型不符的输血引起，通过激活补体导致红细胞溶解破坏，引起溶血反应。预防方法是输血前应做好血型鉴定并严格复查，确保供者与受者的血型相符。

6. (1) 发生机制　中等大小免疫复合物形成；中等大小免疫复合物沉积；免疫复合物引起组织损伤。

(2) 常见疾病　局部免疫复合物病、全身免疫复合物病(血清病、链球菌感染后肾小球肾炎)、类风湿关节炎、系统性红斑狼疮。

7. (1) 乙型溶血性链球菌细胞壁中的 M 蛋白刺激机体产生的抗体与 M 蛋白形成中等大小的免疫复合物，沉积在肾小球基底膜引起肾小球肾炎。

(2) 对于乙型溶血性链球菌引起感染应早期治疗、根除其病灶。

8. (1) 发生机制　效应 Th1 细胞介导的炎症反应；效应 Tc 细胞介导的细胞毒作用。

(2) 常见疾病　传染性迟发型超敏反应、接触性皮炎、器官移植排斥反应。

9. (1) 由于供者与受者 HLA 抗原不同型引起；受体体内形成效应 T 细胞介导Ⅳ型超敏反应引起。

(2) 在进行器官移植前必须选择 HLA 抗原同型的供者。

10. (1) 应进行异种免疫血清脱敏疗法，采用小剂量、短间隔、连续注射的方式使患者脱敏。

(2) 微量变应原与致敏靶细胞结合，生物活性介质释放少；组胺等活性介质可被体内的组胺酶等灭活；连续注射消耗了致敏靶细胞内预存的细胞颗粒。

11. (1) 诱导机体产生 IgG 类抗体(封闭抗体)，与 IgE 竞争变应原，阻止Ⅰ型超敏反应发生。

(2) 小剂量、间隔时间较长、反复多次皮下注射相应的变应原。

12. ①抑制生物活性介质合成和释放的药物；②生物活性介质拮抗药物；③改善效应器官反应性的药物；④免疫抑制剂。

(徐泊文　肖运本)

# 第十四章

# 自身免疫性疾病与免疫缺陷病

## 一、内容提要

### （一）自身免疫性疾病

1. 自身免疫性疾病的概念　自身免疫性疾病是指由于过度而持久的自身免疫应答，导致自身组织损伤和（或）功能障碍而引起的一类疾病。

2. 自身免疫性疾病的基本特征　患者血液中可测出高效价的自身抗体和（或）针对自身抗原的效应 T 细胞；自身抗体和（或）针对自身抗原的效应 T 细胞作用于表达相应抗原的组织细胞，造成组织损伤和功能障碍；用实验动物可复制出相似的动物模型；患者以女性多见，发病率随年龄增长而升高，有遗传倾向；有重叠现象，一种自身免疫病常与其他自身免疫病同时存在；病程慢性迁延，反复发作反复缓解，有的成为终生痼疾；免疫抑制剂治疗有一定效果。

3. 自身免疫性疾病发生的相关因素　①遗传因素：自身免疫性疾病常有在家族中群集发生的特征。②自身抗原因素：隐蔽抗原的释放，脑、晶状体、精子、甲状腺球蛋白等组织在正常情况下不与免疫细胞接触，称为隐蔽抗原；自身组织细胞的改变；共同抗原的作用。③免疫调节因素：淋巴细胞改变了识别抗原能力；多克隆激活剂的激活；Th 细胞旁路；免疫调节机制紊乱。

4. 自身免疫性疾病的分类　根据其诱发原因可分为原发性自身免疫性疾病和继发性自身免疫性疾病。原发性自身免疫性疾病又可分为器官特异性自身免疫性疾病和全身性（系统性）自身免疫性疾病两类，后者又称结缔组织病或胶原病。

5. 常见的自身免疫性疾病　桥本甲状腺炎（HT）、弥漫性甲状腺肿（Graves 病）、重症肌无力（MG）、胰岛素依赖性糖尿病（IDDM）、多发性硬化症（MS）、艾迪生病（Addisons 病）、交感性眼炎及系统性红斑狼疮（SLE）、类风湿关节炎（RA）、硬皮病等。

6. 自身免疫性疾病的治疗原则　消除自身抗原形成的外因；免疫抑制剂治疗；抗炎治疗；生物调节治疗；中医药治疗。

### （二）免疫缺陷病

1. 免疫缺陷病、原发性免疫缺陷病、继发性免疫缺陷病的概念　免疫系统中任何一个成分的缺失或功能不全而导致免疫功能障碍所引起的疾病，称免疫缺陷病；原发性免疫缺陷病是由于机体的免疫系统存在遗传缺陷或发育异常，导致免疫细胞和（或）免疫分子的数量减少、功能异常而引起的永久性免疫功能缺陷；继发性免疫缺陷病是由于感染、衰老、肿瘤和药物等原因抑制了机体成熟的免疫系统的功能表达所致。

2. 免疫缺陷病的共同特点　对各种病原体的易感性增加；易发生恶性肿瘤；易并发自身免疫性疾病；遗传倾向性，原发性免疫缺陷病大多有遗传倾向。

3. 常见的原发性免疫缺陷病 ①X-性连锁无丙种球蛋白血症：又称 Bruton 病，其发病机制是位于 X 染色体上的 Bruton 酪氨酸激酶基因发生突变，其特征是血循环中缺乏 B 细胞及 γ 球蛋白。②选择性 IgA 缺陷：其发病是由于具有 IgA 受体的 B 细胞发育障碍，不能分化为可产生 IgA 的浆细胞所致，患者血清 IgA 水平异常低下。③先天性胸腺发育不全(Di George 综合征)：是由于胚胎早期第Ⅲ、Ⅳ咽囊发育障碍而使来源于它的器官，如胸腺、甲状旁腺和大血管(如主动脉弓)等发育不全，其主要临床特征为抗感染能力低下、出生后即有反复感染、新生儿低钙血症和手足抽搐、伴有先天性心血管畸形、外周血 T 细胞数量明显减少或缺如。④重症联合免疫缺陷病：其特征为 T、B 细胞发育障碍，淋巴细胞数量减少，体液免疫及细胞免疫几乎完全缺陷。⑤慢性肉芽肿病：发生原因是由于机体编码还原型辅酶Ⅱ(NADPH)氧化酶系统的基因缺陷，其特征为反复感染。⑥补体系统缺陷：常表现为反复化脓性细菌感染和自身免疫性疾病。

4. 引起继发性免疫缺陷病的常见原因 感染、重度营养不良或蛋白质丢失过多、恶性肿瘤和造血系统疾病、免疫抑制剂及抗癌药物的使用、手术、放射线、自身免疫性疾病、内分泌代谢性疾病等。

5. 免疫缺陷病的治疗原则 免疫缺陷病治疗的根本原则，是设法重建或者恢复患者的免疫功能，包括：①替补治疗，但不能重建患者的免疫功能；②免疫调节治疗；③骨髓干细胞移植和胎儿胸腺移植；④基因治疗；⑤控制感染。

## 二、试题

### (一) 名词解释

1. 自身免疫性疾病 2. 隐蔽抗原 3. 免疫缺陷病 4. 原发性免疫缺陷病 5. 继发性免疫缺陷病

### (二) 填空题

1. 自身免疫性疾病是指由于过度而持久的自身免疫应答，导致自身________和________而引起的一类疾病。

2. 自身免疫性疾病由自身抗体和(或)针对自身抗原的________对自身抗原发生的免疫应答引起，其组织损伤机制与________有关。

3. 免疫缺陷病按机体免疫系统是否发育成熟分为________和________两类。

4. X-性连锁无丙种球蛋白血症的发病机制是 X 染色体上的________基因突变，特征是血循环中缺乏__________及 γ 球蛋白。

### (三) 单项选择题

1. 与自身免疫性疾病发生有关的免疫功能损害是 ( )

A. 抗原提呈 B. 免疫防御 C. 免疫稳定 D. 免疫监视 E. 以上都不是

2. 与眼外伤引起交感性眼炎有关的选项是 ( )

A. 隐蔽抗原的释放 B. 自身抗原的改变 C. 共同抗原的作用 D. Th 细胞旁路活化
E. 免疫调节机制紊乱

3. 链球菌感染引发肾小球肾炎的原因是 ( )

A. 隐蔽抗原的释放 B. 自身抗原的改变 C. 共同抗原的作用 D. 多克隆激活
E. 淋巴细胞改变了识别能力

4. 下列属于器官特异性自身免疫性疾病的是 ( )

A. 系统性红斑狼疮 B. 类风湿关节炎 C. 肺出血肾炎综合征 D. 硬皮病 E. Addisons 病

5. 引起重症肌无力的自身抗原是 ( )

A. 甲状腺球蛋白 B. 肾上腺细胞 C. 组蛋白 D. 乙酰胆碱受体 E. DNA 异构酶

6. 自身免疫性疾病组织损伤的机制是 ( )

A. Ⅰ、Ⅱ、Ⅲ型超敏反应 B. Ⅱ、Ⅲ、Ⅳ型超敏反应 C. Ⅰ、Ⅲ、Ⅳ型超敏反应 D. Ⅰ、Ⅱ、Ⅳ型超敏反应 E. 以上都不是

7. 环孢素 A 治疗自身免疫病的机制是 ( )

A. 阻遏 IL-2、IL-2R 表达 B. 抑制炎症反应 C. 控制感染 D. 调节免疫应答 E. 调节细胞内功能平衡

8. 机体产生抗核抗体多见的疾病是 ( )

A. 重症肌无力 B. Addisons 病 C. 系统性红斑狼疮 D. 类风湿关节炎 E. 硬皮病

9. 原发性免疫缺陷病中最常见的疾病是 ( )

A. 体液免疫缺陷病 B. 细胞免疫缺陷病 C. 联合免疫缺陷病 D. 吞噬细胞缺陷病 E. 补体缺陷病

10. 临床上采取胎儿胸腺移植治疗有效的疾病是 ( )

A. Bruton 病 B. DiGeorge 综合征 C. Wiskott-Aldrich 综合征 D. Chediak-Higashi 综合征 E. Job 综合征

11. 由于编码 NADPH 氧化酶系统基因缺陷引起的疾病是 ( )

A. Bruton 病 B. 选择性 IgA 缺陷 C. DiGeorge 综合征 D. 重症联合免疫缺陷病 E. 慢性肉芽肿病

12. 与遗传性血管神经性水肿有关的疾病是 ( )

A. 体液免疫缺陷病 B. 细胞免疫缺陷病 C. 联合免疫缺陷病 D. 吞噬细胞缺陷病 E. 补体缺陷病

13. 艾滋病的免疫缺陷病类别是 ( )

A. 原发性免疫缺陷病 B. 继发性免疫缺陷病 C. 联合免疫缺陷病 D. 体液免疫缺陷病 E. 吞噬细胞缺陷病

14. 免疫缺陷病的根本治疗原则是 ( )

A. 输注免疫球蛋白、新鲜血浆或中性粒细胞 B. 利用 CSF、IFN、IL-2、TF 等进行免疫调节治疗 C. 设法重建或恢复患者免疫功能 D. 骨髓干细胞移植和胎儿胸腺移植 E. 基因治疗

15. 属于吞噬细胞缺陷的免疫缺陷病是 ( )

A. Wiskott-Aldrish 综合征 B. DiGeorge 综合征 C. 重症联合免疫缺陷病 D. 慢性肉芽肿病 E. Bruton 病

16. 血清中免疫球蛋白的含量缺乏，应考虑的疾病是 ( )

A. 重链病 B. AIDS C. 免疫缺陷病 D. 自身免疫性疾病 E. 免疫增殖病

**(四) 多项选择题**

1. 自身免疫性疾病的治疗原则有 ( )

A. 抗炎治疗 B. 抗感染治疗 C. 免疫抑制剂治疗 D. 生物调节治疗 E. 中医药治疗

2. 自身免疫性疾病的基本特征有 ( )

A. 可检出高滴度自身抗体和(或)自身效应 T 细胞 B. 大多为自发性 C. 女性发病率

高于男性 D. 病程一般较长 E. 通常可彻底治愈

3. 免疫缺陷病的一般特点有 ( )

A. 易发恶性肿瘤 B. 补体水平增高 C. 伴发自身免疫性疾病 D. 出现严重的、持续的反复感染 E. 累及多系统多脏器，并出现相应的功能障碍

4. 引起继发性免疫缺陷病的常见病因有 ( )

A. 感染 B. 营养不良 C. 肿瘤 D. 免疫抑制剂治疗 E. 脾切除

5. 免疫缺陷病的治疗方法有 ( )

A. 替补治疗 B. 免疫调节治疗 C. 骨髓干细胞移植 D. 基因治疗 E. 接种活疫苗

6. 下列有关 Bruton 病的说法，正确的有 ( )

A. 是 X-连锁隐性遗传病 B. 是体液免疫缺陷病 C. 患者血液中缺乏 B 细胞 D. 患者血清 Ig<2 g/L E. 患者 T 细胞数量和功能正常

7. 下列属于隐蔽抗原有 ( )

A. 脾组织 B. 脑组织 C. 晶状体 D. 精子 E. 甲状腺球蛋白

8. 下列属于结缔组织病的有 ( )

A. 重症肌无力 B. 系统性红斑狼疮 C. 类风湿关节炎 D. 硬皮病 E. 多发性硬化病

**(五) 问答题**

1. 自身免疫性疾病的致病相关因素有哪些？
2. 自身免疫性疾病的治疗原则是什么？
3. 试述免疫缺陷病的类型及其共同特点。
4. 简述慢性肉芽肿病的发生机制。

## 三、试题答案

**(一) 名词解释(略)**

**(二) 填空题**

1. 组织损伤 功能障碍 2. 效应 T 细胞 Ⅱ、Ⅲ、Ⅳ型超敏反应 3. 原发性免疫缺陷病 继发性免疫缺陷病 4. Bruton 酪氨酸激酶 B 细胞

**(三) 单项选择题**

1. C 2. A 3. C 4. E 5. D 6. B 7. A 8. C 9. A 10. B 11. E 12. E 13. B 14. C 15. D 16. C

**(四) 多项选择题**

1. ABCDE 2. ABCD 3. ACDE 4. ABCDE 5. ABCD 6. ABCDE 7. BCDE 8. BCD

**(五) 问答题(要点)**

1. ①遗传因素；②自身抗原因素，包括隐蔽抗原的释放、自身抗原的改变、共同抗原的作用；③免疫调节因素，包括淋巴细胞改变识别抗原能力、多克隆激活剂的激活、Th 细胞旁路活化、免疫调节机制紊乱。

2. ①消除自身抗原形成的外因；②免疫抑制剂治疗；③抗炎治疗；④生物调节治疗；⑤中医药治疗。

3. (1) 类型 根据发生原因分原发性和继发性，根据累及成分不同分体液免疫缺陷病、细胞免疫缺陷病、联合免疫缺陷病、吞噬细胞缺陷病和补体系统缺陷病。

(2) 共同特点 对各种感染的易感性增加；易发生恶性肿瘤；易并发自身免疫病。

4. 由于编码 NADPH 氧化酶系统的基因缺陷，致中性粒细胞缺乏 NADPH 氧化酶，不能产生足量超氧离子、过氧化氢和单态氧离子，从而导致氧依赖性杀菌功能减弱，细菌得以在吞噬细胞内繁殖，并随之游走扩散，在身体各器官形成慢性化脓性肉芽肿。

(吴松泉)

# 第十五章
# 肿瘤免疫与移植免疫

## 一、内容提要

### (一) 肿瘤免疫

1. *肿瘤抗原的概念* 肿瘤抗原是细胞癌变过程中出现的新抗原及过度表达的抗原。

2. *肿瘤抗原的分类* 肿瘤抗原有多种分类方法。①根据肿瘤的抗原特异性不同,可分为肿瘤特异性抗原(TSA)和肿瘤相关抗原(TAA);TSA 是指肿瘤细胞特有的或只存在于某些肿瘤细胞而不存在于正常细胞的新抗原;TAA 是指肿瘤细胞和正常细胞组织均可表达的抗原,但在细胞癌变时含量明显升高。②根据肿瘤诱发及发生情况的不同,肿瘤抗原可分为 4 种类型:理化因素诱发的肿瘤抗原;病毒诱发的肿瘤抗原,又称病毒肿瘤相关抗原;自发性肿瘤抗原,指无明确诱发因素的肿瘤,人类肿瘤中大多数属于自发性肿瘤;胚胎抗原,又称分化抗原,是胚胎分化发育阶段由胚胎组织产生的正常成分,胎儿出生后逐渐减少或消失,当细胞发生癌变时,可重新合成的抗原。

3. *机体的抗肿瘤免疫应答机制* 机体可通过特异性和非特异免疫应答发挥抗肿瘤作用。对于大多数免疫原性强的肿瘤,主要通过特异性免疫反应发挥作用;而免疫原性弱的肿瘤则主要通过非特异性免疫应答发挥作用。特异性免疫应答包括体液免疫和细胞免疫,其中细胞免疫起主导作用,并与体液免疫相互协调,杀伤肿瘤细胞;非特异性免疫应答包括 NK 细胞、巨噬细胞、γδT 细胞和多种细胞因子的抗肿瘤作用。机体的抗肿瘤免疫往往是各种免疫应答机制综合作用的结果。

4. *肿瘤逃避机体免疫的主要机制* 肿瘤的免疫逃逸机制主要有:肿瘤细胞免疫原性低下;肿瘤细胞漏逸;肿瘤细胞 MHC Ⅰ类分子表达降低;肿瘤细胞分泌免疫抑制因子;肿瘤细胞缺乏共刺激信号;机体的免疫抑制或缺陷。

5. *肿瘤的免疫诊断方法* 检测肿瘤抗原是目前最常用的肿瘤免疫诊断方法,主要检测 TAA。此外还可通过检测肿瘤抗原诱生的免疫效应物质的种类和水平,对肿瘤的发生、发展及其预后进行免疫评估。

6. *肿瘤的免疫治疗方法* 肿瘤的免疫治疗分主动免疫疗法和被动免疫疗法两大类。主动免疫疗法的作用对象为机体免疫系统,用以诱发或增强机体的抗肿瘤免疫应答;被动免疫疗法的作用对象为肿瘤细胞,用以抑制或杀伤肿瘤细胞。

### (二) 移植免疫

1. *移植、供者、受者的概念* 医学上用自体或异体的正常细胞、组织或器官代替丧失功能的细胞、组织或器官,以维持和重建机体生理功能的治疗方法,称细胞移植、组织移植或器官移植。移植时,提供移植物的个体称供者,接受移植物的个体称受者。

2. 移植的类型　根据供者和受者的不同组合，可将移植分为自体移植、同种同基因（同系）移植、同种异基因（同种异体）移植及异种移植等4类。

3. 移植排斥反应、同种异型反应的概念　移植后，移植物抗原既可刺激受者的免疫系统，受者的组织抗原也可刺激移植物中的免疫细胞发生免疫应答，即移植排斥反应。同一种属内不同个体间发生的移植排斥反应称为同种异型反应，引发同种异型反应的移植相关抗原称为同种异型抗原。

4. 同种异型抗原排斥反应的发生机制　同种异型抗原排斥反应的本质是由受者T细胞介导的、针对移植抗原的免疫应答，主要通过以下效应机制引起：①$CD4^+$ T细胞活化和巨噬细胞动员，通过迟发型超敏反应引发排斥；②$CD8^+$ T细胞直接杀伤移植物细胞；③抗同种异型抗原的抗体与相应抗原形成复合物，激活补体，损伤移植物的血管。

5. 移植排斥反应的类型　移植排斥反应包括宿主抗移植物反应和移植物抗宿主反应两大类。

（1）宿主抗移植物反应　又分3种类型：① 超急性排斥反应：是指移植物与受者血管接通后数分钟至数小时内发生的排斥反应。②急性排斥反应：一般在移植后数天至2周内出现，是同种异基因器官移植最常见的排斥反应，$CD4^+$ T细胞介导的迟发型超敏反应是造成损伤的主要机制。③慢性排斥反应：发生于移植后数周、数月甚至数年，是由于急性排斥反应反复发作、病情渐进性发展所致。

（2）移植物抗宿主反应　移植物抗宿主反应是由于移植物中的抗原特异性淋巴细胞识别宿主组织抗原而发生的排斥反应，其发生与移植物有足够免疫活性细胞、受者免疫缺陷及供受者HLA相异等有关。

6. 移植排斥反应的主要防治措施

（1）选择组织型别相配的供者　通过选择合适供者，最大限度地减少供者的同种异型免疫原性。选择供者时须进行检测的项目主要有ABO血型、Rh血型相容试验、淋巴细胞毒交叉试验及HLA分型配型试验。

（2）抑制受者的免疫应答　临床上常用的免疫抑制药物有：①化学类免疫抑制剂，如糖皮质激素、环孢素（CsA）、FK-506、糖皮质激素、雷帕霉素等，其中环孢素和FK-506的作用机制是通过抑制钙调磷酸酶活性阻断T细胞活化过程中IL-2基因的转录，从而抑制IL-2依赖性T细胞的生长和分化；②免疫抑制的生物制剂，如抗淋巴细胞球蛋白、人-鼠嵌合型单克隆抗体、IL-2与毒素的融合蛋白等；③中草药类免疫抑制剂，如雷公藤、冬虫夏草等。

（3）诱导移植耐受　诱导对移植物的免疫耐受是防止移植排斥反应最理想的办法。该方法主要通过阻断移植抗原诱导同种免疫应答的启动或阻断已启动的同种免疫应答的发展来实现。

（4）移植后的免疫监测　常用的监测指标有T细胞计数、自身淋巴细胞转化、$CD4^+/CD8^+$值、混合白细胞反应、CTL等。

## 二、试题

### （一）名词解释

1. TAA　2. TSA　3. 肿瘤抗原　4. 胚胎抗原　5. 移植　6. 供者　7. 受者　8. 移植排斥反应　9. 宿主抗移植物反应　10. 移植物抗宿主反应

### （二）填空题

1. 肿瘤是一群失去正常生长________、发生________的自身细胞。

2. 肿瘤细胞表达________是诱发有效肿瘤________的关键。

3. 器官移植后发生排斥反应的本质是供、受者________的差异引起的一种免疫应答，移植排斥反应可分为________反应和移植物抗宿主反应两类。

4. 根据肿瘤抗原特异性不可将肿瘤抗原分为________和________。

5. 根据肿瘤诱发及发生情况的不同，可将肿瘤抗原分为理化因素诱发的肿瘤抗原、病毒诱发的肿瘤抗原、________肿瘤抗原和________4 种类型。

6. 抗肿瘤免疫包括________和________。

7. 肿瘤的免疫治疗方法分________和________两大类。

8. 宿主抗移植物排斥反应分________、________和慢性排斥 3 种类型。

9. 在移植前的组织配型时，HLA 抗原中最重要的是________，其次是________。

10. 延长移植物存活的措施包括免疫抑制、________和________________三大方面。

11. 移植物抗宿主反应常见于________移植后，起主要作用的淋巴细胞是________细胞。

**（三）单项选择题**

1. 机体抗肿瘤免疫中起主导作用的免疫是　(　　)

A. 体液免疫　B. 细胞免疫　C. 抗体　D. Tc 细胞　E. 淋巴因子

2. 人类肿瘤大多数的原因是　(　　)

A. 化学致癌剂诱发　B. 物理因素诱发　C. 病毒诱发　D. 机体免疫稳定功能失调　E. 自发

3. 自发性肿瘤表达的抗原是　(　　)

A. 肿瘤非特异性抗原　B. 肿瘤相关抗原　C. 肿瘤特异性抗原　D. 组织肿瘤抗原　E. 胚胎抗原

4. 下列属于胚胎抗原的是　(　　)

A. 自身抗原　B. 甲胎蛋白　C. 乙肝病毒核心抗原　D. 人类白细胞抗原　E. 黑色素瘤细胞表面抗原

5. 具有明显的个体特异的肿瘤抗原是　(　　)

A. 理化因素诱发的肿瘤抗原　B. 病毒诱发的肿瘤抗原　C. 自发性肿瘤抗原　D. 胚胎抗原　E. 生物因素诱发的肿瘤抗原

6. 具有较强免疫原性的肿瘤是　(　　)

A. 自发性肿瘤抗原　B. 胚胎抗原　C. 物理因素诱发的肿瘤抗原　D. 化学因素诱发的肿瘤抗原　E. 病毒诱发的肿瘤抗原

7. 有助于结肠癌诊断的抗原是　(　　)

A. AFP　B. HLA　C. D 抗原　D. CEA　E. TSA

8. 下述与体液免疫抗肿瘤机制无关的是　(　　)

A. 补体依赖的细胞毒作用　B. 抗体依赖细胞介导的细胞毒作用　C. 抗体的调理作用　D. 抗体抑制肿瘤细胞增殖作用　E. CTL 直接杀伤肿瘤细胞

9. 抗肿瘤免疫的主要效应细胞是　(　　)

A. $CD4^+$ T 细胞　B. NK 细胞　C. 巨噬细胞　D. TNF　E. $CD8^+$ CTL

10. 下列不属于抗肿瘤免疫主要因素的是　(　　)

A. $CD4^+$ T 细胞识别肿瘤细胞　B. ADCC 作用　C. TNF 间接杀伤肿瘤细胞　D. $CD8^+$ T 细胞识别肿瘤抗原肽　E. CTL 直接杀伤肿瘤细胞

11. 机体抗肿瘤的第一道防线是　(　　)

A. NK 细胞 B. 巨噬细胞 C. IL D. TNF E. NO

12. 下述导致肿瘤细胞免疫原性低下的原因，叙述错误的是 ( )

A. 肿瘤细胞表面抗原表位丢失 B. 肿瘤细胞表面抗原表位减少 C. 肿瘤细胞表达与正常细胞有质或量差别的抗原 D. 肿瘤细胞生长迅速 E. 肿瘤细胞不表达抗原

13. 无法为 T 细胞的激活提供第二信号时肿瘤细胞缺乏的物质是 ( )

A. CD28 B. CD58 C. B7 D. CD40 E. iC3b

14. 检测 AFP 有助于诊断的肿瘤是 ( )

A. 肺癌 B. 结肠癌 C. 淋巴瘤 D. 原发性肝癌 E. 白血病

15. 目前肿瘤免疫诊断最常用的方法是 ( )

A. 检测肿瘤抗原 B. 检测免疫效应物质 C. 检测 NK 细胞 D. 检测 T 细胞亚群 E. 检测抗体

16. 肿瘤主动免疫疗法的作用对象是 ( )

A. 肿瘤细胞 B. 机体免疫系统 C. NK 细胞 D. 原癌基因 E. 癌基因

17. 属于肿瘤被动免疫疗法的制剂是 ( )

A. 单克隆抗体 B. 疫苗 C. IFN D. IL-2 E. 左旋咪唑

18. 下述属于肿瘤特异性免疫治疗的制剂是 ( )

A. TNF B. LAK 细胞 C. TIL 细胞 D. IFN E. IL-2

19. 临床上的移植大多数的类别是 ( )

A. 自体移植 B. 同种同基因移植 C. 异种移植 D. 同种异基因移植 E. 细胞移植

20. 人与人之间的肾移植的类别是 ( )

A. 同种同基因移植 B. 同种异基因移植 C. 自体移植 D. 异体组织移植 E. 异种移植

21. 最主要的移植抗原是 ( )

A. MHC 抗原 B. mH 抗原 C. ABO 血型抗原 D. Rh 血型抗原 E. 组织特异性抗原

22. 介导同种异基因移植排斥反应的是 ( )

A. 抗体 B. 浆细胞 C. T 细胞 D. B 细胞 E. 巨噬细胞

23. 下列不属于移植排斥反应效应机制的是 ( )

A. 迟发型超敏反应引发排斥 B. $CD8^+$ T 细胞直接杀伤移植物细胞 C. 激活补体、损伤移植物的血管 D. NK 细胞攻击移植物 E. 抗体攻击移植物

24. 下列不属于超急性排斥反应的是 ( )

A. 同种异基因器官移植 B. 反复输血 C. 多次怀孕 D. 长期血液透析 E. 再次移植的个体

25. 急性排斥反应在移植后发生的时间是 ( )

A. 数分钟内出现 B. 数小时内出现 C. 1 周内出现 D. 2 周内出现 E. 2 个月内出现

26. 与移植物抗宿主反应发生无关的是 ( )

A. 移植物有足够免疫活性细胞 B. 受者免疫缺陷 C. 供者免疫缺陷 D. 供、受者 HLA 相异 E. 移植物中的抗原特异性淋巴细胞识别宿主组织抗原

27. 寻找与受者 MHC 相配的供者时，错误的叙述是 ( )

A. 供者与受者的 ABO 血型和 Rh 血型必须相同 B. 供者与受者的 HLA-A 和 HLA-B 要相配 C. 供者与受者的 HLA-C 必须相配 D. 供受者间 HLA-DR 要匹配 E. 受者 HLA-DR 类型对移植物是否存活影响较大

28. 防止移植排斥反应最理想的方法是 ( )

A. 诱导对移植物的免疫耐受 B. 合理使用化学类免疫抑制剂 C. 合理使用免疫抑制的生物制剂 D. 合理使用中草药类免疫抑制剂 E. 移植后的免疫监测

29. 属于非特异性免疫监测的指标是 ( )

A. MLR B. CTL C. MIF D. $CD4^+/CD8^+$值 E. ADCC

30. 下列不属于特异性免疫监测指标的选项是 ( )

A. IL-2 B. MIF C. CTL D. MLR E. ADCC

31. 同一物种内遗传背景不同个体之间的移植的称谓是 ( )

A. 异种移植 B. 自体移植 C. 同种异型移植 D. 同种同基因移植 E. 原位移植

32. 参与同种异型移植排斥反应的细胞主要是 ( )

A. B 细胞 B. NK 细胞 C. 中性粒细胞 D. 肥大细胞 E. T 细胞

33. 受者 T 细胞对供者 MHC 分子的直接识别指的是 ( )

A. 受者 T 细胞直接识别从移植物细胞表面脱落下来的游离 MHC 分子片段 B. 受者 T 细胞直接识别自身组织细胞表面黏附的供者 MHC 分子 C. 受者 T 细胞直接吞噬移植物细胞并将其加工处理的过程 D. 不需要抗原的加工处理过程，受者 T 细胞识别移植物细胞表面上完整的同种异型 MHC 分子 E. 受者 T 细胞识别经受者 APC 加工处理的、来源于供者的 MHC 分子肽

34. 供者细胞表面可通过直接识别活化受者 T 细胞的抗原是 ( )

A. 次要组织相容性抗原 B. ABO 血型抗原 C. 男性特异性 Y 染色体基因编码的某些蛋白质(H-Y 抗原) D. MHC 分子 E. 白细胞分化抗原

35. 下列能抑制 T 细胞活化过程中 IL-2 基因转录的免疫抑制剂是 ( )

A. 硫唑嘌呤 B. 糖皮质激素 C. 抗 CD3 抗体 D. 环磷酰胺 E. 环孢素

**(四) 多项选择题**

1. 肿瘤抗原的特性有 ( )

A. MHC 分子提呈 B. 被 T 细胞所识别 C. 被 B 细胞所识别 D. 通过 CTL 直接杀伤肿瘤细胞 E. 激活 B 细胞分泌抗体

2. 肿瘤逃避免疫监视的主要原因有 ( )

A. 肿瘤细胞免疫原性低下 B. 受环境因素的影响 C. 机体的免疫力低下 D. 机体免疫功能缺陷 E. 受遗传因素的影响

3. 肿瘤免疫学的研究范畴有 ( )

A. 肿瘤的免疫原性 B. 机体的免疫功能与肿瘤发生发展的相互关系 C. 机体对肿瘤的免疫应答 D. 抗肿瘤的效应机制 E. 肿瘤的免疫诊断和防治

4. 肿瘤抗原的表述有 ( )

A. 细胞癌变过程中出现的新抗原 B. 过度表达的抗原 C. 不表达的抗原 D. 细胞增殖失控而出现的抗原 E. 大量细胞集合所形成的抗原

5. 诱发肿瘤的病毒有 ( )

A. 人乳头瘤病毒 B. EB 病毒 C. 乙型肝类病毒 D. 人嗜 T 细胞病毒 E. 风疹病毒

6. 根据肿瘤抗原特异性不同，肿瘤抗原的分类有 ( )
A. 肿瘤特异性抗原 B. 肿瘤非特异性抗原 C. 自发性肿瘤抗原 D. 肿瘤相关抗原 E. 组织肿瘤抗原

7. 在人类肿瘤中研究最深入的胚胎抗原有 ( )
A. CEA B. AFP C. HLA D. D抗原 E. TSA

8. 抗肿瘤免疫的效应细胞有 ( )
A. RBC B. CTL C. $CD4^+$ T 细胞 D. $CD8^+$ T 细胞 E. 肥大细胞

9. 肿瘤逃避机体免疫的主要机制有 ( )
A. 肿瘤细胞漏逸 B. 肿瘤细胞免疫原性低下 C. MHC Ⅰ类分子表达低下 D. 缺乏协同刺激信号 E. 肿瘤细胞分泌免疫抑制因子

10. 机体无法有效产生抗肿瘤免疫应答的原因有 ( )
A. 肿瘤细胞不表达抗原 B. 肿瘤细胞表达与正常细胞有质的差别的抗原 C. 肿瘤细胞表达与正常细胞有量的差别的抗原 D. 肿瘤细胞表面抗原减少 E. 肿瘤细胞表面抗原丢失

11. 肿瘤的具体治疗方法有 ( )
A. 特异性主动疗法 B. 免疫导向治疗 C. 免疫活性细胞过继治疗 D. 细胞因子治疗 E. 基因治疗

12. 肿瘤的主动免疫疗法常用制剂有 ( )
A. 卡介苗 B. 肿瘤多肽疫苗 C. 基因工程疫苗 D. TNF E. LAK 细胞

13. 肿瘤的非特异性免疫治疗制剂有 ( )
A. IFN B. IL-2 C. TIL 细胞 D. LAK 细胞 E. TNF

14. 下列移植物抗宿主反应常见的选项有 ( )
A. 肾移植 B. 肝移植 C. 骨髓移植 D. 胸腺移植 E. 皮肤移植

15. 移植排斥反应的主要防治措施有 ( )
A. 组织配型 B. 严格选择供者 C. 抑制受者免疫应答 D. 诱导移植耐受 E. 加强移植后的免疫监测

16. 下列不发生移植排斥反应的移植类型有 ( )
A. 骨髓移植 B. 自体移植 C. 同种异基因移植 D. 同种同基因移植 E. 异种移植

17. 同种异型器官移植具有的基本特性有 ( )
A. 识别"自己"与"非己" B. 具有免疫记忆性 C. 具有特异性 D. 是受者免疫系统对自身成分发生免疫应答所致 E. 由非免疫因素引起

18. 引起人类同种异型移植排斥反应的靶抗原有 ( )
A. 动物的免疫血清 B. 病原微生物 C. 血型抗原 D. MHC 分子 E. 次要组织相容性抗原

19. 参与同种异型移植排斥反应的免疫细胞有 ( )
A. $CD4^+$ T 细胞 B. NK 细胞 C. $CD8^+$ CTL 细胞 D. 树突状细胞 E. 移植物里的APC(过客白细胞)

20. 关于移植物的存活与 HLA 配型的关系，目前公认的规律有 ( )
A. 供、受者 HLA-A 和 HLA-B 相配的位点数越多，移植物存活率越高 B. HLA-C 位点在移植排斥中的重要性不明显　C. HLA-DR 是否匹配对移植物的存活十分重要　D. 受者的 HLA-DR 类型对移植物存活影响很大　E. 在欧洲 HLA 匹配的程度对移植结果的预测性比美国高

21. 要避免超急性排斥，可采取的措施有　(　　)

A. 供者和受者的 ABO 血型必须一致　B. 排除受者体内预先存在的针对供者同种异型抗原的抗体　C. 应用免疫抑制剂　D. 移植前输血　E. 应用 CTLA-4 与 Ig 的融合蛋白

22. 常用于抑制移植排斥反应的药物有　(　　)

A. 血管扩张药　B. 糖皮质激素　C. 环孢素　D、FK-506　E. 硫唑嘌呤

**(五) 问答题**

1. 试述机体的抗肿瘤免疫机制。

2. 如何防治移植排斥反应。

## 三、试题答案

**(一) 名词解释(略)**

**(二) 填空题**

1. 调控机制　恶性转化　2. 肿瘤抗原　免疫应答　3. 组织相容性抗原　宿主抗移植物　4. 肿瘤特异性抗原(TSA)　肿瘤相关抗原(TAA)　5. 自发性　胚胎抗原　6. 特异性免疫　非特异性免疫　7. 主动免疫疗法　被动免疫疗法　8. 超急性排斥　急性排斥　9. HLA-DR　HLA-A 和 HLA-B　10. HLA 配型　诱导移植耐受　11. 骨髓和胸腺　T

**(三) 单项选择题**

1. B　2. E　3. C　4. B　5. A　6. E　7. D　8. E　9. E　10. B　11. A　12. D　13. C　14. D　15. A　16. B　17. A　18. C　19. D　20. B　21. A　22. C　23. E　24. A　25. D　26. C　27. C　28. A　29. D　30. A　31. C　32. E　33. D　34. D　35. E

**(四) 多项选择题**

1. ABDE　2. AD　3. ABCDE　4. AB　5. ABCD　6. AD　7. AB　8. BCD　9. ABCDE　10. ABCDE　11. ABCDE　12. ABC　13. ABDE　14. BCDE　15. ABCDE　16. BD　17. ABC　18. CDE　19. ABCDE　20. ABCDE　21. AB　22. BCDE

**(五) 问答题(要点)**

1. 机体的抗肿瘤免疫是通过特异性和非特异性免疫效应机制发挥的，具体如下。

- (1) 特异性免疫效应机制
  - 体液免疫
    - 补体依赖的细胞毒作用
    - ADCC 作用
    - 抗体的作用
  - 细胞免疫(起主导作用)
    - $CD4^+$ T 细胞识别肿瘤细胞脱落的经 APC 处理的抗原肽、MHC Ⅱ 类分子复合物，并参与 B 细胞、NK 细胞、巨噬细胞和 $CD8^+$ TCL 的激活，发挥抗肿瘤作用
    - $CD8^+$ T 细胞识别肿瘤抗原肽、MHC Ⅰ 类分子复合物，增殖分化为 CTL，直接杀伤肿瘤细胞或通过分泌细胞因子 IFNγ、TNF 等间接杀伤肿瘤细胞
    - $CD4^+$ Th 细胞及 TCRγδT 细胞分泌细胞因子发挥抗肿瘤作用
- (2) 非特异性免疫效应机制
  - NK 细胞杀伤肿瘤细胞
  - 巨噬细胞杀伤肿瘤细胞

2. ①寻求与受者 MHC 相配的供者组织或器官：通过选择合适供者，最大限度地减少供者的同种异型免疫原性。②正确合理使用免疫抑制药物：由于 HLA 具有高度多态性，同种异型移植后的排斥反应难以避免，

因此，临床上移植的成功很大程度上依赖于免疫抑制药物。③诱导免疫耐受：诱导对移植物的免疫耐受是防止移植排斥反应最理想的方法。该方法主要通过阻断移植抗原诱导同种免疫应答的启动或阻断已启动的同种免疫应答的发挥来实现。④移植后免疫监测：移植后对受者进行免疫监测有助于早期诊断和监测排斥反应，以便及时阻止其发生发展，同时免疫监测对选择免疫抑制剂也有参考价值。

（吴松泉）

# 第十六章

# 免疫学应用

## 一、内容提要

### (一) 免疫诊断

免疫学诊断即用免疫学、细胞生物学和分子生物学技术,对抗原、抗体、免疫细胞及细胞因子等进行定性或定量测定,协助诊断免疫相关疾病,探讨其发病机制,进行病情检测和疗效评价。

1. 抗原或抗体的检测　抗原或抗体的检测原理是基于抗原与相应抗体在体内或体外可发生特异性结合的特性。

(1) 凝集反应　颗粒性抗原或吸附在载体颗粒表面的可溶性抗原与相应抗体结合,在电解质参与作用下,两者比例合适时出现肉眼可见凝集物的现象称为凝集反应。包括直接凝集反应、间接凝集反应、间接凝集抑制反应等。

(2) 沉淀反应　可溶性抗原与相应抗体在两者比例合适时,在电解质参与下可结合形成较大的不溶性免疫复合物,出现沉淀现象,称沉淀反应。包括单向琼脂扩散试验、双向琼脂扩散试验、免疫电泳、免疫比浊法、环状沉淀试验等。

(3) 免疫标记技术　是用荧光素、酶、放射性核素、铁蛋白、胶体金及化学(或生物)发光剂等作为标记物,标记抗体或抗原进行的抗原抗体反应。常用方法有免疫荧光法、酶免疫测定、放射免疫测定法、免疫印迹法、化学发光免疫分析法、免疫金标技术、免疫 PCR 等。

2. 淋巴细胞的功能检测　检测各种淋巴细胞的数量与功能是观察机体免疫状态的重要手段,人体外周血是主要的检测标本,但仅代表再循环的淋巴细胞。实验动物可取胸腺、脾、淋巴结等作为检测标本。

(1) T 淋巴细胞的检测　T 淋巴细胞介导细胞免疫,T 淋巴细胞数目和功能测定是反映机体细胞免疫水平的重要指标。常用免疫荧光法、流式细胞仪检测、免疫磁珠法、E 花环试验等检测 T 淋巴细胞亚群,用 T 淋巴细胞增殖试验、细胞毒试验等测定 T 淋巴细胞功能。

(2) B 淋巴细胞的检测　B 淋巴细胞介导体液免疫,B 淋巴细胞数目和功能测定是反映机体体液免疫水平的重要指标。常用 B 淋巴细胞增殖试验、溶血空斑形成试验检测。

(3) 吞噬细胞功能测定　吞噬细胞功能测定可反映非特异性免疫功能。常用的有 Boyden 小室法、琼脂糖凝胶法、过氧化物酶测定趋化功能。

3. 免疫诊断的临床应用　免疫学检测技术在临床医学中应用广泛。如病原体抗原抗体的检测、自身抗体的检测、血浆激素水平测定、血浆药物浓度监测、血浆酶类测定、肿瘤标志物测定、血型鉴定和亲子鉴定等,为疾病的诊断、分析病情、调整治疗方案、预后判断及法医鉴定等提供了重要依据。

### (二) 免疫预防

根据特异性免疫原理，采用人工方法将免疫原或免疫效应物质注入机体使其获得特异性免疫能力，以达到预防疾病的目的，称免疫预防。免疫预防是控制和消灭传染病的重要手段。

机体获得免疫保护的途径有两条，一是自然免疫，二是人工免疫。自然免疫可经感染某种病原体后获得相应的特异性免疫保护；也可通过特定途径获得免疫效应物质（主要为抗体）建立免疫保护，如母体内的抗体经胎盘进入胎儿体内。人工免疫是以人为方式输入抗原或免疫效应物质使机体建立的免疫保护。人工免疫依其输注的成分不同而分为人工主动免疫和人工被动免疫。

1. *人工主动免疫*　运用经处理的抗原刺激物（疫苗）诱导机体产生免疫保护的方法称为人工主动免疫。常用疫苗如下。

(1) 灭活疫苗（死疫苗）　是选用免疫原性强的病原体，经人工大量培养后，用理化方法灭活制成。死疫苗优点是安全、易保存，可诱导特异抗体的产生；缺点是用量大、需多次接种、注射局部和全身的反应较重。常用的死疫苗有乙脑疫苗、百日咳疫苗、狂犬病疫苗等。

(2) 减毒活疫苗　是用人工定向变异的方法筛选出来的减毒或无毒力的活病原体制成。在体内存留时间长，一般只需接种一次，且免疫效果良好，持续时间长。常用的活疫苗有卡介苗、脊髓灰质炎疫苗、麻疹疫苗等。

(3) 类毒素疫苗　是用细菌的外毒素经0.3%～0.4%甲醛处理后制成，失去毒性而保留了免疫原性，接种后能诱导机体产生抗毒素。常用的类毒素有破伤风类毒素、白喉类毒素等。

(4) 亚单位疫苗　是去除病原体中与激发保护性免疫无关的甚至有害的成分、保留有效免疫原成分制作的疫苗。

(5) 结合疫苗　是将细菌荚膜多糖的水解物化学联接于类毒素制剂，为细菌荚膜多糖提供蛋白质载体，使其成为T淋巴细胞依赖性抗原。

(6) 合成肽疫苗　是根据有效免疫原的氨基酸序列设计和合成的免疫原性多肽，以最小的免疫原性肽来激发有效的特异性免疫应答，如HBsAg合成肽疫苗等。

(7) 基因工程疫苗　重组抗原疫苗、重组载体疫苗、DNA疫苗。

2. *人工被动免疫*　是给机体输注免疫效应物质（特异性抗体、细胞因子、免疫细胞等）制剂，直接发挥免疫作用，多用于感染的紧急预防及治疗。

(1) 抗毒素　是用细菌外毒素或类毒素免疫动物制备的免疫血清，具有中和外毒素毒性的作用。一般临床所用抗毒素为免疫马血清，可诱发Ⅰ型超敏反应，使用前应作皮试。常用的有破伤风抗毒素及白喉抗毒素等。

(2) 人免疫球蛋白制剂　包括非特异性丙种球蛋白制剂和特异性丙种球蛋白制剂。

(3) 细胞因子制剂　主要有IFN-γ、IFN-α、G-CSF、GM-CSF和IL-2等，可望成为治疗肿瘤、艾滋病等的有效手段。

(4) 单抗制剂　用基因工程及现代生物技术产生的人源单克隆抗体。

3. *预防接种*　人工主动免疫又称预防接种，是预防传染病的重要措施。

(1) 注意事项　严格按生物制品使用说明的规定进行接种；应注意生物制品是否变质、过期或保存不当；注意并及时处理接种后的局部或全身反应。

(2) 禁忌证　免疫功能缺陷者，高热、严重心血管疾病、肝肾疾病、活动性风湿热、急性传染病、甲亢、严重高血压、糖尿病者，正在使用免疫抑制剂者，妊娠及月经期妇女，湿疹及其他严重皮肤病者，不宜做皮肤划痕法接种。

(3) 计划免疫　是按照程序有计划地进行人群预防接种，以提高人群免疫水平，控制以至最终消灭相应传染病的重要措施。

**(三) 免疫治疗**

针对机体低下或亢进的免疫功能，根据免疫学原理，利用物理、化学和生物学的手段人为地增强或抑制机体的免疫功能，达到治疗疾病目的的措施，称为免疫治疗。

免疫治疗的分类方法很多，根据对机体免疫应答的调节可分为免疫增强疗法和免疫抑制疗法；根据注入免疫调节物质的性质分为主动免疫疗法和被动免疫疗法；根据治疗特异性分为特异性免疫治疗和非特异性免疫治疗。

(1) 抗体为基础的免疫治疗　主要用于抗感染、抗肿瘤和抗移植免疫排斥反应。

(2) 抗原为基础的免疫治疗　是针对机体异常的免疫状态，人工给予抗原以增强免疫应答或诱导免疫耐受，达到治疗疾病的目的。

(3) 细胞因子及其拮抗剂为基础的免疫治疗。

(4) 细胞为基础的免疫治疗　是将自体或异体的造血干细胞、免疫细胞或肿瘤细胞经体外培养诱导扩增后回输机体，以激活或增强机体的免疫应答。

(5) 免疫调节剂　按其作用可分为免疫增强剂(转移因子、免疫核糖核酸、胸腺肽、左旋咪唑、卡介苗、真菌多糖等)和免疫抑制剂(烷化剂、抗代谢药、糖皮质激素、环孢素等)，免疫调节剂在临床上广泛应用于感染、免疫缺陷、肿瘤、自身免疫病的治疗。

## 二、试题

**(一) 名词解释**

1. 免疫诊断　2. 免疫预防　3. 人工主动免疫　4. 人工被动免疫　5. 疫苗　6. 类毒素疫苗　7. 免疫治疗　8. 抗毒素　9. 计划免疫

**(二) 填空题**

1. 抗原或抗体的检测原理是抗原与________在体内或体外可发生________的特性。

2. 直接凝集反应是________抗原与相应抗体直接反应，出现的________。

3. 间接凝集抑制反应如出现凝集现象，说明标本中不存在________，为________性反应。

4. 酶免疫测定是将________与酶对底物的高效催化作用结合起来，根据酶作用底物后显色，以________判断试验结果。

5. 机体获得免疫保护的途径有两条，一是________，二是________。

6. 人工免疫依其输注的成分不同而分为________和________。

7. 一般临床所用抗毒素为免疫马血清，可诱发________型超敏反应，使用前应作________。

8. 人工主动免疫主要用途为________，人工被动免疫主要用途为________。

9. 人工主动免疫又称________，是________的重要措施。

10. 计划免疫是按照程序有计划地进行________，以提高________，控制以至最终消灭相应传染病的重要措施。

11. 抗原为基础的免疫治疗是人工给予以________或________，以达到治疗疾病的目的。

12. 以抗体为基础的免疫治疗，主要用于________、________和抗移植免疫排斥反应。

13. 造血干细胞移植常用方法主要是________、________和脐血干细胞移植。

14. 环状沉淀试验是在小管底部首先加入已知________，然后沿管壁缓缓加入适当稀释的待测________。

15. 免疫抑制剂主要用于________、________及超敏反应等疾病的治疗。

16. 免疫增强剂主要用于________、________和感染的辅助治疗。

17. 人免疫球蛋白制剂包括________和________。

18. 淋巴细胞转化试验中常用的非特异性有丝分裂原包括________和________。

19. 酶免疫技术一般分成________和________两大类。

20. E花环试验原理是人成熟________细胞表面表达________受体，能结合形成花环。

21. 免疫荧光法较常用的是用荧光素标记抗体，再与待测标本中的抗原反应，________散发出荧光，借此对标本中的抗原________。

22. 临床常用的类毒素有________和________等。

23. 免疫程序包括________及成人特殊职业和________的免疫程序。

24. 根据对机体免疫应答的调节，免疫治疗可分为________和________。

25. 免疫毒素疗法常用的毒素有两类，一类是________，一类是________。

**（三）单项选择题**

1. 下列属于人工主动免疫的方式是　（　　）

A. 接种类毒素获得的免疫　B. 传染病后获得的免疫　C. 隐性传染后获得的免疫　D. 注射免疫血清获得的免疫　E. 通过胎盘或初乳获得的免疫

2. 用直接免疫荧光法检测T淋巴细胞上CD4抗原，荧光素应标记的标记物是　（　　）

A. CD4抗原　B. CD4单克隆抗体　C. 固相载体　D. 抗人Ig抗体　E. 某种动物红细胞

3. ABO血型鉴定常采用的方法是　（　　）

A. 直接凝集反应　B. 间接凝集抑制反应　C. 间接凝集反应　D. 单向琼脂扩散试验　E. 环状沉淀试验

4. 不能用于可溶性抗原的检测的试验是　（　　）

A. 直接凝集反应　B. 间接凝集抑制反应　C. 免疫荧光法　D. 反向间接凝集抑制反应　E. 环状沉淀试验

5. 百白破三联疫苗的组成是　（　　）

A. 百日咳死菌苗、白喉抗毒素、破伤风类毒素　B. 百日咳死疫苗、白喉类毒素、破伤风类毒素　C. 百日咳活疫苗、白喉类毒素、破伤风抗毒素　D. 百日咳活疫苗、白喉抗毒素、破伤风抗毒素　E. 百日咳活菌苗、白喉菌苗、破伤风菌苗

6. E花环试验的用途是　（　　）

A. T淋巴细胞功能测定　B. T淋巴细胞的分离　C. $CD4^+$ T淋巴细胞分离　D. $CD8^+$ T淋巴细胞分离　E. CD2分子功能测定

7. 关于死疫苗的叙述错误的是　（　　）

A. 对人体刺激时间短　B. 无繁殖能力　C. 仍有免疫原性　D. 一次免疫可获强而持久免疫力　E. 用量大

8. 属于人工被动免疫生物制品的是　（　　）

A. 卡介苗　B. 破伤风抗毒素　C. 破伤风类毒素　D. DNA疫苗　E. 麻疹疫苗

9. 下列属于活疫苗的是　（　　）

A. 乙脑疫苗　B. 百日咳疫苗　C. 狂犬病疫苗　D. 卡介苗　E. 脑膜炎球菌疫苗

10. 胎儿从母体获得IgG的免疫类别是　（　　）

A. 过继免疫　B. 人工主动免疫　C. 人工被动免疫　D. 自然免疫　E. 以上均不是

11. 用双抗体夹心法 ELISA 检测抗原 A 时,固相载体的包被物是 ( )

A. 酶标抗 A 抗体 B. 未标记的抗 A 抗体 C. 酶标抗原 A D. 未标记的抗球蛋白抗体 E. 酶标抗球蛋白抗体

12. 常用溶血空斑形成试验检测的细胞是 ( )

A. T 淋巴细胞 B. NK 细胞 C. B 淋巴细胞 D. 巨噬细胞 E. 树突状细胞

13. 由编码病原体有效免疫原的基因与细菌质粒构建形成的重组体的称谓是 ( )

A. 合成肽疫苗 B. 重组载体疫苗 C. 重组抗原疫苗 D. DNA 疫苗 E. 结合疫苗

14. 可增强患者免疫功能的疗法是 ( )

A. 射线照射 B. 切除扁桃体 C. 切除胸腺 D. 注射胸腺肽 E. 用糖皮质激素治疗

15. 关于抗毒素的叙述错误的是 ( )

A. 可能诱发超敏反应 B. 过敏机体应采用脱敏疗法 C. 可用于紧急预防 D. 可用于治疗疾病 E. 免疫维持时间可长达几年

16. 关于活疫苗的特点叙述错误的是 ( )

A. 接种量少 B. 接种次数少 C. 易保存 D. 免疫效果好 E. 接种后副反应少

17. 下列属于人工主动免疫的是 ( )

A. 注射丙种球蛋白预防麻疹 B. 接种卡介苗预防结核 C. 注射免疫核糖核酸治疗恶性肿瘤 D. 静脉注射 LAK 细胞治疗肿瘤 E. 骨髓移植治疗白血病

18. 可用于免疫抑制疗法的是 ( )

A. 环孢素 B. 卡介苗 C. 短小棒状杆菌 D. 真菌多糖 E. 胸腺肽

19. 用间接凝集抑制反应测定 HCG 作妊娠诊断,所需试剂正确的是 ( )

A. 抗 HCG 和 HCG 致敏的胶乳颗粒 B. 只需要抗 HCG C. 只需要 HCG 抗原 D. 只需要 HCG 致敏的胶乳颗粒 E. 以上叙述均不是

20. 下列血清学反应有补体参与的是 ( )

A. 免疫电泳 B. 沉淀反应 C. 溶血空斑形成试验 D. 凝集反应 E. T 淋巴细胞增殖试验

21. 琼脂扩散试验的类别是 ( )

A. 凝集试验 B. E 花环试验 C. 间接凝集试验 D. 溶血空斑形成试验 E. 沉淀反应

22. 提取病原体中有效免疫原制成的抗原的称谓是 ( )

A. 灭活疫苗 B. 合成肽疫苗 C. 结合疫苗 D. 亚单位疫苗 E. 重组抗原疫苗

23. 下列组合中,正确的是 ( )

A. BCG(卡介苗):预防流感,为人工主动免疫 B. 青霉素:治疗链球菌感染,为人工被动免疫 C. 麻疹疫苗:治疗麻疹,为人工被动免疫 D. 破伤风类毒素:预防儿童破伤风,为人工主动免疫 E. 破伤风抗毒素:预防儿童破伤风,为人工主动免疫

24. 测定机体免疫功能可采用的检测方法是 ( )

A. 淋巴细胞转化试验 B. 凝集反应 C. 沉淀反应 D. 免疫酶技术 E. 荧光抗体技术

25. 骨髓移植的主要作用是 ( )

A. 抑制实体肿瘤生长 B. 治疗自身免疫病 C. 重建造血和免疫系统 D. 治疗病毒感染 E. 治疗移植排斥反应

26. 可作为治疗和紧急预防的生物制品是 ( )
A. DNA 疫苗 B. 白喉抗毒素 C. 破伤风类毒素 D. 白喉类毒素 E. 百日咳疫苗

27. 下列属于可溶性抗原的抗原成分是 ( )
A. 大肠杆菌 B. 伤寒杆菌 C. 红细胞 D. 细菌外毒素 E. 抗原包被的乳胶微粒

28. 单向琼脂扩散法测定是 ( )
A. 定性实验、不能定量 B. 定量实验、不能定性 C. 可通过标准曲线求出待测样本含量 D. 沉淀环大小可直接反映待测样本含量 E. 以上均不是

29. 肥达反应的类别是 ( )
A. 直接凝集反应 B. 间接凝集反应 C. 间接凝集抑制反应 D. 沉淀反应 E. 协同凝集反应

30. 将毒素作为标记物与单抗相连,治疗恶性肿瘤的方法是 ( )
A. 放射免疫疗法 B. 抗体导向化学疗法 C. 免疫毒素疗法 D. 抗毒素疗法 E. 以上均不是

31. 下列各项中不属于免疫血清的是 ( )
A. 破伤风抗毒素 B. 白喉抗毒素 C. 抗蝮蛇毒抗毒素 D. 多价肉毒中毒抗毒素 E. 白喉类毒素

32. 关于类毒素的叙述正确的是 ( )
A. 人工被动免疫生物制品 B. 使用前应作皮试 D. 仍保留外毒素的毒性 C. 主要用于治疗和紧急预防外毒素所致的疾病 E. 为抗原物质,主要用于预防外毒素所致的疾病

33. 肿瘤疫苗与传统疫苗的区别是 ( )
A. 肿瘤疫苗主要用于肿瘤的预防 B. 传统疫苗主要用于疾病的治疗 C. 肿瘤疫苗主要用于肿瘤的治疗 D. 肿瘤疫苗用于人工被动免疫 E. 以上均不是

34. 沉淀反应形成的反应现象的特点是 ( )
A. 肉眼可见 B. 肉眼不可见 C. 须用精密仪器测定 D. 须染色可见 E. 以上均不是

35. 下列属于死疫苗的是 ( )
A. 麻疹疫苗 B. 百日咳疫苗 C. 卡介苗 D. 脊髓灰质炎疫苗 E. 破伤风类毒素疫苗

36. 下述不能用作免疫标记技术的示踪物质是 ( )
A. 荧光素 B. 放射性同位素 C. 酶 D. 化学发光物质 E. 免疫毒素

37. ConA 刺激的淋巴细胞转化试验检测的用途是 ( )
A. 机体对疾病的易感性 B. 吞噬细胞功能 C. 体液免疫功能 D. T 淋巴细胞免疫功能 E. 以上都不是

38. 下述不属于体外抗原抗体反应的是 ( )
A. 沉淀反应 B. 凝集反应 C. ELISA D. E 花环试验 E. 免疫荧光技术

39. 定量测定抗体的方法是 ( )
A. 血型鉴定试验 B. 肥达试验 C. 细菌鉴定试验 D. 妊娠诊断试验 E. 环状沉淀试验

40. 根据有效免疫原的氨基酸序列,设计合成的免疫原性多肽的称谓是 ( )
A. 合成肽疫苗 B. 结合疫苗 C. 亚单位疫苗 D. 重组抗原疫苗 E. 灭活疫苗

41. 有关特异性免疫球蛋白制剂，正确的叙述是　(　　)

A. 来源于患者　B. 对所有病原微生物感染有预防作用　C. 含有高效价特异性抗体　D. 含有高效价特异性抗原　E. 以上均不是

42. 预防接种的注意事项正确的是　(　　)

A. 要严格按生物制品使用说明的规定进行　B. 注意并及时处理接种后的局部或全身反应　C. 应注意生物制品是否变质　D. 应注意生物制品是否过期或保存不当　E. 以上均是

43. 检测血清中 IgG 和 IgM 含量最常用的方法是　(　　)

A. 双向扩散试验　B. 单向扩散试验　C. 免疫电泳　D. 对流电泳　E. 环状沉淀

44. 影响抗原抗体反应的因素是　(　　)

A. 电解质、pH 和反应体积、温度　B. 温度、pH 和反应体积、抗原抗体比例　C. 温度、电解质和反应体积、抗原抗体比例　D. 电解质、pH 和温度、抗原抗体比例　E. 电解质、pH 和反应体积、抗原抗体比例

45. 用于分析两种抗原的相关性的方法是　(　　)

A. 双向免疫扩散　B. 免疫电泳　C. 单向免疫扩散　D. ELISA　E. 免疫比浊

46. 人工主动免疫制剂是　(　　)

A. 白喉抗毒素　B. 白喉类毒素　C. 丙种球蛋白　D. 胎盘球蛋白　E. 抗病毒血清

47. 对组织中或细胞表面的抗原作定性、定量、定位检测的技术是　(　　)

A. 双向免疫扩散　B. 免疫电泳　C. 免疫组化技术　D. ELISA　E. 免疫比浊

48. 细胞因子制剂的用途是　(　　)

A. 用于人工被动免疫　B. 用于人工主动免疫　C. 给健康儿童注射以预防疾病　D. 在体内存留时间很长　E. 以上均不是

49. 流式细胞术不能应用的检测范围是　(　　)

A. $CD4^{+}$ 与 $CD8^{+}$ T 淋巴细胞比值测定　B. T 淋巴细胞总数测定　C. T 淋巴细胞定位检测　D. 淋巴细胞分离　E. 分离 B 淋巴细胞

50. 要定量检测人血清中的生长激素，采用的最佳免疫检测法是　(　　)

A. 免疫荧光法　B. 免疫组化技术　C. 细胞毒试验　D. 放射免疫测定法　E. 补体结合试验

**（三）多项选择题**

1. 预防接种禁忌证有　(　　)

A. 急性传染病患者　B. 妊娠及月经期妇女　C. 高热患者　D. 甲亢患者　E. 免疫功能缺陷者

2. 双抗体夹心法 ELISA 叙述正确的有　(　　)

A. 常用于检测特异性抗原　B. 常用于检测特异性抗体　C. 以特异性的抗体包被载体表面　D. 根据颜色有无和显色的深浅定性或定量测定抗原　E. 以特异性的抗原包被载体表面

3. 关于死疫苗的叙述正确的有　(　　)

A. 安全、易保存　B. 接种量大　C. 需多次接种　D. 接种量小　E. 免疫效果较活疫苗好

4. 下列作为免疫增强剂的有　(　　)

A. 糖皮质激素　B. 胸腺肽　C. 转移因子　D. 免疫核糖核酸　E. 环孢素

5. 关于人工主动免疫叙述正确的有 ( )
A. 免疫效应产生慢 B. 免疫效应产生快 C. 主要用于预防 D. 免疫维持时间较长 E. 主要用于治疗或紧急预防
6. 关于T淋巴细胞增殖功能测定叙述正确的有 ( )
A. 常用刀豆蛋白A(ConA)作为增殖剂 B. 可用形态学方法 C. 可用$^3$H-TdR掺入法 D. 可用MTT法 E. 需要加入补体
7. 下列疾病适用免疫抑制剂的有 ( )
A. 艾滋病 B. 移植排斥反应 C. 类风湿关节炎 D. 过敏性哮喘 E. 系统性红斑狼疮
8. 下列试验方法为免疫标记技术的有 ( )
A. 免疫荧光法 B. 酶联免疫吸附试验 C. 免疫组化技术 D. 放射免疫测定法 E. 化学发光免疫分析法
9. 关于吞噬细胞功能测定叙述正确的有 ( )
A. 包括吞噬功能测定 B. 包括趋化功能测定 C. 可反映机体特异性免疫功能 D. 可反映机体非特异性免疫功能 E. 可反映机体细胞免疫功能
10. 免疫学检测技术在临床医学中应用范围有 ( )
A. 病原体抗原抗体的检测 B. 自身抗体的检测 C. 血型鉴定和亲子鉴定 D. 肿瘤标志物测定 E. 血浆激素水平测定
11. 酶联免疫吸附试验(ELISA)的方法有 ( )
A. 双抗体夹心法 B. 间接法 C. 竞争法 D. BAS-ELISA E. 免疫组织化学酶标法
12. 细胞因子检测的方法有 ( )
A. ELISA B. 原位杂交 C. 斑点杂交 D. 直接凝集反应 E. 细胞增殖法
13. 下列属于人工被动免疫的生物制品有 ( )
A. 肝炎疫苗 B. 白喉抗毒素 C. 破伤风类毒素 D. 细胞因子制剂 E. 丙种球蛋白
14. 下列属于凝集反应的检测方法有 ( )
A. 交叉配血试验 B. 免疫球蛋白定量测定 C. 肠道致病菌的免疫学鉴定 D. 肥达反应 E. 激素含量的测定
15. 用间接凝集抑制反应检测HCG,结果正确的有 ( )
A. 对照侧凝集,试验侧不凝集为HCG阳性 B. 对照侧凝集,试验侧凝集为HCG阳性 C. 对照侧凝集,试验侧凝集为HCG阴性 D. 对照侧不凝集,试验侧不凝集为HCG阴性 E. 对照侧不凝集,试验侧凝集为HCG阳性
16. 下列属于基因工程疫苗的有 ( )
A. 重组抗原疫苗 B. 重组载体疫苗 C. DNA疫苗 D. 转基因植物疫苗 E. 类毒素
17. 可用于定量检测的免疫学检测方法有 ( )
A. 双向琼脂扩散试验 B. 放射免疫检测法 C. 单向琼脂扩散试验 D. ELISA E. 环状沉淀反应

**(四)问答题**

1. 什么是人工自动免疫和人工被动免疫,两者有何不同?
2. 简述类毒素疫苗与抗毒素的区别与联系。
3. 各举出3种活疫苗和死疫苗的名称,并简述两者的优缺点。

4. 何谓免疫标记技术？主要包括哪些试验方法？

5. 免疫增强剂和免疫抑制剂有何不同？各举出 3 种免疫增强剂和免疫抑制剂。

## 三、试题答案

### (一) 名词解释(略)

### (二) 填空题

1. 相应抗体 特异性结合 2. 天然的颗粒性 凝集现象 3. 与致敏载体相同的抗原 阴 4. 抗原抗体反应的特异性 颜色变化 5. 自然免疫 人工免疫 6. 人工主动免疫 人工被动免疫 7. Ⅰ 皮试 8. 预防 治疗或紧急预防 9. 预防接种 预防传染病 10. 人群预防接种 人群免疫水平 11. 增强免疫应答 诱导免疫耐受 12. 抗感染 抗肿瘤 13. 骨髓移植 外周血干细胞移植 14. 抗体 抗原 15. 器官移植的排斥反应 自身免疫病 16. 免疫缺陷 肿瘤 17. 非特异性丙种球蛋白制剂 特异性免疫球蛋白制剂 18. 植物血凝素(PHA) 刀豆蛋白 A(ConA) 19. 免疫组化技术 酶联免疫吸附试验 20. T 淋巴 绵羊红细胞(SRBC) 21. 抗原抗体复合物 进行定性或定位 22. 破伤风类毒素 白喉类毒素 23. 儿童基础免疫 特殊地区人群 24. 免疫增强疗法 免疫抑制疗法 25. 细菌毒素 植物毒素

### (三) 单项选择题

1. A 2. B 3. A 4. A 5. B 6. B 7. D 8. B 9. D 10. D 11. B 12. C 13. D 14. D 15. E 16. C 17. B 18. A 19. A 20. C 21. E 22. D 23. D 24. A 25. C 26. B 27. D 28. C 29. A 30. C 31. E 32. E 33. C 34. A 35. B 36. E 37. D 38. D 39. B 40. A 41. C 42. E 43. B 44. D 45. D 46. B 47. C 48. A 49. C 50. D

### (四) 多项选择题

1. ABCDE 2. ACD 3. ABC 4. BCD 5. ACD 6. ABCD 7. BCDE 8. ABCDE 9. ABD 10. ABCDE 11. ABCD 12. ABCE 13. BDE 14. ACD 15. AC 16. ABCD 17. BC

### (五) 问答题(要点)

1. ①人工主动免疫是运用经处理的抗原刺激物(疫苗)诱导机体产生免疫保护的方法，接种后 1～4 周产生免疫效应，保护作用可长达数月至数年，主要用于预防疾病。②人工被动免疫是给机体输注免疫效应物质(特异性抗体、细胞因子、免疫细胞等)制剂，接种后立即生效，免疫效应短，一般维持 2～3 周，多用于疾病的紧急预防和治疗。

2. ①类毒素疫苗是用细菌的外毒素经甲醛处理后制成，失去毒性保留了免疫原性，接种后能诱导机体产生抗毒素，主要用于预防疾病；②抗毒素是用细菌外毒素或类毒素免疫动物制备的免疫血清，具有中和外毒素毒性的作用，主要用于疾病的治疗和紧急预防。

3. ①死疫苗如乙脑疫苗、百日咳疫苗、狂犬病疫苗，其优点是安全、易保存；缺点是用量大、需多次接种、只能诱导抗体产生，且副作用较大、免疫效果差、维持时间较短。②活疫苗如卡介苗、脊髓灰质炎疫苗、麻疹疫苗等，优点是在体内存留时间长，一般只需接种一次，免疫效果良好，持续时间长，产生体液免疫和细胞免疫；缺点是安全性低、不易保存。

4. (1) 免疫标记技术是用荧光素、酶、放射性核素、铁蛋白、胶体金及化学(或生物)发光剂等作为标记物，标记抗体或抗原进行的抗原抗体反应。

(2) 免疫标记技术主要包括免疫荧光法、酶免疫测定、放射免疫测定法、免疫印迹法、化学发光免疫分析法、免疫金标技术、免疫 PCR 等。

5. ①免疫增强剂是一类具有促进和调节免疫应答作用的制剂，如胸腺肽、西咪替丁、真菌多糖等，常用于感染、免疫缺陷、肿瘤等疾病的辅助治疗。②免疫抑制剂是一类具有明显免疫抑制效应的制剂，如雷公藤多苷、糖皮质激素、环孢素等，常用于移植器官移植的排斥反应、自身免疫病及超敏反应等疾病的治疗。

(徐治文)

# 第三篇

# 医学微生物学各论

## 第十七章

## 病原性细菌

### 第一节　化脓性细菌

#### 一、内容提要

**(一) 葡萄球菌属**

1. 主要生物学性状　①革兰阳性，球形，排列不规则，呈葡萄串状。②营养要求不高，耐盐性强，可产生不同的脂溶性色素，血琼脂平板上可产生透明溶血环。③葡萄球菌A蛋白(SPA)是存在于金黄色葡萄球菌细胞壁的一种表面蛋白，能与人及某些哺乳动物IgG的Fc段发生非特异性结合，其IgG的Fab段仍能与相应抗原发生特异性结合，出现协同凝集反应，临床上用于多种传染病的早期诊断。④根据色素、生化反应等不同将此菌分为金黄色葡萄球菌、表皮葡萄球菌和腐生葡萄球菌3种。⑤在无芽胞细菌中抵抗力最强，易形成耐药菌株，是医院感染最常见的致病菌。

2. 致病性

(1) 致病物质　①凝固酶：由致病性葡萄球菌产生并能使人或兔血浆发生凝固的酶类物质。能保护细菌抵抗吞噬，并使病灶局限，脓汁黏稠。②葡萄球菌溶素。③杀白细胞素。④肠毒素。⑤表皮剥脱毒素。⑥毒性休克综合征毒素-1(TSST-1)。

(2) 所致疾病

1) 侵袭性疾病:主要引起局部化脓性炎症,其特点是脓汁黏稠,化脓灶局限,病灶与周围组织界限分明。严重时可引起败血症或脓毒血症。

2) 毒素性疾病:①食物中毒:食入含葡萄球菌肠毒素的食物引起。②假膜性肠炎:由于滥用广谱抗生素,使肠道优势菌被抑制或杀灭,耐药性葡萄球菌趁机大量繁殖并产生肠毒素而引起的以腹泻为主要症状的菌群失调性肠炎,其病理特点是肠黏膜被炎性假膜覆盖。③烫伤样皮肤综合征:多见于幼儿及免疫功能低下者。④毒性休克综合征:由产生 TSST-1 的金黄色葡萄球菌引起的多系统损害。

(3) 凝固酶阴性葡萄球菌(CNS) 近年来已被证实为医院感染的常见病原菌,且耐药菌株增多。人类 CNS 感染中以表皮葡萄球菌的感染最常见,当机体免疫功能低下或 CNS 进入非正常寄居部位时,可引起泌尿系感染、细菌性心内膜炎和败血症等。

**(二) 链球菌属**

链球菌按溶血现象分为甲、乙、丙 3 型。按抗原构造不同分为 20 个群,对人类致病的链球菌 90%属 A 群,又称化脓性链球菌。A 群链球菌根据 M 蛋白抗原不同又可分为约 100 个型。

1. A 群链球菌

(1) 主要生物学性状 ①为革兰阳性、呈链状排列的球菌,营养要求较高,在血平板上形成细小菌落,不同菌株溶血能力不同,在液体培养基中呈絮状沉淀生长;②抗原结构复杂,主要有多糖抗原(C 抗原)、蛋白质抗原(表面抗原)、核蛋白抗原(P 抗原)。

(2) 致病性

1) 致病物质:①脂磷壁酸(LTA);②M 蛋白;③致热外毒素;④链球菌溶素,包括 SLO 和 SLS 两种;⑤透明质酸酶,又称扩散因子;⑥链激酶(SK),又称链球菌溶纤维蛋白酶,能使血液中的溶纤维蛋白酶原变为溶纤维蛋白酶,有助于细菌扩散;⑦链道酶(SD),又称 DNA 酶,能分解脓汁中黏稠的 DNA,使脓汁变稀,促进细菌扩散。

2) 所致疾病:①化脓性感染,如淋巴管(结)炎、蜂窝织炎、痈等局部感染及扁桃体炎、咽峡炎、中耳炎等,其病灶与周围组织界限不清,脓汁稀薄,带血色;②中毒性疾病,如猩红热,为儿童急性呼吸道传染病;③超敏感反应病,有链球菌感染后肾小球肾炎和风湿热等。

2. 肺炎链球菌 革兰阳性双球菌,菌体呈矛头状,在机体内能形成荚膜。营养要求较高,血平板上菌落与甲型溶血性链球菌的菌落相似。能产生自溶酶而呈脐状菌落,自溶酶可被胆汁或胆盐激活,可用胆汁溶解试验与甲型链球菌相鉴别。肺炎链球菌主要因荚膜致病。此菌一般只形成带菌状态,当机体抵抗力降低时,可引起大叶性肺炎,还可引起中耳炎、乳突炎、脑膜炎等。

3. 其他链球菌 ①B 群链球菌:能引起新生儿感染。②D 群链球菌:其中肠球菌是医院感染的重要病原菌。③甲型溶血性链球菌:可引起亚急性细菌性心内膜炎,其中的变异链球菌与龋齿的发生有密切关系。

**(三) 奈瑟菌属**

1. 脑膜炎奈瑟菌(脑膜炎球菌) 革兰阴性双球菌,菌体呈肾形。在患者脑脊液中细菌常位于中性粒细胞内。营养要求高,常用巧克力色血琼脂平板培养,专性需氧,5% $CO_2$ 条件下生长更好。抵抗力很弱,对寒冷、干燥、热等极敏感。致病物质为荚膜、菌毛和内毒素。本菌是流行性脑脊髓膜炎的病原菌,其传染源为患者及带菌者。接种流脑荚膜多糖疫苗可预防该病。

2. 淋病奈瑟菌(淋球菌) 革兰阴性双球菌,形态染色似脑膜炎球菌。急性期常位于中性粒细胞内;有菌毛;抵抗力弱。其致病物质有菌毛、外膜蛋白、$IgA_1$ 蛋白酶。人是其唯一宿主。通过性接触传播,引起淋病。新生儿可通过产道感染,引起淋菌性眼结膜炎。

**(四) 病原性球菌的实验诊断**

1. 病原学检查 根据不同疾病可取脓汁、咽拭子、脑脊液等不同标本。直接涂片镜检时,如在脓汁中发现革兰阳性葡萄串状或链状排列的球菌,脑脊液涂片中发现中性粒细胞内革兰阴性双球菌,泌尿生殖道脓汁涂片中在中性粒细胞内发现革兰阴性双球菌,可分别对葡萄球菌、链球菌、脑膜炎球菌、淋球菌感染作出初步鉴定。必要时再作进一步分离培养与鉴定。

2. 抗链球菌溶素O试验(抗O试验) 测定患者血清中抗链球菌溶素O抗体含量,常用于风湿热等链球菌感染后所致超敏感反应病的辅助诊断。抗O抗体效价在1∶400以上者有诊断意义。

**(五) 假单胞菌属**

革兰阴性杆菌,主要有铜绿假单胞菌(绿脓杆菌)。该菌一端有1～3根鞭毛,运动活泼。专性需氧,普通培养基上生长良好,能产生带荧光的绿色水溶性色素。该菌主要致病物质为内毒素,主要引起手术后切口感染、烧伤组织感染等医院感染。

## 二、试题

**(一) 名词解释**

1. SPA 2. 凝固酶 3. 假膜性肠炎 4. 链激酶 5. 链道酶 6. 抗O试验

**(二) 填空题**

1. 对人致病的革兰阴性的化脓性球菌有________和________。
2. 葡萄球菌所致的化脓性感染的特点是病灶________,脓汁________。
3. 葡萄球菌所致疾病主要有________疾病和________疾病两大类。
4. 乙型溶血性链球菌菌落周围有________溶血环,也称________性链球菌。
5. 对人致病的链球菌90%属________群,该群根据________抗原不同又分100个型。
6. A群链球菌引起的化脓性感染的病灶与周围组织的界限________,且脓汁________。
7. 抗O试验是测定患者血清中________抗体含量,常用于________等辅助诊断。
8. 脑膜炎球菌对营养要求________,常用的培养基是________。
9. 内毒素是脑膜炎球菌的主要致病物质,另外________和________也与致病有关。
10. 流行性脑脊髓膜炎的病原菌是________,其传播途径是________。
11. 淋病是由________菌引起的,主要通过________传播。

**(三) 单项选择题**

1. 引起化脓性感染最常见的病原菌是 ( )

A. 病原性葡萄球菌 B. A群链球菌 C. 肺炎链球菌 D. 脑膜炎奈瑟菌 E. 淋病奈瑟菌

2. 在无芽胞菌中抵抗力最强的是 ( )

A. A群链球菌 B. 脑膜炎奈瑟菌 C. 金黄色葡萄球菌 D. 肺炎链球菌 E. 淋病奈瑟菌

3. 引起假膜性肠炎的病原菌是 ( )

A. 化脓性链球菌 B. 大肠埃希菌 C. 痢疾志贺菌 D. 耐药葡萄球菌 E. 淋病奈

瑟菌

4. 确诊为化脓性链球菌感染的患者,首选的治疗药物是 ( )

A. 青霉素 B. 链霉素 C. 红霉素 D. 磺胺类药 E. 黄连素

5. 假膜性肠炎的发病机制是 ( )

A. 侵袭性酶引起 B. 外毒素引起 C. 超敏反应引起 D. 菌群失调引起 E. 以上都不是

6. 肺炎链球菌的致病物质主要是 ( )

A. 外毒素 B. 内毒素 C. 侵袭性酶 D. 荚膜 E. 菌毛

7. 引起超敏感反应病的化脓性球菌,最常见的是 ( )

A. 金黄色葡萄球菌 B. 化脓性链球菌 C. 肺炎链球菌 D. 脑膜炎奈瑟菌 E. 淋病奈瑟菌

8. 能引起食物中毒的病原性球菌是 ( )

A. 金黄色葡萄球菌 B. 乙型溶血性链球菌 C. 肺炎链球菌 D. 脑膜炎奈瑟菌 E. 淋病奈瑟菌

9. 引起猩红热的主要毒性物质是 ( )

A. 杀白细胞素 B. 表皮剥脱毒素 C. 链球菌溶素 O D. 致热外毒素 E. 透明质酸酶

10. 下列不属于脑膜炎球菌特点的选项是 ( )

A. 营养要求高,常用巧克力色血琼脂平板培养 B. 为革兰阴性肾形双球菌 C. 抵抗力是无芽胞菌中最强的 D. 属奈瑟菌属 E. 致病物质有荚膜、菌毛和内毒素

11. 下列不属于葡萄球菌致病物质的选项是 ( )

A. 凝固酶 B. DNA 酶 C. 肠毒素 D. 杀白细胞素 E. 表皮剥脱毒素

12. 抗 O 试验用于辅助诊断的疾病是 ( )

A. 猩红热 B. 风湿热 C. 假膜性肠炎 D. 淋病 E. 产褥热

13. 下列细菌中在普通培养基上生长良好的是 ( )

A. 葡萄球菌 B. 链球菌 C. 肺炎链球菌 D. 脑膜炎奈瑟菌 E. 淋病奈瑟菌

14. 葡萄球菌感染,使脓汁黏稠的物质是 ( )

A. 凝固酶 B. 葡萄球菌溶素 C. 链激酶 D. 杀白细胞素 E. 链道酶

15. 关于肺炎链球菌的叙述,错误的是 ( )

A. 肾形,成双排列,革兰阴性 B. 致病物质主要是荚膜 C. 血平板上形成草绿色溶血环 D. 主要引起大叶性肺炎 E. 为条件致病菌

16. 链球菌感染后引起的超敏感反应病是 ( )

A. 烫伤样皮肤综合征 B. 产褥热 C. 风湿热 D. 猩红热 E. 亚急性细菌性心内膜炎

17. 下列不属于化脓性链球菌致病物质的选项是 ( )

A. DNA 酶 B. 透明质酸酶 C. 凝固酶 D. M 蛋白 E. 脂磷壁酸

18. 引起大叶性肺炎的病原菌是 ( )

A. 金黄色葡萄球菌 B. 溶血性链球菌 C. 草绿色链球菌 D. 肺炎链球菌 E. 以上都不是

19. 亚急性细菌性心内膜炎的病原菌是 ( )

A. 金黄色葡萄球菌 B. 溶血性链球菌 C. 肺炎链球菌 D. 草绿色链球菌 E. 丙型链球菌

20. 能采取特异性预防措施的疾病是 ( )

A. 淋病 B. 流行性脑脊髓膜炎 C. 亚急性细菌性心内膜炎 D. 风湿热 E. 猩红热

**(四) 多项选择题**

1. 金黄色葡萄球菌的致病物质有 ( )

A. 凝固酶 B. M蛋白 C. 杀白细胞素 D. 致热外毒素 E. 表皮剥脱毒素

2. SPA与IgG结合后的作用有 ( )

A. 抗吞噬 B. 用于葡萄球菌分型 C. 损伤血小板 D. 用于传染病早期诊断 E. 促细胞分裂

3. 化脓性球菌中属革兰阴性菌的有 ( )

A. 葡萄球菌 B. 链球菌 C. 肺炎链球菌 D. 脑膜炎奈瑟菌 E. 淋病奈瑟菌

4. 下列关于葡萄球菌的叙述,正确的有 ( )

A. 是最常见的化脓性球菌 B. 营养要求较高 C. 耐盐性较强 D. 可产生金黄色、白色或柠檬色的水溶性色素 E. 抵抗力强于其他无芽胞菌

5. 可由金黄色葡萄球菌引起的疾病有 ( )

A. 化脓性脑膜炎 B. 支气管肺炎 C. 麦粒肿 D. 假膜性肠炎 E. 猩红热

6. 化脓性链球菌可致的疾病有 ( )

A. 亚急性细菌性心内膜炎 B. 风湿热 C. 蜂窝织炎 D. 扁桃体炎 E. 猩红热

7. 与脑膜炎奈瑟菌致病有关的物质有 ( )

A. 荚膜 B. M蛋白 C. 内毒素 D. 溶血毒素 E. 菌毛

8. 下列有关脑膜炎奈瑟菌的叙述,正确的有 ( )

A. 革兰阳性菌 B. 肾形双球菌 C. 引起乙型脑炎 D. 营养要求不高 E. 可用巧克力色血琼脂平板培养

9. 下列有关淋病奈瑟菌的叙述,正确的有 ( )

A. 人是该菌唯一宿主 B. 营养要求较高 C. 抵抗力强 D. 性接触是唯一传播途径 E. 可引起化脓性尿道炎

10. 有关铜绿假单胞菌,正确的叙述有 ( )

A. 革兰阴性杆菌,有鞭毛 B. 能产生带荧光的脂溶性色素 C. 对多种抗生素耐药 D. 主要致病物质是内毒素 E. 可感染人体的任何组织和部位

**(五) 问答题**

1. 金黄色葡萄球菌可产生哪些致病物质?
2. 金黄色葡萄球菌可引起哪些疾病?
3. 何谓SPA? SPA协同凝集试验有何用途?
4. 金黄色葡萄球菌与化脓性链球菌引起的局部化脓性炎症各有何特点? 为什么?
5. 化脓性链球菌主要产生哪些致病物质?
6. 化脓性链球菌可引起哪些疾病?
7. 何谓抗O试验? 简述其临床意义。
8. 简述淋病奈瑟菌的传播方式及所致疾病。
9. 流脑流行季节对患者应如何取材进行病原学检查? 应注意什么? 为什么?

## 三、试题答案

**(一) 名词解释(略)**

**(二) 填空题**

1. 脑膜炎奈瑟菌 淋病奈瑟菌 2. 局限 黏稠 3. 侵袭性 毒素性 4. 透明 溶血 5. A M蛋白 6. 不清 稀薄 7. 抗链球菌溶素O 风湿热 8. 高 巧克力色血琼脂平板 9. 荚膜 菌毛 10. 脑膜炎奈瑟菌 呼吸道 11. 淋病奈瑟 性接触

**(三) 单项选择题**

1. A 2. C 3. D 4. A 5. D 6. D 7. B 8. A 9. D 10. C 11. B 12. B 13. A 14. A 15. A 16. C 17. C 18. D 19. D 20. B

**(四) 多项选择题**

1. ACE 2. ACDE 3. DE 4. ACE 5. ABCD 6. BCDE 7. ACE 8. BE 9. ABE 10. ACDE

**(五) 问答题(要点)**

1. ①凝固酶;②葡萄球菌溶素;③杀白细胞素;④肠毒素;⑤表皮剥脱毒素;⑥毒性休克综合征毒素-1。

2. ①侵袭性疾病,包括局部及全身化脓性炎症;②毒素性疾病,如食物中毒、假膜性肠炎、烫伤样皮肤综合征、毒性休克综合征等。

3. SPA概念见内容提要(一)1③。SPA协同凝集试验多用于传染病的早期诊断。

4. ①前者病灶局限、脓汁黏稠;后者病灶与正常组织界限不清,脓汁稀薄。②前者可产生凝固酶;后者可产生透明质酸酶、链激酶、链道酶。

5. ①脂磷壁酸;②M蛋白;③致热外毒素;④链球菌溶素;⑤透明质酸酶;⑥链激酶;⑦链道酶。

6. ①化脓性感染;②猩红热;③超敏感反应病,如风湿热等。

7. (1) 抗O试验是测定患者血清中抗链球菌溶素O抗体含量的试验,常用于风湿热的辅助诊断。

(2) 风湿热患者血清中抗O抗体比正常人显著增高,大多数为250 U左右,活动性风湿热患者血清中抗O抗体效价一般超过1∶400 U。

8. 主要通过性接触传播。其所致疾病为淋病,新生儿可经产道感染,引起淋菌性眼结膜炎。

9. 可取患者脑脊液、血液及瘀斑渗出液。标本应注意保暖、保湿并立即送检,最好是床边接种,因脑膜炎奈瑟菌抵抗力很弱,室温中3小时即死亡,并能产生自溶酶,容易自溶。

(姚秀续)

# 第二节 肠道感染细菌

## 一、内容提要

肠道感染细菌是一类经通过粪-口途径进行传播的细菌,主要包括埃希菌、志贺菌、沙门菌、霍乱弧菌、副溶血性弧菌、幽门螺杆菌、弯曲菌、变形杆菌等。肠道感染细菌经粪便排出污染环境,再通过水、手、食物、器皿等媒介经口进入人体。

**(一) 埃希菌属**

1. 主要生物学性状　大肠埃希菌(俗称大肠杆菌)是此属细菌的代表菌种,分解乳糖产酸产气,IMViC试验为++−−,主要有O、H、K等3种抗原。

2. 致病因素　①黏附素;②外毒素。

3. 所致疾病　①肠外感染:当侵入肠外组织或器官时,可引起化脓性炎症,以泌尿系感染最常见。②某些血清型能引起胃肠炎,常见的有肠产毒型、致病型、侵袭型、出血型、集聚型大肠埃希菌。

4. 卫生细菌学指标　常以大肠菌群指数(每升样品中大肠菌群数)作为衡量饮用水、食品等是否被粪便污染的指标,我国卫生标准:1 000 ml 饮水中大肠菌群数不得超过 3 个。

**(二) 沙门菌属**

1. 主要生物学性状　不分解乳糖,伤寒沙门菌分解葡萄糖产酸不产气,其他沙门菌能分解葡萄糖产酸产气,主要有 O、H 抗原,少数菌有 Vi 抗原。O 抗原为脂多糖,O 抗原可刺激机体产生 IgM 类抗体;H 抗原为鞭毛蛋白,可刺激机体产生 IgG 类抗体;Vi 抗原可阻止 O 抗原与相应抗体的凝集反应。

2. 致病因素　①菌毛、Vi 抗原:为侵袭因素。②毒素:有内毒素和肠毒素。

3. 所致疾病　①肠热症:由伤寒与甲、乙、丙型副伤寒沙门菌引起,传染源为患者和带菌者。经消化道传播,可引起两次菌血症,第 1 次菌血症症状较轻,第 2 次菌血症时可出现持续高热、外周血白细胞减少、肝脾大、皮肤出现玫瑰疹等。病后可获牢固免疫力,主要是细胞免疫。②食物中毒:由鼠伤寒沙门菌、猪霍乱沙门菌、肠炎沙门菌等引起,起病急,表现为发热、恶心、呕吐、腹痛、水样泻等。③败血症:多由猪霍乱沙门菌、鼠伤寒沙门菌、肠炎沙门菌等引起,多发生于儿童和免疫力低下的成年人,表现为高热、寒战、厌食和贫血等。

4. 病原学检查　①肠热症在发病 1 周内取血液,2～3 周取粪便或尿液,1～3 周取骨髓;②食物中毒取粪便和可疑食物;③败血症取血液。取上述标本后做分离培养与鉴定。

5. 免疫学检查　用已知的伤寒沙门菌 H、O 诊断抗原和甲、乙、丙型副伤寒沙门菌的 H 诊断抗原与患者血清作定量凝集试验(肥达反应)。分析结果时要注意以下要点。①本地区人群的正常值:一般伤寒沙门菌 H 凝集效价为 1∶160,O 凝集效价为 1∶80,甲、乙、丙型副伤寒沙门菌 H 凝集效价为 1∶80。②动态观察:一般随病程延长逐次增高或恢复期效价比初次增高 4 倍以上时有诊断意义。③H 与 O 抗体增高的意义不同:O 抗体为 IgM 出现较早,维持时间短;而 H 抗体为 IgG,出现较晚,维持时间长,可达数年。若两者均增高有辅助诊断意义;若两者均低于正常无意义;若 O 高而 H 正常可能是感染早期或其他沙门菌感染;若 O 正常而 H 增高,则可能是预防接种或非特异回忆反应所致。

**(三) 志贺菌属**

志贺菌是人类细菌性痢疾的病原菌,通常称为痢疾杆菌。

1. 主要生物学性状　无鞭毛,有菌毛,分解葡萄糖产酸不产气,除宋内志贺菌迟缓发酵乳糖外,一般不分解乳糖。有 O、K 两种抗原,据 O 抗原的不同可将其分为痢疾、福氏、鲍氏、宋内志贺菌 4 群 40 多个血清型。该菌对酸敏感,在粪便中数小时内死亡。

2. 致病因素　①菌毛为其黏附因素,能使细菌黏附于肠黏膜上皮细胞表面,继而侵入上皮细胞内生长繁殖并扩散,引起炎症反应。②内毒素使肠壁通透性增强、肠黏膜炎症溃疡,出现脓血黏液,可作用于肠壁自主神经,导致肠蠕动紊乱和痉挛,表现为腹痛、里急后重等。③外毒素又称志贺毒素,具有神经毒性、细胞毒性和肠毒素性等生物学活性。

3. 所致疾病　细菌性痢疾传染源是患者和带菌者,经粪-口途径传播。急型菌痢常有发热、腹痛、腹泻、里急后重、排出脓血黏液便等;中毒型菌痢可表现为高热、昏迷、微循环衰竭和休克等,病后可获得短暂免疫力。

4. 病原学快速诊断　采集粪便的脓血或黏液部分快速诊断,常用荧光免疫菌球法、协同凝集试验测定患者粪便中志贺菌及其可溶性抗原。

**(四) 变形杆菌属**

变形杆菌包括普通、奇异、产黏和潘氏变形杆菌 4 个菌种,有明显的多形态性,有时可呈球形或丝状。某些菌株 $X_{19}$、$X_2$、$X_k$ 的 O 抗原与某些立克次体有共同抗原成分，故可代替立克次体抗原与患者血清进行凝集反应(外斐试验)来辅助诊断有关的立克次体病。本属细菌为条件致病菌，主要引起尿道感染，可能与肾结石、膀胱结石有关。

**(五) 霍乱弧菌**

1. *主要生物学性状* 霍乱弧菌为革兰阴性菌，菌体弯曲呈弧形或逗点状，无芽胞，有菌毛，O-139 菌株有荚膜，菌体一端有单鞭毛，运动活泼，取标本直接涂片常呈鱼群状"排列"及"穿梭"样运动。需氧，营养要求不高，耐碱不耐酸，最适 pH8.4～9.0。与其他致病性弧菌的区别是它可在无盐环境中生长。该菌具有 O 和 H 抗原，O 抗原可分为 155 个血清群。其中 O-1 群、O-139 群可引起霍乱，又根据表型差异将 O-1 群分为古典生物型和 El Tor 生物型。

2. *致病因素* ①鞭毛活跃的运动和分泌黏液素酶液化黏液，均有助于细菌穿过黏膜黏液层，且其菌毛可使细菌黏附于肠黏膜上皮细胞。②霍乱肠毒素为不耐热的聚合蛋白，作用于腺苷酸环化酶，使 cAMP 增高，主动分泌 $Na^+$、$K^+$、$HCO_3^-$ 和水，导致严重的腹泻与呕吐。

3. *所致疾病* 霍乱弧菌通过污染水或食物等经口感染，一般在吞食病菌 2～3 天出现剧烈腹泻(米泔水样便)和呕吐，导致严重脱水、电解质紊乱、微循环衰竭甚至休克死亡。病后可获牢固免疫力，主要为 SIgA。

4. *实验诊断* 取患者"米泔水"样大便、呕吐物，直接涂片染色镜检观察有无"鱼群状"排列的细菌，或悬滴检查有无"穿梭样"运动的细菌。

**(六) 副溶血性弧菌**

副溶血性弧菌是一种嗜盐革兰阴性弧菌，在无盐或 NaCl 高于 8%的环境中均不能生长，盐浓度不适宜时，该菌可呈长杆状或球杆状，有端鞭毛一根，对酸敏感，溶血与否是鉴定其有无致病性的一项重要指标。该菌存在于近海水、海底沉积物和鱼、贝类等海产品中，人因食入未煮熟的海产品或盐腌食物而引起食物中毒。

**(七) 幽门螺杆菌**

幽门螺杆菌为革兰阴性菌，呈弧形、S 形或海鸥状排列，一端或两端有多根鞭毛，运动活泼。营养要求较高，培养时需动物血清或血液，最适生长温度为 37 ℃，最佳 pH6.0～7.0。严格微需氧培养，生长缓慢，37 ℃培养 3 天以上可见针尖状无色透明菌落。尿素酶丰富，可迅速分解尿素释放氨，是鉴定该菌的主要依据之一。

幽门螺杆菌对胃酸很敏感，但仍能在胃上皮细胞表面黏附和定居，其原因是：①该菌感染与宿主胃酸过低有关；②尿素酶丰富；③运动活泼。幽门螺杆菌侵入胃组织后，可引起上皮的损伤及腺体的萎缩，氨、黏多糖酶等细菌产物可介导局部黏膜的损伤。细菌产生的空泡毒素诱导上皮的损伤，并与尿素酶、细菌脂多糖共同作用，促进胃组织的炎症反应。另外，该菌表达的热休克蛋白与胃上皮细胞有共同抗原，可引起机体的自身免疫反应。

幽门螺杆菌是胃炎、十二指肠溃疡、胃溃疡的重要病因，与胃腺癌和胃黏膜相关 B 细胞淋巴瘤的发生密切相关。

## 二、试题

**(一) 名词解释**

1. 大肠菌群指数 2. 细菌总数 3. Vi 抗原 4. 肥达反应

**(二) 填空题**

1. 大多数肠道杆菌为人体的________，但当侵犯________组织时可引起化脓性感染。

2. 大肠埃希菌能分解乳糖________，IMViC 试验结果为________。

3. 肠产毒型大肠埃希菌所产生的肠毒素可分为________和________两种。

4. 在 SS 琼脂平板上生长的大肠埃希菌的菌落为________菌落，而伤寒沙门菌、痢疾志贺菌的菌落为________菌落。

5. 肠热症病后获得的免疫力________，主要是________免疫。

6. 霍乱弧菌有两个生物型，即________和________。

7. 霍乱弧菌生长时的适宜酸碱度为________，在________培养基中生长良好。

8. 幽门螺杆菌与________和________的发生密切相关。

**(三) 单项选择题**

1. 常用于鉴别肠道杆菌有无致病性的初步试验是 ( )

A. 动力试验 B. 甲基红试验 C. 乳糖发酵试验 D. 靛基质试验 E. V-P 试验

2. 志贺菌属与沙门菌属、埃希菌属的最大区别是 ( )

A. 无鞭毛无动力 B. 不发酵乳糖 C. 分解葡萄糖产酸不产气 D. HS 试验阴性 E. V-P试验阴性

3. 下列缺乏 H 抗原的细菌是 ( )

A. 大肠埃希菌 B. 伤寒沙门菌 C. 鼠伤寒沙门菌 D. 福氏志贺菌 E. 普通变形杆菌

4. 引起婴儿腹泻的主要致病菌是 ( )

A. 痢疾志贺菌 B. 肠致病性大肠埃希菌 C. 肠侵袭性大肠埃希菌 D. 鼠伤寒沙门菌 E. 肠炎沙门菌

5. 对大肠埃希菌叙述错误的是 ( )

A. 能分解乳糖产酸产气 B. 有周身鞭毛，能运动 C. 引起的肠外感染以泌尿道感染最常见 D. 均为条件致病菌 E. 是埃希菌属中最常见的临床分离菌

6. 有关伤寒沙门菌的叙述，正确的是 ( )

A. 不分解乳糖是与其他沙门菌的区别之一 B. 侵入机体后可引起菌血症 C. 是沙门菌属中导致败血症常见的致病菌之一 D. 可污染食物导致食物中毒 E. 靛基质试验阳性

7. 肠热症患者在发病 1 周内进行病原学检查应采取的标本是 ( )

A. 粪便 B. 尿液 C. 血液 D. 胃液 E. 胆汁

8. 伤寒沙门菌导致肠热症时的主要致病因素是 ( )

A. Vi 抗原 B. 内毒素 C. 肠毒素 D. H 抗原 E. 细菌素

9. 下列对伤寒具有诊断意义的检查结果是 ( )

A. H 为 1∶160，O 为 1∶80 B. H 为 1∶160，O 为 1∶160 C. H 为 1∶80，O 为 1∶80 D. H 为 1∶320，O 为 1∶80 E. H 为 1∶320，O 为 1∶320

10. 决定痢疾志贺菌致病性的首要因素是 ( )

A. 侵袭力 B. 内毒素 C. 外毒素 D. 荚膜 E. 与其他肠道菌联合感染

11. 关于霍乱弧菌，不正确的叙述是 ( )

A. 革兰阴性，逗点状 B. 具有周身鞭毛，运动非常活泼 C. 需氧菌 D. 耐碱不耐酸 E. 具有 O 与 H 抗原

12. 霍乱弧菌 O-139 菌株 ( )

A. 属于不典型 O-1 群霍乱弧菌 B. 不引起人类的霍乱流行 C. 无荚膜、无菌毛、有单

鞭毛 D. 有荚膜，所致感染比 O-1 群严重 E. 属于其他弧菌

13. 副溶血性弧菌是 ( )

A. O-1 群霍乱弧菌 B. 不典型 O-1 群霍乱弧菌 C. 非 O-1 群霍乱弧菌 D. 其他弧菌 E. 以上均不是

14. 下列对霍乱弧菌致病性的叙述错误的是 ( )

A. 人是唯一易感者 B. 霍乱肠毒素的 B 亚单位可活化腺苷酸环化酶 C. 病后可获牢固免疫力 D. El Tor 生物型感染病情较轻、死亡率低 E. 鞭毛运动与其致病性有关

15. 典型霍乱患者的粪便是 ( )

A. 脓血黏液便 B. 水样便 C. 米泔水样便 D. 陶土样便 E. 果酱样便

16. 下列与幽门螺杆菌无关的疾病是 ( )

A. 胃炎 B. 胃溃疡 C. 胆囊炎 D. 十二指肠溃疡 E. 胃腺癌

**(四) 多项选择题**

1. 下列与细菌毒力有关的微荚膜或包膜有 ( )

A. 大肠埃希菌的 K 抗原 B. 伤寒沙门菌的 O 抗原 C. 痢疾志贺菌的 O 抗原 D. 伤寒沙门菌的 Vi 抗原 E. 大肠埃希菌的 O 抗原

2. 肠道杆菌的共同特性有 ( )

A. 革兰阴性杆菌，多数有周身鞭毛和菌毛 B. 均可分解葡萄糖产酸产气 C. 均不形成芽胞 D. 均为条件致病菌 E. 在液体培养基中常呈均匀混浊生长

3. 大肠埃希菌的侵袭物质有 ( )

A. 内毒素 B. 菌毛 C. K 抗原 D. 耐热肠毒素 E. 不耐热肠毒素

4. 肠道致病菌的特征有 ( )

A. 均有 H、O 抗原 B. 除少数外均不分解乳糖 C. 在 SS 琼脂上形成无色半透明菌落 D. 均为革兰阴性杆菌 E. 均可产生 $H_2S$

5. 伤寒沙门菌的致病因素有 ( )

A. Vi 抗原 B. 菌毛 C. 内毒素 D. 肠毒素 E. H 抗原

6. 志贺毒素的特性有 ( )

A. 神经毒性 B. 黏附性 C. 细胞毒性 D. 整合性 E. 肠毒素性

7. 霍乱肠毒素的特点有 ( )

A. 不耐热 B. 由 A 和 B 亚单位结合而成 C. A 亚单位为毒性单位，单独存在即可发挥作用 D. 为聚合蛋白，只有 A 与 B 结合在一起时才能发挥毒性作用 E. B 亚单位，可与小肠黏膜上皮细胞表面的受体结合

8. 霍乱弧菌的特点有 ( )

A. 菌体弯曲呈弧形 B. 菌体一端有一根鞭毛，运动活泼 C. 在 pH8.4～9.0 碱性蛋白胨水中生长良好 D. 在无盐环境中不能生长 E. 是唯一能引起人类疾病的弧菌

9. 霍乱弧菌与副溶血性弧菌的主要区别有 ( )

A. 霍乱弧菌有一根鞭毛，副溶血性弧菌有一束鞭毛 B. 所致霍乱可引起世界性大流行，而副溶血性弧菌所致食物中毒则不能 C. 在海水中霍乱弧菌不能生存，而副溶血性弧菌则能生存 D. 无盐环境中霍乱弧菌能生长，而副溶血性弧菌则不能生长 E. 霍乱弧菌有荚膜而副溶血性弧菌无荚膜

10. 具有鞭毛的致病菌有 ( )

A. 痢疾志贺菌 B. 伤寒沙门菌 C. 霍乱弧菌 D. 副溶血性弧菌 E. 鼠伤寒沙门菌

**(五) 问答题**

1. 简述大肠埃希菌的致病因素及所致疾病。
2. 具有致病性的沙门菌有哪些？有哪些致病因素？可导致哪些疾病？
3. 在分析肥达反应结果时要注意哪些问题？
4. 简述志贺菌属的主要生物学特性及致病因素。
5. 为什么对细菌性痢疾的患者做病原学检查时，必须取新鲜粪便立即送检？
6. 霍乱弧菌的致病因素有哪些？所致的疾病及致病机制是什么？

## 三、试题答案

**(一) 名词解释(略)**

**(二) 填空题**

1. 正常菌群 肠外 2. 产酸产气 ＋＋－－ 3. 耐热肠毒素(ST) 不耐热肠毒素(LT) 4. 红色 无色 5. 牢固 细胞免疫 6. 古典生物型 El Tor生物型 7. pH8.4～9.0 碱性 8. 胃腺癌 胃黏膜相关B细胞淋巴瘤

**(三) 单项选择题**

1. C 2. A 3. D 4. B 5. D 6. B 7. C 8. B 9. E 10. A 11. B 12. D 13. D 14. B 15. C 16. C

**(四) 多项选择题**

1. AD 2. ACE 3. BC 4. BCD 5. ABC 6. ACE 6. ABDE 7. ABC 8. ABD 9. BCDE 10. BCDE

**(五) 问答题(要点)**

1. 致病因素为K抗原与菌毛、内毒素和肠毒素。所致疾病为肠道感染、腹泻。

2. 致病性沙门菌有伤寒沙门菌、副伤寒沙门菌、猪霍乱沙门菌、鼠伤寒沙门菌和肠炎沙门菌。致病因素有菌毛、Vi抗原、内毒素和肠毒素。所致疾病为肠热症、食物中毒和败血症。

3. ①本地区人群的正常值，伤寒沙门菌H凝集效价为1∶160，O凝集效价为1∶80，副伤寒沙门菌H凝集效价为1∶80；②动态观察；③分析H与O抗体增高的意义。

4. 生物学特性为无鞭毛、有菌毛，分解葡萄糖产酸不产气，一般不分解乳糖，有O、K两种抗原，对酸敏感，粪便中数小时死亡。致病因素有菌毛、内毒素和外毒素。

5. 志贺菌对酸敏感，在酸性环境中很快死亡，如采集的粪便不新鲜或不能立即送检，则粪便中的其他肠道菌分解糖产酸而导致志贺菌死亡，故必须采集新鲜粪便并立即送检。

6. 致病因素有鞭毛、黏液素酶、菌毛和肠毒素。引起霍乱。致病机制为霍乱肠毒素作用于腺苷环化酶，使cAMP增高，主动分泌$Na^+$、$K^+$、$HCO_3$和水，导致严重腹泻与呕吐。

（邓学新）

# 第三节 厌氧性细菌

## 一、内容提要

根据能否形成芽胞，可将厌氧性细菌分为厌氧芽胞梭菌和无芽胞厌氧菌两大类。

**(一) 破伤风梭菌**

1. *主要生物学性状* 菌体细长杆状，有周鞭毛，无荚膜，芽胞正圆，位于菌体顶端，使细菌呈鼓槌状；革兰阳性，严格厌氧。血平板上37 ℃培养48 h后可见薄膜状爬行生长物，不发酵糖类,不分解蛋白质。芽胞抵抗力强,100 ℃ 1 h 才被破坏。

2. *致病物质及所致疾病*　破伤风梭菌的致病物质为破伤风痉挛毒素和破伤风溶血毒素。伤口局部形成厌氧微环境是破伤风梭菌致病的重要条件,如:深而窄的伤口,有泥土或异物污染;大面积创伤,有大量坏死组织,局部组织缺血;同时感染需氧菌或兼性厌氧菌的伤口。

3. *防治原则*　①人工主动免疫:白百破三联疫苗联合注射。②清创、扩创及特异性预防:迅速对伤口清创、扩创,防止厌氧环境的形成,对伤口污染严重而又未经过基础免疫者,可立即注射 TAT 1 500～3 000 u。③特异性治疗:对已发病者应早期足量使用 TAT10 万～20 万 u。

### (二) 产气荚膜梭菌

1. *主要生物学特性*　革兰阳性大杆菌,有荚膜,无鞭毛,芽胞呈椭圆形,位于菌体的中央或次极端。厌氧生长,血平板上形成双层溶血环。代谢活跃,可分解多种糖类,产酸产气。在牛奶培养基上形成“汹涌发酵”现象。

2. *致病物质和所致疾病*　产气荚膜梭菌的致病物质为外毒素和侵袭性酶,其中 α 毒素毒性较强。其所致疾病有:①气性坏疽;②食物中毒;③坏死性肠炎。

### (三) 肉毒梭菌

1. *主要生物学特性*　革兰阳性粗短杆菌,无荚膜、有鞭毛,芽胞呈椭圆形,位于菌体的次极端,使菌体呈网球拍状。营养要求不高,可在普通培养基上生长,在血培养基上生长产生 β 溶血环;在庖肉培养基上,可消化肉渣,使之变黑,产生腐败恶臭。

2. *致病物质和所致疾病*　肉毒梭菌的致病物质为肉毒毒素。所致病症有:①食物中毒;②创伤感染中毒;③婴儿肉毒中毒。

## 二、试题

### (一) 名词解释

1. 厌氧芽胞梭菌　2. 气性坏疽　3. 无芽胞厌氧菌　4. “汹涌发酵”现象

### (二) 填空题

1. 厌氧性细菌可分为________和________两大类。

2. 厌氧芽胞梭菌是一群革兰染色________性,能形成芽胞的________,芽胞使菌体膨大呈梭状。

3. 厌氧芽胞梭菌主要分布于________、________。

4. 破伤风梭菌的芽胞呈________状,位于菌体的________。

5. 破伤风梭菌能产生________和________两种毒素。

6. 产气荚膜梭菌是人类________和________的主要病原菌。

7. 肉毒毒素是已知最剧烈的________毒素,其毒性比氰化钾强________倍。

8. 无芽胞厌氧菌标本采取应注意从________处采取,并注意避免________的污染。

### (三) 单项选择题

1. 厌氧芽胞梭菌能耐受恶劣环境条件的菌体结构是　(　　)

A. 荚膜　B. 鞭毛　C. 菌毛　D. 中介体　E. 芽胞

2. 下列不属于厌氧性细菌的是　(　　)

A. 革兰阳性球菌　B. 革兰阴性球菌　C. 弧菌　D. 芽胞梭菌　E. 无芽胞杆菌

3. 破伤风痉挛毒素作用的细胞是　(　　)

A. 淋巴细胞　B. 红细胞　C. 白细胞　D. 神经细胞　E. 成纤维细胞

4. 破伤风梭菌感染的重要条件是 ( )

A. 菌群失调 B. 伤口厌氧微环境 C. 其芽胞污染伤口 D. 其繁殖体污染伤口 E. 机体无免疫力

5. 当一民工被铁钉扎伤送往医院时，医生应首先给其注射的生物制品是 ( )

A. 破伤风菌苗 B. 破伤风类毒素 C. 破伤风抗毒素 D. 丙种球蛋白 E. 以上均不是

6. TAT 能治疗破伤风的原因是 ( )

A. 阻止毒素进入血流 B. 中和游离的毒素 C. 中和与细胞结合的毒素 D. 抑制细菌的繁殖 E. 阻止细菌合成毒素

7. 产气荚膜梭菌的多个血清型中对人致病的主要是 ( )

A. B 型 B. D 型 C. A 型 D. E 型 E. C 型

8. 产气荚膜梭菌与其他梭菌的区别是 ( )

A. 专性厌氧 B. 抵抗力强 C. 有芽胞 D. 有荚膜 E. 革兰阳性杆菌

9. 产生肠毒素引起食物中毒的厌氧菌是 ( )

A. 肉毒梭菌 B. 金黄色葡萄球菌 C. 产气荚膜梭菌 D. 脆弱类杆菌 E. 破伤风梭菌

10. 肉毒毒素主要作用的细胞是 ( )

A. 脑神经细胞 B. 自主神经细胞 C. 运动神经末梢细胞 D. 肠黏膜细胞 E. 上皮细胞

11. 能治疗无芽胞厌氧菌感染的药品是 ( )

A. 抗毒素 B. 类毒素 C. 抗生素 D. 细菌素 E. 维生素

12. 下列疾病中适合于用类毒素预防的是 ( )

A. 坏死性肠炎 B. 肉毒中毒 C. 破伤风 D. 气性坏疽 E. 婴儿肉毒中毒

**(四) 多项选择题**

1. 无芽胞厌氧菌常存在于人体的部位有 ( )

A. 上呼吸道 B. 皮肤 C. 口腔 D. 肠道 E. 尿道

2. 下列能产生肠毒素，引起食物中毒的细菌有 ( )

A. 副溶血性弧菌 B. 金黄色葡萄球菌 C. 产气荚膜梭菌 D. 肉毒梭菌 E. 脆弱类杆菌

3. 破伤风梭菌的生物学性状有 ( )

A. 有周身鞭毛 B. 芽胞正圆 C. 革兰染色阴性 D. 无荚膜 E. 芽胞位于菌体顶端

4. 厌氧芽胞梭菌的主要特点有 ( )

A. 革兰染色阳性 B. 有芽胞的大杆菌 C. 对热和干燥的抵抗力强 D. 均不产生外毒素 E. 分布于土壤及人和动物肠道

5. 下列能引起创伤感染的细菌有 ( )

A. 破伤风梭菌 B. 肉毒梭菌 C. 产气荚膜梭菌 D. 无芽胞厌氧菌 E. 艰难梭菌

6. 对艰难梭菌敏感的抗生素有 ( )

A. 万古霉素 B. 氨苄青毒素 C. 红霉素 D. 甲硝唑 E. 氯林可霉素

7. 产生嗜神经毒素的细菌有 ( )

A. 霍乱弧菌 B. 大肠埃希菌 C. 白喉杆菌 D. 肉毒梭菌 E. 破伤风梭菌

8. 无芽胞厌氧菌有　（　）

A. 革兰阳性球菌　B. 革兰阳性杆菌　C. 革兰阴性球菌　D. 革兰阴性杆菌　E. 螺形菌

**（五）问答题**

1. 简述破伤风梭菌的致病条件及致病物质。

2. 简述破伤风的防治原则。

3. 简述产气荚膜梭菌的致病物质及所致疾病。

4. 肉毒梭菌的致病物质是什么？其所致疾病有哪些？

5. 无芽胞厌氧菌的感染特征是什么？

## 三、试题答案

**（一）名词解释（略）**

**（二）填空题**

1. 厌氧芽胞梭菌　无芽胞厌氧菌　2. 阳　大杆菌　3. 土壤　人和动物肠道　4. 正圆　顶端　5. 破伤风痉挛毒素　破伤风溶血毒素　6. 气性坏疽　食物中毒　7. 神经毒素　1万　8. 中心　正常菌群

**（三）单项选择题**

1. E　2. C　3. D　4. B　5. C　6. B　7. C　8. D　9. C　10. C　11. C　12. C

**（四）多项选择题**

1. ABCDE　2. AC　3. ABDE　4. ABCE　5. ABCD　6. AD　7. DE　8. ABCD

**（五）问答题（要点）**

1. ①伤口深而窄；②混有泥土或异物，或坏死组织、凝血块较多；③同时伴有需氧菌和兼性厌氧菌感染。

2. ①人工主动免疫；②清创、扩创及特异性预防；③特异性治疗。

3. （1）致病物质　①多种外毒素，其中 α 毒素的毒性最强；②荚膜。

（2）所致疾病　①气性坏疽；②食物中毒；③坏死性肠炎。

4. （1）致病物质　肉毒毒素。

（2）所致疾病　①食物中毒；②创伤感染中毒；③婴儿肉毒中毒。

5. ①内源性感染，感染部位可遍及全身，多呈慢性过程；②无特定病型；③分泌物或脓液黏稠、恶臭；④使用氨基糖苷类抗生素治疗；⑤脓液、血液等标本用普通培养法无厌氧菌生长。

（刘翠青）

# 第四节　呼吸道感染细菌

## 一、内容提要

**（一）结核分枝杆菌**

分枝杆菌属是一类细长略弯的杆菌，因有分枝生长趋势而得名。主要特点是细胞壁含有大量脂质，一般染色不易着色，需经加温或延长染色时间，且着色后能抵抗盐酸乙醇的脱色，故又称抗酸杆菌。对人致病的主要有结核分枝杆菌和麻风分枝杆菌。

1. 生物学性状　菌体细长稍弯，有分枝生长倾向。革兰染色阳性，但不易着色。抗酸染色呈红色。专性需氧，营养要求高，罗氏培养基培养。最适酸碱度为 pH6.5～6.8。生长缓慢，2～4 周可出现乳白色或米黄色，不透明，粗糙干燥，呈颗粒、结节状或菜花状的菌落。抵抗力相对较强，耐干燥能力特别强，对湿热敏感，对紫外线敏感。

结核分枝杆菌可发生形态、菌落、毒力、耐药性和免疫原性等变异。如在预防接种中广泛应用的卡介苗(BCG),是将牛型结核分枝杆菌培养在含甘油、胆汁、马铃薯的培养基中,经13年230次传代而获得的减毒活疫苗菌株。

2. 致病性　致病性可能与脂质成分、蛋白质和多糖有关。结核分枝杆菌含复杂的脂质成分,包括索状因子、硫酸脑苷脂、蜡质D等;蛋白质主要成分是结核菌素,免疫原性强,可激发机体发生Ⅳ型超敏反应;多糖的致病作用不清。

本菌可通过呼吸道、消化道或皮肤黏膜侵入易感机体,引起全身多种组织器官的感染。肺结核较为多见。

3. 免疫性与超敏反应

(1) 免疫性　结核分枝杆菌为胞内寄生菌,主要以细胞免疫为主。结核的免疫属于感染免疫或有菌免疫,即只有当结核分枝杆菌或其组分在体内存在时才有免疫力,一旦细菌或其组分在体内清除,免疫力也随之消失。

研究表明,在结核分枝杆菌的感染过程中,感染、免疫和超敏反应三者是同时存在的。

(2) 结核菌素试验　是用结核菌素来测定机体对结核分枝杆菌是否存在Ⅳ型超敏反应的一种皮肤试验。①原理:属于局部皮肤Ⅳ型超敏反应。②实验方法:取OT或PPD 5 u,注射于两前臂掌侧中部中央皮内,48～72 h后观察局部反映。③结果与分析:红肿硬结直径＜5 mm者为阴性,≥5 mm者为阳性,≥15 mm者为强阳性。阳性仅表示曾感染过结核分枝杆菌或接种卡介苗成功,对结核分枝杆菌有免疫力。强阳性提示可能有活动性结核,应进一步检查。阴性反应除了提示未受过结核菌感染外,对结核分枝杆菌无免疫力,还可见于感染初期、严重结核病患者、细胞免疫功能低下者或应用免疫抑制剂的肿瘤与白血病患者等。④应用:用于选择卡介苗接种对象及免疫效果测定,作为婴幼儿结核病诊断的参考,用于流行病学调查。

4. 实验诊断　标本直接涂片镜检或分离培养、动物接种诊断或采用聚合酶链反应(PCR)、核酸分子杂交的免疫学技术快速诊断。

5. 防治原则　接种卡介苗是预防结核病的最有效措施。联合应用抗结核药物进行治疗。

#### (二) 白喉棒状杆菌

本菌为革兰阳性菌,一端或两端膨大呈棒状,排列不规则,无荚膜,鞭毛,无芽胞,美蓝染色可见异染颗粒。吕氏培养基培养。致病物质为白喉毒素和索状因子,主要经呼吸道传播,引起呼吸道炎症或全身性感染。可获得持久性免疫,主要为抗毒素免疫。锡克试验用于调查人群对白喉是否有免疫力,其原理是皮内毒素和抗毒素中和反应。可用白百破三联疫苗预防,用抗毒素紧急预防和治疗,用青霉素等抗生素治疗。

#### (三) 嗜肺军团菌

本菌为革兰阴性杆菌,有鞭毛,无芽胞,有菌毛和微荚膜。专性需氧,营养要求高,初次分离需L-半胱氨酸,且生长缓慢。在人工管道的水源中常见,对湿热和常用化学消毒剂敏感。致病物质为多种酶类、毒素等。嗜肺军团菌引起的军团病,主要通过呼吸道感染,临床表现以肺为主的全身感染。嗜肺军团菌为胞内寄生菌,细胞免疫在抗感染中发挥主要作用。预防主要是加强水源的管理。治疗首选红霉素。

#### (四) 百日咳鲍特菌

本菌为革兰阴性小杆菌,无芽胞、无鞭毛。专性需氧,营养要求很高,初次分离培养需用鲍-金培养基。抵抗力弱,对一般消毒剂及多种抗生素敏感。致病物质包括荚膜、菌毛、内毒素及多种生物活性物质。主要经呼吸道感染，引起百日咳。病程较长，以阵发性痉挛性剧咳为特征。病后机体能获得较持久的免疫力，再次感染少见。用“白百破”(DPT)三联疫苗进行免疫，效果较好。治疗首选红霉素。

**(五) 流感嗜血杆菌**

本菌为革兰阴性小杆菌，多数菌株有菌毛。培养时须提供含有X和V因子的血液。在巧克力色平板上生长最佳。与金黄色葡萄球菌在血平板上共同孵育时，在金黄色葡萄球菌菌落周围的流感嗜血杆菌的菌落较大，距离远的流感嗜血杆菌的菌落较小，此称为卫星现象。卫星现象有助于流感嗜血杆菌的鉴定。本菌抵抗力弱，对青霉素和氯霉素易产生耐药性。主要致病物质为荚膜、菌毛与内毒素等。所致疾病中，原发性(外源性)感染多为急性化脓性感染；继发性(内源性)感染常继发于流行性感冒、结核病等。机体的免疫以体液免疫为主。

**(六) 肺炎克雷伯菌**

本菌为革兰阴性短杆菌，两端钝圆较粗，无鞭毛，无芽胞，多数菌株有菌毛，有荚膜。营养要求不高，在普通培养基上生长的菌落大，呈黏液状，相互融合，以接种环挑之易拉成丝，有助于鉴别。本菌存在于正常人肠道、呼吸道，是重要的条件致病菌。

## 二、试题

**(一) 名词解释**

1. 抗酸杆菌 2. 结核菌素试验 3. 卫星现象 4. 锡克试验 5. 卡介苗

**(二) 填空题**

1. 对人致病的分枝杆菌有________和________。

2. 抗酸染色法染色，结核分枝杆菌染成________，其他细菌则被染成________。

3. 结核分枝杆菌的致病物质与________、________和多糖有关。

4. 结核分枝杆菌的免疫属于________，又称________。

5. 结核分枝杆菌常用________作分离培养，最适酸碱度为________。

6. 对新生儿接种________特异性预防结核病，为人工________免疫。

7. 结核分枝杆菌抵抗力较强，但对________和________敏感。

8. 结核菌素试验是用________来测定机体对结核分枝杆菌是否存在________型超敏反应的一种皮肤试验。

9. 白喉棒状杆菌常用________作分离培养，美蓝染色胞质内可见着色深的________。

10. 白喉棒状杆菌致病物质为________和________。

11. 白喉棒状杆菌经________传播，引起________。

12. 白喉病愈后可获得持久性免疫，主要为________免疫。调查人群对白喉是否有免疫力的试验，称为________。

13. 嗜肺军团菌主要通过呼吸道感染引起________，临床表现为以________为主的全身感染。

14. 百日咳鲍特菌主要经呼吸道感染，引起________。病程较长，以为________为特征。

15. 流感嗜血杆菌培养时必须提供含有________和________因子的血液。

16. 流感嗜血杆菌与金黄色葡萄球菌在________共同孵育时，在金黄色葡萄球菌菌落周围的流感嗜血杆菌的菌落较大，距离远的流感嗜血杆菌的菌落较小，此称为________。

17. 肺炎克雷伯菌存在于正常人肠道、呼吸道，是重要的________。革兰染色________性，短小杆菌。

**（三）单项选择题**

1. 结核分枝杆菌生长最适宜的酸碱度是 pH （ ）
A. 7.2～7.3 B. 7.8～9.0 C. 6.5～6.8 D. 7.0～8.0 E. 7.3～7.5

2. 下列细菌中生长速度最慢的是 （ ）
A. 痢疾志贺菌 B. 霍乱弧菌 C. 结核分枝杆菌 D. 甲型溶血性链球菌 E. 肺炎链球菌

3. 白喉棒状杆菌常用的培养基是 （ ）
A. 罗氏培养基 B. 庖肉培养基 C. 巧克力色平板 D. 吕氏血清斜面培养基 E. SS培养基

4. 关于结核分枝杆菌生物学特性的叙述，正确的是 （ ）
A. 专性厌氧 B. 抗酸染色呈蓝色 C. 菌落光滑 D. 生长缓慢 E. 生长快

5. 结核分枝杆菌中免疫原性强的成分是 （ ）
A. 分枝菌酸 B. 蜡质D C. 索状因子 D. 磷脂 E. 结核菌素

6. 结核分枝杆菌变异的产物卡介苗，其变异类别是 （ ）
A. 形态变异 B. 菌落变异 C. 耐药性变异 D. 抗原性变异 E. 毒力变异

7. 属于感染免疫或有菌免疫的细菌是 （ ）
A. 霍乱弧菌 B. 结核分枝杆菌 C. 破伤风梭菌 D. 白喉棒状杆菌 E. 大肠埃希菌

8. 结核分枝杆菌所致疾病最常见的是 （ ）
A. 肺结核 B. 淋巴结核 C. 肾结核 D. 肠结核 E. 结核性胸膜炎

9. 不以内毒素或外毒素作为致病物质的细菌是 （ ）
A. 破伤风梭菌 B. 伤寒沙门菌 C. 结核分枝杆菌 D. 霍乱弧菌 E. 产气荚膜梭菌

10. 下列对结核分枝杆菌的免疫特点叙述正确的是 （ ）
A. 属于体液免疫 B. 属于感染免疫 C. 体液和细胞免疫并重 D. 不能通过人工主动免疫获得免疫力 E. 细胞免疫与Ⅰ型超敏反应同时建立

11. 卡介苗的接种对象主要是 （ ）
A. 结核菌素试验阳性者 B. 成年人 C. 严重的结核患者 D. 新生儿和结核菌素试验阴性的儿童 E. 细胞免疫功能低下的患者

12. 下列属于胞内寄生菌的是 （ ）
A. 金黄色葡萄球菌 B. 结核分枝杆菌 C. 破伤风梭菌 D. 炭疽芽胞杆菌 E. 鼠疫耶氏菌

13. 关于结核分枝杆菌抗酸染色的叙述，错误的是 （ ）
A. 标本直接或集菌后涂片、干燥固定 B. 石炭酸复红加热染色 5 min 水洗 C. 3%盐酸乙醇脱色水洗 D. 碱性美蓝复染 1～2 min 水洗 E. 其结果红色为抗酸阴性，蓝色为抗酸阳性

14. 白喉棒状杆菌的最主要致病物质是 （ ）
A. 内毒素 B. 脂质 C. 外毒素 D. 菌毛 E. 荚膜

15. 结核菌素试验阴性表明 （ ）
A. 机体已感染过结核分枝杆菌 B. 机体接种卡介苗成功 C. 机体对结核分枝杆菌有一定免疫力 D. 机体对结核分枝杆菌有迟发型超敏反应 E. 表明机体对结核分枝杆菌无免疫力

16. 治疗白喉的原则是 ( )

A. 注射抗毒素及类毒素 B. 注射抗毒素及抗生素 C. 注射抗毒素 D. 注射抗生素 E. 注射抗生素及类毒素

17. 某幼儿园小班发现一患白喉的小朋友,同班小朋友紧急预防的措施是 ( )

A. 注射白喉类毒素 B. 注射白百破三联疫苗 C. 注射白喉抗毒素 D. 注射干扰素 E. 注射抗生素

18. 嗜肺军团菌最重要的传播途径是 ( )

A. 经与患者接触受染 B. 经消化道途径感染 C. 经呼吸道吸入染菌的气溶胶感染 D. 经烧伤创面感染 E. 医源性交叉感染

19. 目前控制军团菌肺炎流行的主要措施是 ( )

A. 接种减毒活疫苗 B. 使用免疫增强剂 C. 使用抗生素预防感染 D. 用乳酸熏蒸室内空气进行消毒 E. 对供水管道及循环水系统进行监测和消毒

20. 分离百日咳鲍特菌常用的培养基是 ( )

A. 巧克力色培养基 B. 鲍-金培养基 C. 伊红-美蓝培养基 D. 罗氏培养基 E. 亚碲酸钾培养基

21. 百日咳鲍特菌的主要侵袭部位是 ( )

A. 口腔黏膜 B. 扁桃体 C. 咽喉黏膜声带 D. 气管、支气管黏膜的纤毛上皮细胞 E. 肺组织

22. 目前预防百日咳主要采用的生物制品是 ( )

A. 类毒素 B. 减毒活疫苗 C. 抗毒素 D. 白百破三联疫苗 E. 以上均不是

23. 与金黄色葡萄球菌在血平板上共同培养时出现"卫星现象"的细菌是 ( )

A. 表皮葡萄球菌 B. 大肠埃希菌 C. 流感嗜血杆菌 D. 百日咳鲍特菌 E. 铜绿假单胞菌

24. 出现"卫星现象"时金黄色葡萄球菌能合成的生长因子是 ( )

A. 生长因子 B. V因子 C. X因子 D. 高铁血红素 E. 维生素 $B_1$

25. 流感嗜血杆菌不能引起的疾病是 ( )

A. 流感 B. 支气管炎 C. 化脓性脑膜炎 D. 咽喉会厌炎 E. 化脓性关节炎

26. 下列细菌中,作为条件致病菌的是 ( )

A. 肺炎克雷伯杆菌 B. 结核分枝杆菌 C. 嗜肺军团菌 D. 百日咳鲍特菌 E. 流感嗜血杆菌

27. 可用抗毒素进行预防的疾病是 ( )

A. 肠热症与白喉 B. 破伤风与百日咳 C. 破伤风与结核病 D. 白喉与破伤风 E. 白喉与百日咳

28. 结核杆菌的类属是 ( )

A. 拟杆菌 B. 芽胞菌 C. 分枝杆菌 D. 棒状杆菌 E. 球杆菌

29. 预防结核分枝杆菌感染的人工自动免疫制剂是 ( )

A. 结核菌素 B. 卡介苗(BCG) C. 丙种球蛋白 D. 干扰素 E. 类毒素

30. 结核菌素试验阳性反应的机制是 ( )

A. 结核菌素的毒性作用 B. 速发型超敏反应 C. 迟发型超敏反应 D. 抗原抗体复合物反应 E. 细胞毒性超敏反应

31. 当结核菌素试验阳性时,下列解释正确的是 ( )
A. 需要接种卡介苗 B. 未患过活动性结核病 C. 对结核病有免疫力 D. 需要接种卡介苗 E. 以上均不是
32. 下述属于抗酸菌的是 ( )
A. 麻风分枝杆菌与结核分枝杆菌 B. 变形杆菌与大肠埃希菌 C. 流感嗜血杆菌与结核分枝杆菌 D. 白喉棒状杆菌与破伤风梭菌 E. 白喉棒状杆菌与百日咳杆菌
33. 白喉棒状杆菌感染后引起的局部病变特征是 ( )
A. 化脓性炎症 B. 假膜 C. 坏疽 D. 红肿 E. 溃疡
34. 某一患者低热、咳嗽,痰涂片抗酸染色后镜检见红色细长、略带弯曲的杆状细菌。该患者最可能患的疾病是 ( )
A. 军团菌肺炎 B. 大叶性肺炎 C. 肺结核 D. 非典型性肺炎 E. 以上均不是
35. 白喉棒状杆菌形态学上的主要特征是 ( )
A. 芽胞 B. 荚膜 C. 异染颗粒 D. 鞭毛 E. 以上均不是

**(四) 多项选择题**

1. 结核分枝杆菌侵入机体的途径有 ( )
A. 呼吸道 B. 消化道 C. 胎盘途径 D. 破损的皮肤 E. 媒介昆虫叮咬
2. 结核分枝杆菌生物学特性有 ( )
A. 抗酸染色阳性,呈红色 B. 专性需氧,生长缓慢 C. 菌落表面粗糙并呈菜花状 D. 抗干燥能力强 E. 生长缓慢
3. 可在无免疫力的机体的吞噬细胞内寄生的细菌有 ( )
A. 结核分枝杆菌 B. 伤寒沙门菌 C. 肺炎链球菌 D. 布氏菌 E. 百日咳鲍特菌
4. 结核分枝杆菌可发生的变异有 ( )
A. 形态变异 B. 菌落变异 C. 毒力变异 D. 耐药性变异 E. 以上均不是
5. 结核菌素试验的主要用途有 ( )
A. 测定机体有无特异性体液免疫 B. 测定机体有无特异性细胞免疫 C. 测定机体对结核有无免疫力 D. 测定机体有无迟发型变态反应 E. 以上均是
6. 结核菌素试验阳性的可能性有 ( )
A. 接种过卡介苗 B. 已感染过结核分枝杆菌 C. 患肿瘤 D. 机体细胞免疫功能正常 E. 体内有活动性结核病灶
7. 关于结核分枝杆菌抵抗力的叙述,正确的有 ( )
A. 耐干燥 B. 对湿热敏感 C. 对紫外线敏感 D. 对酸碱有抵抗力 E. 对抗结核药物易产生耐药性
8. 结核菌素试验阴性的可能性有 ( )
A. 原发感染早期 B. 正在使用免疫抑制剂者 C. 体液免疫功能低下者 D. 未感染过结核分枝杆菌 E. 细胞免疫功能低下的结核病患者
9. 白喉的防治原则有 ( )
A. 预防的主要措施是注射白喉类毒素 B. 注射白喉抗毒素进行紧急预防 C. 治疗用抗毒素要早期、足量 D. 治疗可使用抗生素 E. 目前进行人工主动免疫常用白百破三联疫苗
10. 婴儿出生在6个月内一般不会感染白喉,原因有 ( )

A. 出生时接种了疫苗　B. 出生后感染过白喉　C. 在胚胎期受过感染　D. 从母体被动获得免疫　E. 经胎盘获得特异性 IgG 类抗体

11. 下列细菌中，为抗酸菌的有　(　)

A. 麻风分枝杆菌　B. 结核分枝杆菌　C. 流感嗜血杆菌　D. 白喉棒状杆菌　E. 百日咳鲍特菌

12. 白喉的微生物学诊断方法有　(　)

A. 标本涂片镜检　B. 分离培养鉴定　C. 豚鼠体内试验测毒力　D. 体外毒力鉴定　E. 抗酸染色

**(五) 问答题**

1. 简述白喉棒状杆菌的致病性和免疫性。
2. 何为结核菌素试验？简述其原理、结果分析和应用。
3. 简述结核分枝杆菌的生物学性状。

## 三、试题答案

**(一) 名词解释(见内容提要)**

**(二) 填空题**

1. 结核分枝杆菌　麻风分枝杆菌　2. 红色　蓝色　3. 脂类　蛋白质　4. 感染免疫　有菌免疫　5. 罗氏培养基　pH6.5～6.8　6. 卡介苗　主动　7. 湿热　紫外线　8. 结核菌素　Ⅳ　9. 吕氏培养基　异染颗粒　10. 白喉毒素　索状因子　11. 呼吸道　白喉　12. 抗毒素　锡克试验　13. 军团病　肺　14. 百日咳　阵发性痉挛性剧咳　15. X　V　16. 巧克力(色)平板　卫星现象　17. 条件致病菌　阴

**(三) 单项选择题**

1. C　2. C　3. D　4. D　5. E　6. E　7. B　8. A　9. C　10. B　11. D　12. B　13. E　14. C　15. C　16. B　17. C　18. C　19. E　20. B　21. D　22. D　23. C　24. B　25. A　26. A　27. D　28. C　29. B　30. C　31. C　32. A　33. B　34. C　35. C

**(四) 多项选择题**

1. ABD　2. ABCDE　3. ABD　4. ABCD　5. BCD　6. ABD　7. ABCDE　8. ABCDE　9. ABCDE　10. DE　11. AB　12. ABCD

**(五) 问答题(要点)**

1. (1) 致病性　白喉棒状杆菌是呼吸道传染病白喉的病原菌。传染源是患者和带菌者，细菌经呼吸道侵入人体后，在鼻咽部黏膜大量繁殖并产生白喉毒素，毒素入血，形成毒血症。该毒素属细胞毒素，能与多种组织细胞结合，干扰细胞蛋白质的合成，引起细胞变性坏死。临床上出现心肌炎、麻痹、肾上腺功能障碍等症状。

(2) 免疫性　病后可获得牢固免疫力，体内出现抗毒素抗体，新生儿通过母体胎盘传递获得抗毒素，因而也有免疫力。

2. (1) 定义　结核菌素试验是用结核菌素来测定机体对结核分枝杆菌是否存在Ⅳ型超敏反应的一种皮肤试验。

(2) 原理　属于局部皮肤Ⅳ型超敏反应。

(3) 结果与分析　红肿硬结直径<5 mm 者为阴性反应，≥5 mm 者为阳性反应，≥15 mm 为强阳性。阳性仅表示曾感染过结核分枝杆菌或接种卡介苗成功，对结核分枝杆菌有免疫力。强阳性提示可能有活动性结核，应进一步检查。阴性反应除了提示未受过结核菌感染、对结核分枝杆菌无免疫力外，还可见于感染初期、严重结核病患者、细胞免疫功能低下者或应用免疫抑制剂患者等。

(4) 应用　用于选择卡介苗接种对象及免疫效果测定；作为婴幼儿结核病诊断的参考；用于流行病学调查。

3. ①形态与染色：细长略带弯曲的杆菌，经抗酸染色后菌体呈红色；②培养特性：专性需氧，营养要求高，在罗氏培养基上生长缓慢，2～4 周可出现花菜状菌落；③抵抗力：对酸碱、干燥等抵抗力较强，对湿热、酒精、紫外线和某些抗结核药敏感；④变异性：结核分枝杆菌易发生毒力、耐药性等的变异。

（徐泊文）

## 第五节 动物源性细菌

### 一、内容提要

动物源性细菌是引起人畜共患病的病原菌。人类通过直接接触病畜或其污染物及媒介动物叮咬等途径而感染致病，其中以感染动物作为传染源的称为动物源性疾病。

#### （一）布氏菌属

布氏菌为革兰阴性小球杆菌，两端钝圆，无芽胞，无鞭毛。需氧菌，初次分离培养时需 5%～10% $CO_2$。营养要求较高，本菌生长缓慢。抵抗力较强，对湿热、紫外线及常用消毒剂较敏感。

主要致病物质是内毒素、荚膜与侵袭性酶。感染家畜主要引起母畜流产。人类对布氏菌易感，经皮肤、黏膜、眼结膜、消化道、呼吸道等多种途径感染。为胞内寄生菌，感染后反复形成菌血症，使患者的热型呈波浪式，临床上称为波浪热。易转为慢性。感染后可产生以细胞免疫为主的免疫力。急性期取血液标本、慢性期取骨髓分离培养细菌。控制和消灭家畜布氏菌病、切断传播途径及免疫接种是三项主要的预防措施。

#### （二）炭疽芽胞杆菌

本菌为致病菌中最大的革兰阳性杆菌，两端截平，无鞭毛，呈竹节样排列。芽胞呈椭圆形，位于菌体中央，芽胞直径不大于菌体横径。需氧或兼性厌氧，在肉汤培养基中由于形成长链而呈絮状沉淀生长。细菌芽胞抵抗力强。

主要致病物质是荚膜和炭疽毒素。主要为草食动物炭疽病的病原菌，人因接触、食入、吸入等途径感染。可引起皮肤炭疽、肠炭疽、肺炭疽。皮肤炭疽最为多见。感染后可获得持久性免疫力。

对易感家畜应进行预防接种。特异性预防用炭疽减毒活疫苗。治疗以青霉素为首选。

#### （三）鼠疫耶氏菌

为革兰阴性卵圆形短杆菌，两端浓染，有荚膜，无芽胞，无鞭毛。在液体培养基中孵育 48 h 可形成“钟乳石”现象。在自然环境中存活力强。

致病性主要与内毒素及鼠毒素等密切相关。鼠疫是自然疫源性传染病，鼠蚤为主要的传播媒介。人患鼠疫后，临床常见有腺鼠疫、肺鼠疫和败血症型鼠疫。感染后能获得牢固免疫力，很少再次感染。

灭鼠灭蚤是切断鼠疫传播环节、消灭鼠疫源的根本措施。预防包括鼠疫疫苗接种，加强海关、国境检疫。治疗必须早期足量使用抗菌药。

### 二、试题

#### （一）名词解释

1. 动物源性细菌　2. 动物源性疾病

#### （二）填空题

1. 布氏菌是一类革兰染色________短小杆菌，在我国流行的主要是________布氏菌。

2. 布氏菌主要致病物质是内毒素，________和________增强了该菌的侵袭力。

3. 鼠疫在临床上常见类型有________、________和败血症型鼠疫。

4. 炭疽芽胞杆菌的主要致病物质是荚膜和________；引起的疾病以________最为多见。

5. 鼠疫是________疫源性烈性传染病，________为主要的传播媒介。

6. 炭疽芽胞杆菌为革兰染色________杆菌，两端截平，无鞭毛，人工培养后呈________排列。

**(三) 单项选择题**

1. 母畜感染后可引起流产的病原体是 ( )

A. 炭疽芽胞杆菌 B. 布氏菌 C. 鼠疫耶氏菌 D. 痢疾志贺菌 E. 金黄色葡萄球菌

2. 感染后临床表现为波浪热的是 ( )

A. 炭疽芽胞杆菌 B. 布氏菌 C. 鼠疫耶氏菌 D. 痢疾志贺菌 E. 金黄色葡萄球菌

3. 菌体呈卵圆形，两端浓染的革兰阴性菌是 ( )

A. 大肠埃希菌 B. 白喉棒状杆菌 C. 结核分枝杆菌 D. 鼠疫耶氏菌 E. 伤寒沙门菌

4. 鼠疫耶氏菌传播媒介是 ( )

A. 鼠蚤 B. 鼠虱 C. 恙螨 D. 蜱 E. 蚊

5. 下列细菌中属于需氧芽胞菌的是 ( )

A. 破伤风梭菌 B. 炭疽芽胞杆菌 C. 产气荚膜梭菌 D. 艰难梭菌 E. 鼠疫耶氏菌

6. 下列属于动物源性的细菌是 ( )

A. 霍乱弧菌 B. 鼠疫耶氏菌 C. 伤寒沙门菌 D. 产气荚膜梭菌 E. 破伤风梭菌

7. 在我国，最常见的布氏菌病的病原体是 ( )

A. 猪布氏菌 B. 牛布氏菌 C. 羊布氏菌 D. 犬布氏菌 E. 鸡布氏菌

8. 布氏菌感染人体后，使患者呈现的热型是 ( )

A. 波浪热 B. 稽留热 C. 弛张热 D. 回归热 E. 以上均不是

9. 引起自然疫源性烈性传染病的病原体是 ( )

A. 霍乱弧菌 B. 痢疾志贺菌 C. 结核分枝杆菌 D. 鼠疫耶氏菌 E. 白喉棒状杆菌

10. 鼠疫特异性的预防措施是 ( )

A. 接种鼠疫耶氏菌类毒素 B. 接种鼠疫耶氏菌抗毒素 C. 接种鼠疫减毒活疫苗 D. 灭鼠 E. 早期应用抗生素

11. 致病菌中最大的细菌是 ( )

A. 葡萄球菌 B. 炭疽芽胞杆菌 C. 鼠疫耶氏菌 D. 布氏杆菌 E. 白喉棒状杆菌

12. 炭疽芽胞杆菌易侵犯的动物是 ( )

A. 啮齿动物 B. 肉食动物 C. 节肢动物 D. 草食动物 E. 以上均不是

13. 在肉汤培养基中，稍加摇晃可呈现“石钟乳”状下沉的是 ( )

A. 葡萄球菌 B. 炭疽芽胞杆菌 C. 鼠疫耶氏菌 D. 布氏杆菌 E. 白喉棒状杆菌

14. 人类最常见的炭疽病是 ( )

A. 肺炭疽 B. 肠炭疽 C. 皮肤炭疽 D. 败血症 E. 脑膜炎

15. 在普通培养基上菌落边缘呈卷发状的细菌是 ( )

A. 布氏菌 B. 炭疽芽胞杆菌 C. 白喉棒状杆菌 D. 鼠疫耶氏菌 E. 痢疾志贺菌

**(四) 多项选择题**

1. 下列细菌中属于动物源性细菌的有 ( )

A. 布氏菌 B. 伤寒沙门菌 C. 霍乱弧菌 D. 鼠疫耶氏菌 E. 炭疽芽胞杆菌

2. 鼠疫的临床类型常见有 ( )

A. 肺型 B. 肠型 C. 腺型 D. 脑型 E. 败血症型

3. 鼠疫的预防原则有 ( )

A. 灭鼠 B. 灭蚤 C. 预防接种类毒素 D. 预防接种减毒活疫苗 E. 抗毒素紧急预防

4. 有关鼠疫耶氏菌致病性的说法,正确的有 ( )

A. 引起自然疫源性疾病鼠疫 B. 一般先有鼠类的发病和流行 C. 人类通过带病原菌的鼠蚤叮咬而感染 D. 临床常见类型有腺型、肺型和败血症型 E. 人患鼠疫后,人群之间不能互相传播

5. 炭疽的临床类型有 ( )

A. 肺炭疽 B. 脑膜炎 C. 皮肤炭疽 D. 败血症 E. 肠炭疽

6. 关于布氏菌的叙述,正确的有 ( )

A. 为革兰阴性小球杆菌 B. 两端钝圆无芽胞,无鞭毛 C. 需氧菌 D. 初次分离培养时需5%~10% $CO_2$ E. 临床上表现波浪热

**(五) 问答题**

1. 简述炭疽芽胞杆菌感染人体的途径及其致病物质和所致疾病。

2. 简述鼠疫耶氏菌的防治原则。

## 三、试题答案

**(一) 名词解释(见内容提要)**

**(二) 填空题**

1. 阴性 羊 2. 荚膜 侵袭酶 3. 腺型 肺型 4. 炭疽毒素 皮肤炭疽 5. 自然 鼠蚤 6. 阳性 竹节状

**(三) 单选题**

1. B 2. B 3. D 4. A 5. B 6. B 7. C 8. A 9. D 10. C 11. B 12. D 13. C 14. C 15. B

**(四) 多选题**

1. ADE 2. ACE 3. ABD 4. ABCD 5. ACE 6. ABCD

**(五) 问答题(要点)**

1. 感染途径有皮肤小伤口、呼吸道和消化道等。致病物质有荚膜和炭疽毒素,荚膜具有抗吞噬作用,炭疽毒素是主要致病物质。所致疾病有皮肤炭疽、肠炭疽和肺炭疽,以皮肤炭疽最多见。

2. ①灭鼠、灭蚤切断鼠疫传播环节,消灭鼠疫源,并加强国境、海关检疫;②在流行地区注射鼠疫活疫苗,进行特异性预防;③治疗必须早期足量使用抗菌药。

(徐治文)

# 第六节 放线菌与诺卡菌

## 一、内容提要

**(一) 放线菌的概念和种类**

放线菌是与细菌相似的原核细胞型微生物,多数不致病,对人体致病的放线菌主要是放线

菌属与诺卡菌属中的细菌。前者为厌氧或微需氧菌，细胞壁中无分枝菌酸，多引起内源性感染；后者为需氧菌，细胞壁中含有分枝菌酸，引起外源性感染。

**（二）放线菌属**

放线菌属人工培养较困难，初次分离加5% $CO_2$ 可促其生长。在血液平板上形成灰白色或淡黄色球形小菌落。菌落压片或组织切片显微镜下呈菊花状。以二分裂方式繁殖。革兰阳性，抗酸染色阴性。对青霉素、磺胺类药物等敏感。对人致病的主要是衣氏放线菌。在机体抵抗力下降、拔牙或外伤时引起内源性感染，导致软组织的化脓性炎症，最常见的为面颊部感染，还可继发胸部、腹部、中枢神经系统的感染。无继发感染时大多呈慢性无痛性过程，常伴有多发性瘘管形成，排出硫黄样颗粒是其主要特征。

**（三）诺卡菌属**

诺卡菌属革兰阳性杆菌，抗酸染色弱阳性。对人致病的主要是星形诺卡菌，多因呼吸道感染或创口侵入机体，引起化脓性感染，尤其是抵抗力下降时，如白血病或艾滋病的 $CD4^+$ T 细胞缺陷者。此菌侵入肺部，引起肺炎、肺脓肿，慢性者类似肺结核。该菌经皮肤创伤亦可形成结节、脓肿和瘘管，因感染好发于足和腿部，故称为足分枝菌病。

## 二、试题

**（一）名词解释**

1. 放线菌 2. 足分枝菌病 3. 硫黄样颗粒

**（二）填空题**

1. 放线菌是与细菌相似的原核细胞型微生物，对人体致病的放线菌主要是________与________属中的细菌。

2. 放线菌属中的细菌细胞壁________分枝菌酸，多引起________感染。

3. 诺卡菌属中的细菌细胞壁通常含________分枝菌酸，常引起________感染。

4. 放线菌属经革兰染色________性，抗酸染色________性。

5. 诺卡菌属经革兰染色________性，抗酸染色________性。

**（三）单项选择题**

1. 放线菌属的归属是 （　　）

A. L型细菌 B. 表皮癣菌 C. 非细胞型微生物 D. 原核细胞型微生物 E. 真核细胞型微生物

2. 能促进放线菌生长的物质是 （　　）

A. $O_2$ B. $H_2O$ C. 5% $CO_2$ D. $H_2$ E. $SO_2$

3. 放线菌微生物学检查时可靠的诊断依据是 （　　）

A. 菌丝生长情况 B. 细胞核成分 C. 免疫反应形式 D. 是否含有硫黄颗粒 E. 染色方法和结果

4. 衣氏放线菌最常导致的软组织化脓性炎症是 （　　）

A. 手背部感染 B. 颈部感染 C. 躯干部感染 D. 足部感染 E. 面颊部感染

5. 能从瘘管中排出硫黄样颗粒的微生物是 （　　）

A. 立克次体 B. 衣原体 C. 放线菌 D. 支原体 E. 螺旋体

6. 下述对放线菌的描述错误的是 （　　）

A. $CO_2$ 可促其生长 B. 革兰阳性 C. 菌落呈菊花状 D. 以复制方式繁殖 E. 对青霉素敏感

7. 引起足分枝菌病的病原体是 ( )

A. 诺卡菌属 B. 结核分枝杆菌 C. 衣氏放线菌 D. 产气荚膜梭菌 E. 麻风分枝杆菌

8. 放线菌介于两类微生物之间的正确选项是 ( )

A. 细菌与病毒 B. 细菌与真菌 C. 细菌与螺旋体 D. 细菌与立克次体 E. 细菌与衣原体

**(四) 多项选择题**

1. 放线菌侵犯的人体系统有 ( )

A. 神经系统 B. 消化系统 C. 呼吸系统 D. 泌尿系统 E. 生殖系统

2. 经皮肤黏膜感染的微生物有 ( )

A. 淋球菌 B. 结核分枝杆菌 C. 放线菌 D. 钩端螺旋体 E. 麻风分枝杆菌

3. 在普通光学显微镜下可见的微生物有 ( )

A. 结核分枝杆菌 B. 钩端螺旋体 C. 星形诺卡菌 D. 肝炎病毒 E. 衣氏放线菌

4. 放线菌的生物学特点有 ( )

A. $CO_2$ 可促其生长 B. 菌落呈菊花状 C. 对抗生素不敏感 D. 以二分裂方式繁殖 E. 革兰阳性

**(五) 问答题**

1. 放线菌是一类什么样的微生物？其与抗生素有何关系？

2. 星形诺卡菌通过什么途径传染？可引起哪些疾病？

## 三、试题答案

**(一) 名词解释(见内容摘要)**

**(二) 填空题**

1. 放线菌 诺卡菌 2. 无 内源性 3. 有 外源性 4. 阳 阴 5. 阳 阳

**(三) 单项选择题**

1. D 2. C 3. D 4. E 5. C 6. D 7. A 8. B

**(四) 多项选择题**

1. ABCDE 2. ABCDE 3. ABCE 4. ABDE

**(五) 问答题(要点)**

1. 放线菌是一类与细菌相似的原核细胞型微生物，多数不致病，对人体致病的放线菌主要是放线菌属与诺卡菌属中的细菌，以二分裂方式繁殖呈放线状。大多数抗生素是放线菌的代谢产物。

2. 星形诺卡菌多经呼吸道感染或创口侵入机体，引起化脓性感染。当抵抗力下降时，如白血病或艾滋病的 $CD4^+$ T 细胞缺陷者，此菌侵入肺部，引起肺炎、肺脓肿，慢性者类似肺结核。还可通过血行播散引起脑膜炎与脑脓肿。该菌经皮肤创伤亦可形成结节、脓肿和瘘管，因感染好发于足和腿部，故称为足分枝菌病。

(曾金秋)

# 第七节 支原体、立克次体、衣原体

## 一、内容提要

**(一) 支原体**

支原体是一类没有细胞壁的原核细胞型微生物。具有高度多形态性，能通过滤器，主要以二分裂方式繁殖，含 DNA 和 RNA，革兰染色阴性，是目前已知的能营独立生活的最小微生物，典型的菌落呈油煎蛋样。不耐热，对 75%乙醇、来苏敏感，对强力霉素和红霉素等药物敏感，但对青霉素不敏感。对人体致病的支原体主要有肺炎支原体和溶脲脲原体。①肺炎支原体：多为球形或长丝状，姬姆萨染色呈淡紫色。主要经呼吸道飞沫传播感染，引起以细胞损害和细胞间质炎症为主要病理变化的间质性肺炎，症状较轻，仅有不规则发热、头痛、咳嗽等症状，故又称原发性非典型肺炎。②溶脲脲原体：在非淋菌性尿道炎的病原体中溶脲脲原体是一种重要的病原体。主要通过性接触传播，引起人类非淋菌性尿道炎、阴道炎、前列腺炎等泌尿生殖道感染，经胎盘传播可引起早产、流产、死胎和新生儿呼吸道感染。预防的主要措施是加强宣传教育，防止不洁性行为。

**（二）立克次体**

立克次体是一类严格细胞内寄生的原核细胞型微生物。其生物学性状与细菌类似，以二分裂方式繁殖。含 DNA 和 RNA。我国致病的立克次体主要有普氏立克次体、斑疹伤寒立克次体和恙虫病立克次体。

立克次体共同特点：①革兰染色阴性，大小介于细菌与病毒之间；②专性细胞内寄生，以二分裂方式繁殖；③有 DNA 和 RNA 两类核酸；④与节肢动物关系密切，节肢动物为传播媒介；⑤能引起人兽共患病；⑥对抗生素敏感，而磺胺类药可刺激其增殖。立克次体的脂多糖与变形杆菌某些菌株的菌体抗原有共同抗原成分，由于变形杆菌抗原易于制备，其凝集反应的结果又便于观察，因此临床检验中常用变形杆菌菌体抗原代替立克次体抗原进行非特异性凝集反应，这种交叉凝集反应称外斐试验，如滴度≥1∶160 或随病程延长而血清滴度≥4 倍，为阳性反应，可辅助诊断斑疹伤寒和恙虫病。

普氏立克次体引起流行性斑疹伤寒。患者是唯一传染源，体虱是主要传播媒介。斑疹伤寒立克次体引起地方性斑疹伤寒。鼠是主要储存宿主，由鼠蚤或鼠虱在鼠间传播，鼠蚤叮吮人血时，可将立克次体传给人体，故又称鼠型斑疹伤寒。恙虫病立克次体引起恙虫病。野鼠为主要传染源，恙螨既是储存宿主又是传播媒介。人通过恙螨幼虫叮咬而感染，以叮咬处形成黑色的焦痂为该病的特征之一。

**（三）衣原体**

衣原体是一类严格寄生在细胞内、有独特的发育周期、能通过细菌滤器的原核细胞型微生物。引起人类疾病的衣原体主要有沙眼衣原体和肺炎衣原体。衣原体的共同特征是：①革兰染色阴性，圆形或椭圆形；②具有细胞壁；③专性细胞内寄生，有独特的发育周期，以二分裂方式繁殖；④有 DNA 和 RNA 两类核酸；⑤有核糖体和较为复杂的酶类；⑥对多种抗生素敏感。衣原体在其繁殖发育的周期内，可见两种形态，一种为原体，具有高度的传染性；另一种为始体，以二分裂方式增殖。衣原体对热和常用化学消毒剂敏感，对强力霉素、红霉素和四环素等抗生素敏感。①沙眼衣原体：人与人之间的传播有两种类型，一种是通过眼-眼或眼-手-眼传播，引起沙眼和包涵体结膜炎，早期出现流泪、黏液或脓性分泌物、结膜充血及滤泡增生，后期出现结膜瘢痕、眼睑内翻、倒睫及角膜血管翳，引起角膜损害，影响视力或致盲；另一种通过性接触传播，引起泌尿生殖道感染及性病淋巴肉芽肿，是男性尿道炎最常见的病因。应注意个人卫生，不使用公共毛巾、浴巾和脸盆，避免直接或间接接触感染。治疗可用磺胺、诺氟沙星、红霉素等。②肺炎衣原体：人是肺炎衣原体的唯一宿主。通过人与人之间飞沫或呼吸道分泌物传播，主要引起青少年急性呼吸道感染，尤其是引起儿童的肺炎、咽炎、鼻窦炎、支气管炎，还可引起心包炎、心肌炎和心内膜炎等。

## 二、试题

### (一) 名词解释

1. 支原体 2. 立克次体 3. 原发性非典型肺炎 4. 外斐试验 5. 衣原体 6. 原体 7. 始体

### (二) 填空题

1. 专性细胞内生长繁殖的原核细胞型微生物有________和________。
2. 支原体因缺乏细胞壁,所以形态表现出高度的________,其繁殖方式为________。
3. 支原体革兰染色________性,姬姆萨染色呈________色。
4. 对人致病的支原体主要有________、________和穿透支原体。
5. 支原体是营自由生活最________的微生物,在人工培养基中生长繁殖形成________典型菌落。
6. 肺炎支原体主要通过________传播,引起________。
7. 衣原体主要引起________和________。
8. 我国流行的立克次体主要有普氏立克次体、________和________3种。
9. 普氏立克次体引起________,主要传播媒介是________。
10. 斑疹伤寒立克次体引起________,主要传播媒介是________。
11. 衣原体的特征是专性细胞内寄生,有独特________,以________方式繁殖。
12. 衣原体的发育周期有________和________两个阶段。
13. 沙眼衣原体可通过性接触传播,引起________感染及________。

### (三) 单项选择题

1. 肺炎支原体典型的菌落是 ( )
A. 棉花籽样 B. 汹涌发酵现象 C. 油煎蛋样 D. 干酪样 E. 卷发样
2. 沙眼衣原体染色后呈紫色,采用的染色方法是 ( )
A. 吉姆萨染色法 B. 革兰染色法 C. 抗酸染色法 D. 单染色法 E. 镀银染色法
3. 立克次体常用培养基是 ( )
A. 血清培养基 B. 琼脂培养基 C. 鸡胚培养基 D. 肉汤培养基 E. 选择培养基
4. 与某些变形杆菌菌株具有共同抗原的微生物是 ( )
A. 放线菌 B. 支原体 C. 立克次体 D. 衣原体 E. 螺旋体
5. 沙眼患者用过的毛巾、被服最简单方便的消毒方法是 ( )
A. 煮沸消毒法 B. 高压蒸汽灭菌法 C. 焚烧法 D. 人工紫外线灯照射法 E. 75%乙醇浸泡法
6. 用于立克次体患者血清学检查的抗原是 ( )
A. 表面抗原 B. 核心抗原 C. 鞭毛抗原 D. 耐热多糖抗原 E. 毒力抗原
7. 外斐试验时,$OX_{19}$阳性、$OX_k$阴性,可能的诊断是 ( )
A. 流行性斑疹伤寒 B. 恙虫病 C. 波浪热 D. 甲型副伤寒 E. 战壕热
8. 对立克次体不敏感的药物是 ( )
A. 青霉素 B. 氯霉素 C. 土霉素 D. 磺胺药 E. 金霉素
9. 沙眼衣原体引起沙眼的主要传染方式是 ( )
A. 通过接触方式传染 B. 空气飞沫传染 C. 通过输血传染 D. 消化道食入传染 E. 以上均不是

10. 能营独立生活的最小微生物是 ( )

A. 放线菌 B. 支原体 C. 细菌 D. 真菌 E. 螺旋体

11. 衣原体发育周期中具有传染性的是 ( )

A. 始体 B. 原体 C. 中介体 D. 包涵体 E. 核蛋白体

12. 立克次体与细菌的主要区别是 ( )

A. 具有细胞壁及细胞膜 B. 可引起人兽共患病 C. 以节肢动物作为传播媒介 D. 含有两种核酸 E. 专性细胞内寄生

13. 立克次体与病毒的共同特点是 ( )

A. 对抗生素不敏感 B. 专性细胞内寄生 C. 必须以节肢动物作为传播媒介 D. 具有细胞壁和细胞膜 E. 以二分裂法繁殖

14. 下列与立克次体有共同抗原的细菌是 ( )

A. 产气荚膜梭菌 B. 大肠埃希菌 C. 伤寒沙门菌 D. 变形杆菌 E. 结核分枝杆菌

15. 有关支原体描述正确的是 ( )

A. 不能在人工培养基上生长 B. 只有一种核酸 C. 没有细胞壁,对青霉素不敏感 D. 专性细胞内寄生 E. 常引起斑疹伤寒

16. 普氏立克次体的传播媒介是 ( )

A. 蚊 B. 人虱 C. 鼠蚤 D. 恙螨 E. 蜱

17. 下列无细胞壁的微生物是 ( )

A. 放线菌 B. 支原体 C. 立克次体 D. 衣原体 E. 螺旋体

18. 外斐试验诊断的疾病是 ( )

A. 斑疹伤寒 B. 肠热症 C. 气性坏疽 D. 结核 E. 原发性非典型肺炎

19. 引起原发性非典型肺炎微生物类型是 ( )

A. 放线菌 B. 衣原体 C. 细菌 D. 立克次体 E. 支原体

20. 以皮肤形成黑色焦痂为特征的疾病是 ( )

A. 地方性斑疹伤寒 B. 肠热症 C. 恙虫病 D. 流行性斑疹伤寒 E. 原发性非典型肺炎

21. 立克次体引起的疾病是 ( )

A. 伤寒 B. 肠热症 C. 沙眼 D. 斑疹伤寒 E. 肺炎

**(四) 多项选择题**

1. 支原体与病毒的不同点有 ( )

A. 能在人工培养基上生长 B. 有两种核酸 C. 有细胞膜 D. 能通过细菌滤器 E. 对抗生素敏感

2. 只能在活细胞内生活的微生物有 ( )

A. 放线菌 B. 支原体 C. 立克次体 D. 衣原体 E. 病毒

3. 衣原体与立克次体的共同点有 ( )

A. 具有细胞壁 B. 专性细胞内寄生 C. 只含一种核酸 D. 对抗生素敏感 E. 以二分裂法繁殖

4. 衣原体的独特发育周期中的形态有 ( )

A. 始体 B. 内基小体 C. 中介体 D. 包涵体 E. 原体

5. 立克次体的特点有 ( )

A. 革兰阳性 B. 专性细胞内寄生 C. 以二分裂方式繁殖 D. 含有 DNA 和 RNA E. 磺胺类药可刺激其增殖

(五) 问答题

1. 肺炎支原体有何生物学特性?

2. 为什么应用外斐试验能诊断立克次体病?

3. 沙眼衣原体通过什么途径传染?可引起哪些疾病?

## 三、试题答案

(一) 名词解释(见内容摘要)

(二) 填空题

1. 立克次体 衣原体 2. 多形态性 二分裂 3. 阴 淡紫 4. 肺炎支原体 溶脲脲原体 5. 小 油煎蛋样 6. 呼吸道 原发性非典型肺炎 7. 沙眼 包涵体结膜炎 8. 斑疹伤寒立克次体 恙虫病立克次体 9. 流行性斑疹伤寒 体虱 10. 地方性斑疹伤寒 鼠蚤 11. 发育周期 二分裂 12. 原体 始体 13. 泌尿生殖道 性病淋巴肉芽肿

(三) 单项选择题

1. C 2. A 3. C 4. C 5. A 6. D 7. A 8. D 9. A 10. B 11. B 12. E 13. B 14. D 15. C 16. B 17. B 18. A 19. E 20. C 21. D

(四) 多项选择题

1. ABCE 2. CDE 3. ABDE 4. AE 5. BCDE

(五) 问答题(要点)

1. ①肺炎支原体没有细胞壁,具有高度多形态性,多为球形或长丝状,能通过滤器,主要以二分裂方式繁殖;②含 DNA 和 RNA 两类核酸;③革兰阴性,姬姆萨染色呈淡紫色;④在培养基中生长繁殖形成典型的油煎蛋样菌落,pH7.8~8.0 最适宜,生长抑制试验阳性;⑤对热和干燥敏感,低温可长期保存,对乙醇、来苏敏感,对强力霉素和红霉素等药物敏感,但对青霉素有抵抗作用。

2. 立克次体的细胞壁中含有一种多糖抗原,与变形杆菌某些菌株的菌体抗原相似,能发生交叉反应,而立克次体难以培养,变形杆菌抗原易于制备,临床检验中常用变形杆菌菌体抗原代替立克次体抗原,进行凝集反应,检查患者血清中的相应抗体辅助诊断立克次体病。

3. 沙眼衣原体传染途径有两种类型:一种是在沙眼流行区,主要通过眼-眼或眼-手-眼传染,引起沙眼和包涵体结膜炎,早期出现流泪、黏液或脓性分泌物、结膜充血及滤泡增生,后期出现结膜瘢痕、角膜血管翳,引起角膜损害,影响视力或致盲。另一种是通过性接触传播,引起泌尿生殖道感染及性病淋巴肉芽肿,未经治疗者可转变成慢性,周期性加重,另外可合并附睾炎、前列腺炎等。

(曾金秋)

# 第八节 螺 旋 体

## 一、内容摘要

(一) 螺旋体的概念及分类

螺旋体是一类细长、柔软、弯曲、运动活泼的原核细胞型微生物。其生物学性状介于细菌与原虫之间。具有细胞壁,以二分裂方式繁殖,对抗生素敏感。对人致病的螺旋体主要有钩端螺旋体和梅毒螺旋体。

(二) 钩端螺旋体

1. 生物学性状 钩端螺旋体简称钩体。螺旋细密和规则,一端或两端弯曲呈钩状,常呈

C、S形，运动活泼，革兰染色阴性，镀银染色成棕褐色。用暗视野显微镜直接观察悬滴标本，似一串细小发亮的珍珠。在10%的灭活兔血清的柯索夫液体培养基中生长良好。适宜的生长温度为28～30℃，最适pH7.2～7.4。钩体在自然界中生存能力强，在酸碱度中性的湿土或水中可存活数月。对热、干燥、日光、酸抵抗力弱，常用的消毒剂有石炭酸、来苏。对青霉素、庆大霉素等敏感。

2. 致病性　致病因素有内毒素样物质、溶血毒素和细胞毒因子。钩体病是一种人兽共患传染病。鼠类和猪为主要储存宿主，人与污染的水或土壤接触，钩体经破损的皮肤黏膜侵入机体，孕妇感染钩体后可通过胎盘感染胎儿导致流产。钩体致病特点是急起发热、眼结膜充血、头痛、全身酸痛、疲劳乏力、局部淋巴结肿大、腓肠肌压痛等典型症状。根据钩体病的临床表现特点，可分为流感伤寒型、黄疸出血型、肺出血型、脑膜脑炎型、肾衰竭型和胃肠炎型等。

3. 实验诊断　发病7～10天内取血液，2周后取尿液，有脑膜刺激征症状者取脑脊液进行病原学检查。方法有直接镜检、分离与鉴定、动物接种和核酸检测或分子生物学方法。免疫学检查有显微镜凝集试验、间接凝集试验等。

4. 防治原则　做好防鼠、灭鼠工作，加强对带钩体家畜的管理，保护水源，对易感人群要进行疫苗的接种。治疗首选青霉素，钩体所致脑动脉炎选用甲硝唑，疗效优于青霉素。

### (三) 梅毒螺旋体

梅毒螺旋体是引起人类梅毒的病原体，人是唯一传染源。

1. 生物学性状　梅毒螺旋体有8～14个致密而规则的螺旋，两端尖直，运动活泼。革兰染色阴性，镀银染色法棕褐色。抗原有表面特异性抗原、类属抗原和复合抗原。抵抗力极弱，对干燥、热、冷特别敏感，对常用化学消毒剂亦敏感，对青霉素敏感。

2. 致病性　梅毒螺旋体致病因素有透明质酸酶和荚膜样物质。人体主要通过性接触传播，引起获得性梅毒；也可经胎盘传播，引起先天性梅毒。获得性梅毒(后天性梅毒)按病程分为3期。①Ⅰ期(初期)梅毒：感染后3周左右局部出现无痛性硬性下疳、溃疡。②Ⅱ期梅毒：全身皮肤、黏膜出现梅毒疹，周身淋巴结肿大，有时亦可累及骨、关节、眼及其他脏器。③Ⅲ期(晚期)梅毒：此期不仅出现皮肤黏膜溃疡性坏死病灶，还常侵犯内脏器官或组织，引起心血管及中枢神经系统病变(梅毒瘤)，导致动脉瘤、脊髓痨或全身麻痹等，可危及生命。先天性梅毒(胎传梅毒)由母体经胎盘传给胎儿，引起胎儿全身性感染，导致流产、早产或死胎；出生后存活的新生儿常呈现马鞍鼻、锯齿形牙、先天性耳聋等特殊体征。

3. 实验诊断及防治原则　Ⅰ期梅毒取硬性下疳渗出液，Ⅱ期梅毒取梅毒疹或局部淋巴结抽出液。标本可用暗视野显微镜直接观察其运动活泼的梅毒螺旋体，也可用直接免疫荧光或ELISA法检查。组织切片标本可用镀银染色法染色后镜检。免疫学检查有非密螺旋体抗原试验、螺旋体抗原试验等。梅毒确诊后，宜首选青霉素进行早期彻底治疗。

## 二、试题

### (一) 名词解释

1. 螺旋体　2. 硬性下疳　3. 显微镜凝集试验　4. 梅毒疹　5. 非密螺旋体抗原试验　6. 螺旋体抗原试验

### (二) 填空题

1. 对人致病的螺旋体主要有________、________和疏螺旋体属。

2. 钩端螺旋体的螺旋一端或两端弯曲呈________，革兰染色________。

3. 钩端螺旋体镀银染色________，用暗视野显微镜直接观察悬滴标本，似________的珍珠。

4. 钩体病的病原学检查,发病1周内取________,2周后取________。

5. 钩端螺旋体的致病因素主要有________、________和细胞毒因子。

6. 钩端螺旋体病是一种________,鼠类和________为主要储存宿主。

7. 人体感染钩体主要通过接触________和________。

8. 梅毒螺旋体是________的病原体,________是唯一传染源。

9. 梅毒螺旋体抗原种类有________、________和复合抗原。

10. 梅毒螺旋体主要通过________传播,引起________梅毒。

11. 梅毒螺旋体还可经________传播,引起________梅毒。

12. Ⅱ期梅毒时患者通常全身皮肤、黏膜出现________。如不治疗,一般3周至3个月后体征可________,但隐伏一段时间后又可反复发作。

13. Ⅰ期梅毒的病原学检查常取________渗出液,标本可用________直接观察其运动活泼的梅毒螺旋体。

**(三)单项选择题**

1. 钩端螺旋体染色法检查结果的是 ( )

A. 革兰染色呈紫色 B. 抗酸染色呈红色 C. 姬姆萨染色呈紫色 D. 美蓝染色呈蓝色 E. 镀银染色呈棕褐色

2. 钩端螺旋体的典型形态是 ( )

A. 弧形 B. C、S形 C. 球形 D. 棒杆形 E. 方砖形

3. 不会使钩端螺旋体很快死亡的环境是 ( )

A. 10%胆汁 B. 5%石炭酸 C. 5%来苏液 D. 弱碱性水、尿液 E. 强酸性水、尿液

4. 钩端螺旋体病的主要传染途径是 ( )

A. 呼吸道 B. 消化道 C. 媒介昆虫 D. 皮肤黏膜接触 E. 输血、注射

5. 螺旋体在生物学上的位置是 ( )

A. 介于细菌与原虫之间 B. 介于细菌与病毒之间 C. 介于细菌与真菌之间 D. 介于真菌与原虫之间 E. 介于立克次体与病毒之间

6. 可人工培养的螺旋体是 ( )

A. 梅毒螺旋体 B. 回归热螺旋体 C. 奋森螺旋体 D. 钩端螺旋体 E. 以上均不是

7. 钩体病的传染源与自然储存宿主是 ( )

A. 患者 B. 鼠类 C. 鱼类 D. 带菌者 E. 飞禽

8. 人是唯一传染源的传染病是 ( )

A. 恙虫病 B. 钩体病 C. 梅毒 D. 结核病 E. 回归热

9. 荧光密螺旋体抗体吸收试验用以诊断的疾病是 ( )

A. 回归热 B. 钩体病 C. 恙虫病 D. 梅毒 E. 斑疹伤寒

10. 可经胎盘传播的微生物是 ( )

A. 梅毒螺旋体 B. 回归热螺旋体 C. 奋森螺旋体 D. 衣氏放线菌 E. 普氏立克次体

11. 镀银染色法适用于检查的微生物是 ( )

A. 放线菌 B. 支原体 C. 立克次体 D. 衣原体 E. 螺旋体

12. 柯索夫培养基用于培养的微生物是 ( )

A. 淋球菌 B. 支原体 C. 螺旋体 D. 衣原体 E. 立克次体

13. 引起硬性下疳的微生物是 ( )

A. 梅毒螺旋体 B. 回归热螺旋体 C. 奋森螺旋体 D. 钩端螺旋体 E. 伯氏螺旋体

14. 钩端螺旋体培养中最适 pH 是 ( )

A. 6.8～7.0 B. 7.0～7.2 C. 7.2～7.4 D. 7.5～7.8 E. 8.2～8.8

15. 有关钩端螺旋体的描述错误的是 ( )

A. 生物学性状介于细菌与原虫之间 B. 具有细胞壁 C. 以二分裂方式繁殖 D. 为真核细胞型微生物 E. 对抗生素敏感等

16. 关于梅毒,叙述错误的是 ( )

A. 病原体是螺旋体 B. 病后可获得终生免疫 C. 可通过性接触或通过垂直传播 D. 治疗不及时易转变成慢性 E. 人是唯一传染源

**(四) 多项选择题**

1. 钩端螺旋体病是一种人兽共患传染病,主要储存宿主有 ( )

A. 飞禽 B. 鼠类 C. 鱼类 D. 蚊 E. 猪

2. 由螺旋体引起的传染病有 ( )

A. 回归热 B. 恙虫病 C. 梅毒 D. 流行性斑疹伤寒 E. 钩体病

3. 可经皮肤黏膜传染的微生物有 ( )

A. 梅毒螺旋体 B. 普氏立克次体 C. 衣氏放线菌 D. 钩端螺旋体 E. 皮肤癣菌

4. 在普通光学显微镜下可见的微生物有 ( )

A. 螺旋体 B. 支原体 C. 放线菌 D. 病毒 E. 立克次体

5. 钩体病的防治原则有 ( )

A. 做好防鼠灭鼠工作 B. 对易感人群要接种疫苗 C. 加强家畜管理,保护水源 D. 治疗时首选青霉素 E. 致脑动脉炎时可用甲硝唑

**(五) 问答题**

1. 钩体通过什么方式使人致病? 所致疾病和防治原则各是什么?

2. 后天性梅毒分为哪三期? 有何特点?

## 三、试题答案

**(一) 名词解释(见内容摘要)**

**(二) 填空题**

1. 钩端螺旋体属 密螺旋体属 2. 钩状 阴性 3. 棕褐色 一串细小发亮 4. 血液 尿液 5. 内毒素样物质 溶血毒素 6. 人兽共患病 猪 7. 疫水 疫土 8. 梅毒 患者 9. 表面特异性抗原 类属抗原 10. 性接触 获得性 11. 胎盘 先天性 12. 梅毒疹 自行消退 13. 硬性下疳 暗视野显微镜

**(三) 单项选择题**

1. E 2. B 3. D 4. D 5. A 6. D 7. B 8. C 9. D 10. A 11. E 12. C 13. A 14. C 15. D 16. B

**(四) 多项选择题**

1. BE 2. ACE 3. ABCDE 4. ABCE 5. ABCDE

**(五) 问答题(要点)**

1. 钩体病是一种人兽共患病,主要通过鼠类或家畜的尿液污染的水或土壤传播,人接触疫水、疫土,经皮肤伤口感染致病。主要侵犯肝、脾、肾、肺、脑等器官,致病特点是急起发热、眼结膜充血、头痛、全身酸痛、疲劳乏力、局部淋巴结肿大、腓肠肌压痛等典型症状。孕妇可通过胎盘感染胎儿导致流产。防治原则是:消灭传染源,做好防鼠、灭鼠工作,加强对带钩体家畜的管理,保护水源,对易感人群进行疫苗接种。治

疗首选青霉素。

2. 后天性梅毒有反复、潜伏和再发的特点。分 3 期:①Ⅰ期,梅毒螺旋体感染皮肤黏膜出现无痛性硬性下疳、溃疡,多见于外生殖器,传染性极强;②Ⅱ期,全身皮肤黏膜出现梅毒疹,在梅毒疹和淋巴结中有大量梅毒螺旋体,有传染性;③Ⅲ期,全身皮肤黏膜溃疡性坏死病灶,内脏器官或组织发生肉芽肿样病变(梅毒瘤),此期病灶中不易找到梅毒螺旋体。

（曾金秋）

# 第十八章
# 病　　毒

## 第一节　概　　述

### 一、内容提要

**(一) 病毒的概念与分类**

病毒是一类个体最微小、结构最简单、仅含一种核酸、能够自我复制和严格胞内寄生的非细胞型微生物。病毒分 DNA 病毒、RNA 病毒、DNA 和 RNA 逆转录病毒三大类。

**(二) 病毒的基本生物学性状**

1. *病毒的结构与化学组成*　主要由核心和衣壳构成，称核衣壳。部分病毒衣壳外还有一层由类脂及糖蛋白构成的包膜。病毒核心主要由核酸组成，它携带病毒的全部遗传信息，决定病毒的感染、复制、遗传变异等特性。病毒衣壳蛋白及包膜蛋白与病毒的感染、致病及免疫原性有关。

2. *病毒的增殖*　病毒复制周期包括：①吸附与穿入；②脱壳；③生物合成；④组装与释放。

3. *理化因素对病毒的影响*　病毒受理化因素作用失去感染性，称病毒灭活。病毒抵抗力特点：①对抗生素不敏感；②多数病毒耐冷不耐热。

**(三) 病毒的感染与免疫**

1. *病毒的传播方式*　①水平传播：指病毒在个体之间的传播。②垂直传播：指病毒通过胎盘或产道由亲代传播给子代的方式。

2. *病毒感染的类型*　①隐性感染。②显性感染：包括急性感染和持续性感染，后者又分为慢性感染、潜伏感染、慢发病毒感染。

3. *病毒的致病机制*　①致宿主细胞破坏、死亡；②致宿主细胞膜发生改变；③细胞转化；④引起免疫病理损伤；⑤病毒直接损伤免疫系统。

4. *抗病毒免疫*　①干扰素；②NK 细胞；③体液免疫的抗病毒作用；④细胞免疫的抗病毒作用。

**(四) 病毒感染的检查方法与防治原则**

1. *病毒感染的检查方法*　目前常用的有 2 类：①病毒抗原及抗体检测；②病毒核酸检测。

2. *病毒感染的预防*　目前对病毒性疾病的预防和控制在很大程度上仍依靠人工免疫法，包括人工主动免疫和人工被动免疫。

### 二、试题

**(一) 名词解释**

1. 病毒　2. 核衣壳　3. 水平传播　4. 垂直传播　5. 隐性感染　6. 持续性感染　7. 潜

伏感染 8. 慢性感染 9. 慢发病毒感染 10. 干扰素 11. 包涵体 12. 整合

**(二) 填空题**

1. 病毒按所含核酸类型分为________病毒、________病毒及 DNA 和 RNA 反转录病毒三大类。

2. 病毒核酸决定病毒的________、________与遗传变异等特性。

3. 病毒包膜的主要化学成分为________和________。

4. 病毒对抗生素________,对温度的抵抗力则表现为________。

5. 病毒引起的显性感染包括________和________两种。

6. 病毒的遗传物质只含有一种核酸,即________或________。

7. 病毒衣壳蛋白及包膜蛋白与病毒的________、________及免疫原性有关。

8. 病毒感染方式可分为________和________两大类。

9. 病毒引起的宿主细胞膜变化主要表现为________和________。

10. 非特异性抗病毒免疫因素中以________及________的作用为主。

11. 干扰素的主要生物学活性有抗病毒、________和________等。

12. 预防病毒性疾病常用的疫苗类型包括灭活疫苗、减毒活疫苗、________和________等。

13. 检测病毒核酸的常用实验技术有________和________。

14. 病毒基本结构仅由________和________构成,又称为核衣壳。

15. 构成病毒包膜的类脂来源于________,而蛋白由________编码。

16. 包膜病毒体对________剂敏感,用其处理后病毒失去感染性,称为________。

17. 病毒诸多性状变异中,与致病性、疫苗制备密切相关的是________和________。

18. 病毒在人群个体间的传播称为________,通过胎盘或产道由母体传播给胎儿称为________。

19. 病毒基因和细胞染色体的结合称为________,其后果可使细胞发生________。

20. 人干扰素按抗原性的不同可分为________、________和 γ 等 3 个型。

**(三) 单项选择题**

1. 病毒的基本结构是 (　　)

A. 核心 B. 衣壳 C. 包膜 D. 核衣壳 E. 刺突

2. 下列描述病毒的基本性状中,错误的是 (　　)

A. 专性胞内寄生 B. 只含有一种核酸 C. 体积微小,可通过滤菌器 D. 结构简单,非细胞结构 E. 可在宿主细胞外进行复制增殖

3. 细胞融合有利于病毒的选项是 (　　)

A. 吸附 B. 脱壳 C. 扩散 D. 复制 E. 释放

4. 产生 γ 干扰素的细胞是 (　　)

A. 淋巴细胞 B. 成纤维细胞 C. 中性粒细胞 D. 肥大细胞 E. 朗格汉斯巨细胞

5. 干扰素的本质是 (　　)

A. 病毒抗原 B. 抗病毒化学疗剂 C. 是机体产生的特异性抗病毒物质 D. 病毒在复制过程中的产物 E. 宿主细胞受病毒感染后产生的蛋白质

6. 抗体对病毒的中和作用主要是 (　　)

A. 抑制病毒生物合成 B. 诱导干扰素产生 C. 阻止病毒与易感细胞相互作用 D. 中和病毒毒素 E. 杀伤细胞内的病毒

7. 感染病毒的细胞在胞核或胞质内存在的斑块状结构是 ( )

A. 包涵体 B. 空斑 C. 蚀斑 D. 异染颗粒 E. 病毒颗粒

8. 病毒抵抗力的特点是 ( )

A. 耐冷又耐热 B. 不耐冷、不耐热 C. 耐热不耐冷 D. 耐冷不耐热 E. 以上均不是

9. 决定病毒传染性的结构是 ( )

A. 衣壳 B. 核酸 C. 包膜 D. 神经氨酸酶 E. 脂蛋白

10. 病毒的持续感染指的是 ( )

A. 隐性感染 B. 慢性感染 C. 潜伏感染 D. 慢病毒感染 E. 上述的B、C、D

11. 病毒感染后不出现明显临床症状的感染类型是 ( )

A. 潜伏感染 B. 慢发病毒感染 C. 持续性感染 D. 慢性感染 E. 隐性感染

12. 潜伏感染的特点是 ( )

A. 病毒基因潜伏于一定组织或细胞中 B. 症状多为亚急性 C. 潜伏状态可向体外排出病毒 D. 病毒很快被清除 E. 预后不良，最终导致死亡

13. 预防病毒感染最有效的制剂是 ( )

A. 化学药物 B. 免疫血清 C. 干扰素 D. 抗生素 E. 减毒活疫苗

14. 病毒灭活时病毒失去的特性是 ( )

A. 免疫原性 B. 感染性 C. 细胞融合性 D. 血凝特性 E. 诱生干扰素的能力

15. 关于抗病毒免疫因素，下列叙述错误的是 ( )

A. 中和抗体能阻止病毒吸附 B. 细胞免疫起主要作用 C. 体液免疫发挥主要作用 D. NK细胞、干扰素是重要非特异抗病毒因素 E. 中和抗体通过调理吞噬发挥抗病毒作用

16. 关于病毒的致病机制，下列叙述错误的是 ( )

A. 诱导受染细胞超敏反应 B. 病毒合成的酶类溶解宿主细胞 C. 病毒在宿主细胞内增殖，阻碍细胞代谢 D. 细胞膜发生改变或融合 E. 病毒整合感染，引起细胞转化

17. 垂直感染的正确概念是 ( )

A. 父亲将病原传给其子女 B. 通过性接触而发生的感染 C. 人与人之间的感染方式 D. 母亲通过家庭密切接触将病毒传给子女 E. 母体经胎血或产道将病毒传给胎儿

18. NK细胞对病毒感染细胞的杀伤机制是 ( )

A. 释放穿孔素及肿瘤坏死因子 B. 能特异识别靶细胞 C. 在补体的协助下溶解靶细胞 D. 致靶细胞发生膜融合 E. 以上均是

19. 病毒体感染细胞的关键物质是 ( )

A. 核衣壳 B. 核酸 C. 衣壳 D. 刺突 E. 包膜

20. 对病毒衣壳的错误叙述是 ( )

A. 由多肽构成的壳微粒组成 B. 表面凸起称刺突 C. 可增加病毒的感染性 D. 呈对称方式排列 E. 可抵抗核酸酶和脂溶剂

21. 病毒感染细胞的宿主范围主要取决于 ( )

A. 细胞表面的受体 B. 病毒表面的接触蛋白 C. 病毒表面的血凝素 D. 病毒的衣壳 E. 病毒的包膜

22. 所需温度最高才能灭活的病毒是 ( )

A. 流感病毒 B. 乙型肝炎病毒 C. 流行性乙型脑炎病毒 D. 麻疹病毒 E. 甲型肝炎病毒

23. 病毒灭活时病毒失去的特性是 ( )

A. 免疫原性 B. 感染性 C. 血凝特性 D. 诱生干扰素的能力 E. 融合细胞特性

24. 病毒基因插入宿主细胞基因的作用是 ( )

A. 互补作用 B. 交叉复活 C. 多重复活 D. 增强作用 E. 整合作用

25. 采集标本分离病毒时的错误做法是 ( )

A. 在发病早期采集 B. 选取正确部位取材 C. 标本冷藏 D. 标本尽快送实验室 E. 间隔 2 周再次采集,两份标本效价相差 4 倍有诊断意义

**(四) 多项选择题**

1. 机体抗病毒免疫因素主要有 ( )

A. 干扰素 B. 中性粒细胞 C. 效应 Tc 细胞 D. 中和抗体 E. NK 细胞

2. 病毒感染细胞后可能出现的结果有 ( )

A. 杀死细胞 B. 形成包涵体 C. 细胞转化 D. 细胞融合 E. 细胞膜出现新抗原

3. 灭活病毒的理化因素有 ( )

A. 低温冷冻 B. 高温(60 ℃ 30 min) C. 辐射 D. 氧化剂 E. 甲醛

4. 病毒水平传播常见的途径有 ( )

A. 呼吸道 B. 产道 C. 消化道 D. 血液 E. 皮肤

5. 干扰素的生物学作用有 ( )

A. 抗病毒 B. 抗肿瘤 C. 细胞毒性 D. 细胞转化 E. 免疫调节

6. 干扰素抗病毒作用的特点有 ( )

A. 间接作用 B. 广谱抗病毒 C. 有种属特异性 D. 无种属特异性 E. 特异抗病毒作用

7. 用于预防病毒感染的人工被动免疫制剂有 ( )

A. 人免疫球蛋白 B. 特异性免疫球蛋白 C. 干扰素 D. 抗毒素 E. 抗病毒免疫血清

8. 检测病毒抗原抗体常用的方法有 ( )

A. PCR B. 核酸杂交技术 C. ELISA D. 放射免疫法 E. 免疫荧光法

9. 衣壳的生物学意义有 ( )

A. 携带遗传信息 B. 保护核酸 C. 吸附细胞 D. 引起免疫应答 E. 是病毒分类依据

10. 与包膜有关的叙述有 ( )

A. 由肽聚糖构成 B. 来源于宿主细胞 C. 表面蛋白可刺激机体产生中和抗体 D. 病毒分类依据 E. 出芽释放

11. 病毒复制周期的过程有 ( )

A. 吸附 B. 穿入 C. 整合 D. 脱壳 E. 生物合成

12. 灭活病毒的因素有 ( )

A. −70 ℃ B. 抗生素 C. pH2 D. 甲醛 E. 氧化剂

**(五) 问答题**

1. 简述病毒侵入宿主细胞进行复制的周期。

2. 简述病毒的致病机制。

3. 抗病毒感染免疫包括哪些因素?

4. 干扰素有哪些生物学活性？其抗病毒作用特点是什么？干扰素分几类？各类干扰素分别由哪种细胞产生？

5. 试述灭活病毒的主要方法。

6. 病毒感染的类型有哪些？

## 三、试题答案

### (一) 名词解释(略)

### (二) 填空题

1. DNA　RNA　2. 感染　复制　3. 类脂　糖蛋白　4. 不敏感　耐冷不耐热　5. 急性感染　持续感染　6. RNA　DNA　7. 感染　致病　8. 水平传播　垂直传播　9. 细胞膜融合　胞膜出现新抗原　10. 干扰素　NK 细胞　11. 抗肿瘤　免疫调节　12. 基因工程疫苗　亚单位疫苗　13. 核酸分子杂交技术　聚合酶链反应　14. 核心　衣壳　15. 宿主细胞　病毒　16. 脂溶　灭活　17. 毒力变异　抗原变异　18. 水平传播　垂直传播　19. 整合　转化　20. α、β

### (三) 单项选择题

1. D　2. E　3. C　4. A　5. E　6. C　7. A　8. D　9. B　10. E　11. E　12. A　13. E　14. B　15. C　16. B　17. E　18. A　19. B　20. B　21. A　22. B　23. B　24. E　25. E

### (四) 多项选择题

1. ACDE　2. ABCDE　3. BCDE　4. ACDE　5. ABE　6. ABC　7. ABE　8. CDE　9. BCD　10. BCE　11. ABDE　12. CDE

### (五) 问答题(要点)

1. 病毒依靠宿主细胞提供原料、酶系统、能量和场所，在病毒核酸的控制下以复制方式进行增殖。病毒复制周期包括：①吸附与穿入；②脱壳；③生物合成；④组装与释放。

2. ①致宿主细胞破坏、死亡；②致宿主细胞膜发生融合或出现新抗原，可诱导机体产生免疫应答；③细胞转化甚至发生恶性转化；④引起免疫病理损伤；⑤病毒直接损伤免疫系统。

3. 机体抗病毒免疫以干扰素、NK 细胞、中和抗体、细胞免疫的作用为主。

4. 干扰素的生物活性有抗病毒、免疫调节、抗肿瘤。IFN 抗病毒作用特点为间接、广谱、有种属特异性。人 IFN 可分为 α、β 和 γ 等 3 种，分别由白细胞、成纤维细胞和 T 细胞产生。

5. ①高温；②酸性或碱性消毒剂；③辐射、紫外线、X 射线、γ 射线；④乙醚；⑤甲醛；⑥氧化剂。

6. ①隐性感染；②急性感染；③慢性感染；④潜伏感染；⑤慢发病毒感染。

（陈淑增）

# 第二节　呼 吸 道 病 毒

## 一、内容提要

### (一) 流行性感冒病毒

1. 生物学性状

(1) 核心由单负链 RNA 及核蛋白组成，包膜由基质蛋白及包膜刺突构成。RNA 分为 7～8 个节段，使病毒在复制中易发生基因重组，导致新亚型的出现。依据核蛋白及基质蛋白将流感病毒分为甲、乙、丙 3 型。又根据包膜刺突血凝素(HA)及神经氨酸酶(NA)免疫原性的不同分亚型。

(2) 抗原变异与流行关系　①抗原漂移：由基因组发生点突变而引起的变异，每 2～5 年出现一个新的变异株，引起局部中、小型流行。②抗原转换：由于基因发生重组而引起的变异，导致新亚型的出现,易引起大流行。

2. 致病特点与免疫特点

(1) 致病特点 ①传染源主要是患者,传染性强,传播迅速。②感染后,引起一系列上呼吸道感染症状。病毒不侵入血流,但患者表现有畏寒、发热、头痛、肌肉关节酸痛等全身症状。

(2) 免疫特点 ①病毒感染后,呼吸道黏膜局部产生中和抗体 SIgA,对同一亚型流感病毒有抵抗力。②由于流感病毒易变异,机体对新亚型无抵抗力。

**(二) 其他呼吸道病毒**

1. 麻疹病毒 为有包膜 RNA 病毒,接种活疫苗是最有效的预防手段。初次接种为 8 月龄,复种为 7 岁。对接触患者的易感者,可用人工被动免疫进行预防。

2. 腮腺炎病毒 该病毒引起流行性腮腺炎。有时病毒可侵犯睾丸、卵巢、脑组织等。

3. 风疹病毒 对人体最严重的危害是导致胎儿先天感染,表现为先天畸形及风疹综合征。妊娠月数越小,发生畸形的可能性越大。有效预防措施是对育龄妇女接种减毒活疫苗。

4. 鼻病毒及冠状病毒 是引起普通感冒最常见的病毒,其中新型冠状病毒即 SARS 冠状病毒(SARS Cornavirus, SARS Cov)可引起传染性非典型肺炎(SARS)。

5. 禽流感病毒 分为高致病性强毒株、低致病性弱毒株和无致病性无毒株。高致病性强毒株以 A/H5N1 和 A/H2N7 为代表。传染源主要是患禽流感或携带病毒的家禽,病毒经呼吸道或通过直接与间接接触感染。禽流感疫苗尚处于临床研究中,预防必须采取综合措施。

## 二、试题

**(一) 名词解释**

1. 抗原漂移 2. 抗原转变 3. SARS 4. 高致病性禽流感

**(二) 填空题**

1. 流感病毒的包膜嵌着两种糖蛋白刺突,即________和________。

2. 腮腺炎病毒除引起腮腺炎外,青春期男性易并发________,女性易并发________。

3. 流感病毒分型的依据是________及________。

4. 引起普通感冒最常见的病毒是________和________。

5. 流感病毒其 RNA 呈________,使病毒在复制中易发生________,导致新亚型的出现。

6. 甲型流感病毒变异包括________和________两种。

7. 新型冠状病毒可引起________肺炎,其英文缩写为________。

8. 呼吸道病毒中,可以通过垂直传播造成胎儿先天畸形的病毒是________,可以引起亚急性硬化性全脑炎的病毒是________。

9. 禽流感病毒据致病性和毒力不同分________、________及无致病性无毒株。

10. 高致病性禽流感病毒强毒株以________和________为代表。

**(三) 单项选择题**

1. 造成流感大流行的原因是 ( )

A. 流感病毒型别多 B. 流感病毒对理化因素抵抗力强 C. 甲型流感病毒形成了新亚型 D. 流感病毒免疫原性不强 E. 以上均不是

2. 甲型流感病毒分亚型的依据是 ( )

A. 核蛋白 B. 血凝素 C. 神经氨酸酶 D. 多聚 RNA 酶 E. 血凝素和神经氨酸酶

3. 预防麻疹流行最有效的措施是 ( )

A. 注射丙种球蛋白 B. 注射干扰素 C. 注射成人全血 D. 接种麻疹减毒活疫苗

E. 注射恢复期患者血清

4. 抗流感病毒感染的最主要因素是　(　)

A. 黏膜局部特异性 SIgA　B. 细胞免疫　C. 干扰素　D. 血清抗-HA 中和抗体　E. 血清抗-NA 中和抗体

5. 甲型流感病毒抗原小幅度变异的称谓是　(　)

A. 溶原性转换　B. 抗原性转换　C. 抗原漂移　D. S-R 变异　E. H-O 变异

6. 孕妇感染风疹病毒,胎儿患先天风疹综合征危险性最大的时间是　(　)

A. 孕期 20 周　B. 孕期最后 3 个月　C. 孕期最后 1 个月　D. 分娩前 1 周　E. 胎儿出生时

7. 流感病毒的核酸特点是　(　)

A. 为一条完整的单负链 RNA　B. 为分节段的单负链 RNA　C. 为分节段的单正链 RNA　D. 为分节段的双正链 DNA　E. 单正链 RNA

8. 引起婴幼儿严重呼吸道感染最重要的病原体是　(　)

A. 呼吸道合胞病毒　B. 风疹病毒　C. 副流感病毒　D. 鼻病毒　E. 冠状病毒

9. 最常引起流感流行的病毒是　(　)

A. 甲型流感病毒　B. 乙型流感病毒　C. 丙型流感病毒　D. 甲型与乙型流感病毒　E. 副流感病毒

10. 核酸类型为 DNA 的病毒是　(　)

A. 流感病毒　B. 麻疹病毒　C. 腺病毒　D. 腮腺炎病毒　E. 呼吸道合胞病毒

11. 由 SARS 冠状病毒引起的疾病是　(　)

A. 传染性单核细胞增多症　B. 传染性肝炎　C. 流行性乙型脑炎　D. 传染性非典型肺炎　E. 流行性出血热

12. 亚急性硬化性全脑炎(SSPE)的病原是　(　)

A. 脊髓灰质炎病毒　B. 麻疹病毒　C. 疱疹病毒　D. 流行性乙型脑炎病毒　E. 狂犬病毒

13. 引起婴幼儿严重呼吸道感染最重要的病原是　(　)

A. 腺病毒　B. 呼吸道合胞病毒　C. 鼻病毒　D. 流感病毒　E. 腮腺炎病毒

14. 风疹减毒活疫苗的接种对象是　(　)

A. 婴幼儿　B. 学龄前儿童　C. 青少年　D. 育龄妇女　E. 妊娠期妇女

**(四) 多项选择题**

1. 流感病毒最常发生变异的结构有　(　)

A. 基质蛋白　B. 核蛋白　C. 血凝素　D. 神经氨酸酶　E. 多聚 RNA 酶

2. 下列关于呼吸道病毒及其所致疾病的叙述正确的有　(　)

A. 均为有包膜 RNA 病毒　B. 要经呼吸道传播　C. 所致疾病发病率高且传播快　D. 除呼吸道局部病变外,还可导致全身症状　E. 感染后免疫力不牢固,可反复感染

3. 为防止接触麻疹患者的易感儿童发病或减轻症状可采取的措施有　(　)

A. 注射血浆丙种球蛋白　B. 注射胎盘球蛋白　C. 输入成人全血　D. 输入恢复期患者血清　E. 接种减毒活疫苗

4. 腮腺炎病毒的特性有　(　)

A. 有包膜、单负链 RNA 病毒　B. 可导致男性不育　C. 对紫外线和脂溶剂敏感

D. 病后可获牢固免疫力 E. 可用减毒活疫苗进行特异性预防

5. 流行性腮腺炎患者的并发症有 ( )

A. 亚急性硬化性全脑炎 B. 睾丸炎 C. 卵巢炎 D. 脑膜炎 E. 流行性乙型脑炎

6. 主要通过呼吸道传播的病毒有 ( )

A. 风疹病毒 B. 麻疹病毒 C. 腺病毒 D. 鼻病毒 E. 柯萨奇病毒

7. 冠状病毒引起的疾病有 ( )

A. 流行性感冒 B. 风疹 C. 普通感冒 D. 麻疹 E. 传染性非典型肺炎

**(五) 问答题**

1. 流感病毒分哪几型?引起流行的主要为哪型?为什么?

2. 冠状病毒可引起哪些疾病?

## 三、试题答案

**(一) 名词解释(略)**

**(二) 填空题**

1. 血凝素 神经氨酸酶 2. 睾丸炎 卵巢炎 3. 核蛋白 基质蛋白 4. 鼻病毒 冠状病毒 5. 分节段 基因重组 6. 抗原漂移 抗原转变 7. 传染性非典型肺炎 SARS 8. 风疹病毒 麻疹病毒 9. 高致病性强毒株 低致病性弱毒株 10. A/H5N1 A/H2N7

**(三) 单项选择题**

1. C 2. E 3. D 4. A 5. C 6. A 7. B 8. A 9. A 10. C 11. D 12. B 13. B 14. D

**(四) 多项选择题**

1. CD 2. BCD 3. AB 4. ABCDE 5. BCD 6. ABCD 7. CE

**(五) 问答题(要点)**

1. 流感病毒依据核蛋白及基质蛋白免疫原性不同分为甲、乙、丙 3 型。引起流行的主要是甲型。因为甲型最易发生变异,且变异幅度大小直接与流行规模相关。变异包括抗原漂流及抗原转变两种,前者形成变异株,引起中小流行;后者形成新亚型,易引起大流行。

2. 普通感冒和传染性非典型肺炎。

(陈淑增)

# 第三节 肠道病毒

## 一、内容提要

**(一) 脊髓灰质炎病毒**

本病毒分为Ⅰ、Ⅱ、Ⅲ 3 型。感染后多数呈隐性感染,仅极少数免疫功能低下者,病毒可侵入中枢神经系统,在脊髓前角运动神经细胞内增殖,引起细胞病变。显性或隐性感染后,对同型病毒有较牢固的免疫力。目前我国采用三价减毒活疫苗进行预防。免疫程序为:2 月龄初种连续 3 次,4 岁时加强 1 次。

**(二) 其他肠道病毒**

1. *柯萨奇病毒与埃可病毒* 所致临床症状多样化,目前尚无疫苗可预防。

2. *轮状病毒* 是引起婴幼儿严重胃肠炎的主要病原体,临床特征为严重水样腹泻,俗称“秋泻”,特异性疫苗正在研制之中。

3. *诺瓦克病毒* 属杯状病毒属,基因组为单正链 RNA、球形、无包膜,是非细菌性胃肠炎暴发流行最重要的病原体。传染源主要是患者、隐性感染者，粪-口为主要传播途径，传染性强，污染的水源和食物，尤其是海产品是引起流行的重要原因。

## 二、试题

### (一) 填空题

1. 肠道病毒对肠道环境的抵抗力强，对胃液中的________、胆汁中的________均有抵抗力。
2. 脊髓灰质炎病毒侵入机体，病毒主要损害________细胞，引起肢体________。
3. 对脊髓灰质炎的特异性预防目前主要采用________疫苗，初次接种的年龄为________。
4. 肠道病毒均经________途径感染，易引起流行甚至________流行。
5. 肠道病毒属的病毒结构由于________包膜，因此对脂溶剂________。
6. 脊髓灰质炎病后免疫力________，其免疫因素主要是________和肠黏膜局部 SIgA。
7. 非细菌性胃肠炎暴发流行最重要的病原体是________，秋泻的病原体是________。

### (二) 单项选择题

1. 小儿麻痹症的感染方式是 (　　)
A. 经媒介昆虫叮咬 B. 经粪-口途径 C. 经呼吸道 D. 经输血、注射 E. 经皮肤接触
2. 能耐受脂溶剂的病毒是 (　　)
A. 流感病毒 B. 麻疹病毒 C. 腮腺炎病毒 D. 风疹病毒 E. 埃可病毒
3. 引起婴幼儿急性病毒性胃肠炎的主要病原体是 (　　)
A. 大肠埃希菌 B. 轮状病毒 C. 新型肠道病毒 D. 志贺菌 E. 呼肠病毒
4. 下述肠道病毒敏感的物质是 (　　)
A. 胃酸 B. 胆盐 C. 75%乙醇 D. 氧化剂 E. 以上均敏感
5. 脊髓灰质炎病毒感染后表现的主要类型是 (　　)
A. 隐性感染 B. 慢性感染 C. 轻症感染 D. 迁延型感染 E. 麻痹型感染
6. 脊髓灰质炎病毒感染者的传染性排泄物主要是 (　　)
A. 尿 B. 泪液、唾液 C. 呼吸道分泌液 D. 粪便 E. 血液
7. 下列不经胃肠道传播病毒的是 (　　)
A. 轮状病毒 B. 埃可病毒 C. 柯萨奇病毒 D. 甲型肝炎病毒 E. 流感病毒
8. 关于脊髓灰质炎病毒的致病与免疫特点，错误的叙述是 (　　)
A. 传染源为患者和病毒携带者 B. 感染后免疫力短暂 C. 极重者可死于延髓麻痹 D. 主要侵犯脊髓前角运动神经细胞 E. 重者可留下肢体弛缓性麻痹后遗症
9. 脊髓灰质炎疫苗的接种途径是 (　　)
A. 皮内注射 B. 皮下注射 C. 口服 D. 肌注 E. 鼻腔吸入
10. 我国目前特异预防脊髓灰质炎采用的疫苗是 (　　)
A. 三价灭活疫苗 B. 三价减毒活疫苗 C. 亚单位疫苗 D. 基因工程疫苗 E. 丙种球蛋白
11. 下列关于轮状病毒的叙述错误的是 (　　)
A. 病毒体呈车轮状 B. 是引起婴幼儿严重胃肠炎的病原体 C. 病愈后可获牢固免疫力 D. 为双链 RNA 病毒 E. 所致疾病俗称为“秋泻”

### (三) 多项选择题

1. 下列属于肠道病毒的有 (　　)
A. 呼肠病毒 B. 杯状病毒 C. 星状病毒 D. 埃可病毒 E. 柯萨奇病毒

2. 下列关于柯萨奇病毒和埃可病毒的叙述正确的有 ( )

A. 型别多 B. 临床表现多样化 C. 同一型病毒可引起几种不同的临床疾病 D. 不同型别的病毒可引起相同的临床综合征 E. 隐性感染多见

3. 柯萨奇病毒和埃可病毒可引起的疾病有 ( )

A. 手足口病 B. 心包炎 C. 无菌性脑膜炎 D. 流行性眼病 E. 婴幼儿腹泻

4. 关于脊髓灰质炎病毒叙述正确的有 ( )

A. 为无包膜 RNA 病毒 B. 在自然界的生存能力强,在污水及粪便中可存活数月 C. 分为 3 个血清型 D. 感染后对同型病毒免疫力持久 E. 主要侵犯外周神经致肢体弛缓性麻痹

5. 肠道病毒的共同特性有 ( )

A. 无包膜 B. 耐酸 C. 耐氧化剂 D. 临床症状多样化 E. 不同型别的病毒可引起相同的临床综合征

6. 肠道病毒可以引起的疾病有 ( )

A. 普通感冒 B. 肌肉疼痛、麻痹 C. 心肌炎 D. 肺炎 E. 脑炎

7. 预防肠道病毒感染的措施有 ( )

A. 粪便用酸消毒 B. 隔离患者 C. 接种疫苗 D. 饮用水用氯消毒 E. 口服抗生素

**(四) 问答题**

1. 简述肠道病毒的共同特性。

2. 简述脊髓灰质炎病毒的致病与免疫特点。

## 三、试题答案

**(一) 填空题**

1. 胃酸 胆盐 2. 脊髓前角运动神经细胞 弛缓性麻痹 3. 三价减毒活疫苗 2月龄 4. 粪-口 暴发 5. 无 不敏感(抵抗) 6. 持久 血清中和抗体(IgG、IgM、IgA) 7. 诺瓦克病毒 轮状病毒

**(二) 单项选择题**

1. B 2. E 3. B 4. D 5. A 6. D 7. E 8. B 9. C 10. B 11. C

**(三) 多项选择题**

1. BCDE 2. ABCDE 3. ABCDE 4. ABCD 5. ABDE 6. ABC 7. CD

**(四) 问答题(要点)**

1. 肠道病毒的共性为:①无包膜 RNA 病毒;②抵抗力强,对酸(pH3)、脂溶剂、蛋白水解酶及胆汁耐受性强,在自然界生存能力强;③均经粪-口途径感染,易引起流行甚至暴发流行;④以隐性感染居多;⑤临床表现多样化,不同型别的病毒可引起相同的临床综合征。

2. 感染后多数呈隐性感染,仅极少数免疫功能低下者,病毒可侵入中枢神经系统,在脊髓前角运动神经细胞内增殖,引起细胞病变。轻者导致暂时性肢体麻痹;重者可造成肢体弛缓性麻痹后遗症;极个别病例可发生延髓麻痹,导致呼吸、循环衰竭而死亡。显性或隐性感染后,对同型病毒具有较牢固的免疫力。

(陈淑增)

# 第四节 肝 炎 病 毒

## 一、内容提要

**(一) 甲型肝炎病毒(HAV)**

为无包膜 RNA 病毒。抵抗力较肠道病毒强,耐热耐酸,一旦污染水源可引起暴发流行。

主要经粪-口途径传播，患者和隐性感染者是主要传染源。多数呈隐性感染，显性感染者表现为急性黄疸肝炎，一般不转为慢性。检测抗-HAV IgM 作为现症感染的重要指征。预防措施是接种甲肝减毒活疫苗，注射丙球可防止发病或减轻症状。

**（二）乙型肝炎病毒（HBV）**

1. 主要生物学特性

（1）形态结构 完整颗粒具有双层衣壳，称为 Dane 颗粒。外衣壳含有 HBV 表面抗原，内衣壳含有核心抗原，核心含有双链 DNA 和 DNA 多聚酶。小球形颗粒及管型颗粒，不具传染性。

（2）抗原组成 ①表面抗原（HBsAg）：存在于上述 3 种颗粒表面，能刺激机体产生中和抗体抗-HBs，能防御 HBV 感染。②核心抗原（HBcAg）：存在于内衣壳上，在血中难以检出，能刺激机体产生非中和抗体抗-HBc，不能防御 HBV 感染。③e 抗原（HBeAg）：是 HBV 在复制过程中合成并分泌到细胞外的抗原，能刺激产生抗-HBe，对 HBV 感染有一定保护作用。

2. 致病性与免疫特点

（1）传染源与传播途径 为乙型肝炎患者和无症状 HBsAg 携带者。传播途径主要通过血源及母婴传播。母婴传播、日常生活密切接触及性接触传播共同构成 HBV 感染的家庭内聚集性分布。

（2）临床特点 临床表现多样性，分为隐性感染、无症状病毒携带者、急性肝炎、重症肝炎、慢性肝炎、活动性肝炎、肝硬化。

（3）免疫特点 ①抗-HBs 能中和游离病毒，有保护作用。②效应 Tc 细胞对受染肝细胞的杀伤有利于清除胞内病毒，是机体抗 HBV 的重要免疫因素。

3. 抗原抗体系统检测与临床应用

（1）HBV 抗原检测：①HBsAg 阳性见于急性肝炎、慢性肝炎及病毒携带者，是 HBV 现症感染的重要指标。②HBeAg 阳性或 preS1、preS2 阳性提示 HBV 正大量复制，血清具有传染性。

（2）HBV 抗体检测：①抗-HBs 阳性显示患者已恢复或痊愈或接种过疫苗。②抗-HBc IgM 阳性是早期诊断的重要指标，并表明 HBV 正大量复制；抗-HBc IgG 见于慢性感染、乙肝恢复期或既往感染。③抗-HBe 阳性预示 HBV 复制停止。

（3）临床应用：①用于 HBV 感染的特异性诊断；②判断乙肝转归与预后；③对疫苗接种效果的判断；④筛选供血员；⑤应用于流行病学调查。

**（三）其他肝炎病毒**

1. 丙型肝炎病毒（HCV） 为有包膜 RNA 病毒，主要经输血、注射传播。是引起输血后肝炎或肝硬化的重要原因。

2. 丁型肝炎病毒（HDV） 有包膜单链 RNA，衣壳由 HBsAg 组成，为一种缺陷病毒，需与 HBV 混合感染，传染途径与 HBV 相似。其感染形式有两种：联合感染、重叠感染。

3. 戊型肝炎病毒（HEV） 主要经粪-口途径传播，传染源是潜伏期和急性期患者。一般不转为慢性。孕妇感染后病情较重，并可发生流产或死胎。

**（四）各型病毒性肝炎的预防策略和措施**

甲型肝炎和戊型肝炎均以粪-口途径传播为主，预防策略均以切断传播途径、改善水源和以饮食卫生为主的综合性措施。接种甲肝减毒活疫苗和灭活疫苗均有良好的免疫效果，接种对象为学龄前儿童，戊型肝炎疫苗尚在研究中。

乙型、丁型和丙型肝炎均经肠道外传播，接种乙肝疫苗能有效地预防乙型肝炎和丁型肝炎。接种对象主要为新生儿、学龄前儿童、医务人员、HBsAg 阳性者的配偶。此外，加强血源筛查和管理，避免医源性感染以及实行婚前检查等也是有效措施。丙型肝炎目前尚无预防疫苗，预防宜采取加强血源管理，避免医源性感染为主的措施。

## 二、试题

### (一) 名词解释

1. Dane 颗粒　2. HBsAg　3. HBcAg　4. HBeAg

### (二) 填空题

1. 经粪-口途径感染的肝炎病毒有________和________两型。

2. 乙型肝炎病毒的主要抗原有________、________及 e 抗原 3 种。

3. 现已发现的肝炎病毒中属于 DNA 病毒的是________，属于缺损病毒的是________。

4. 乙型肝炎病毒对外界因素抵抗力________，加热 100 ℃________min 可使病毒失去传染性。

5. 乙型肝炎的传染源主要是________和________。

6. 甲型肝炎的血清中表示现症感染的抗体是________，而表示既往感染的抗体是________。

7. 人类感染丁型肝炎病毒，需要与乙型肝炎病毒混合感染，其方式有 2 种，即________和________。

8. 乙型肝炎病毒主要经________和________等途径传播。

9. 已有疫苗可主动免疫的肝炎病毒是________和________。

10. 以引起急性肝炎为主，一般不转为慢性或携带者的肝炎病毒是________和________。

11. 感染后易转为慢性的肝炎病毒是________、________和 HDV。

12. HBV 感染者的血清用电镜观察可见到________、________和管形颗粒。

### (三) 单项选择题

1. 对乙肝抗原抗体系统检测，下列判断错误的是　(　　)

A. HBeAg 阳性表明血清具有传染性　B. HBeAg 阳性必伴有 HBsAg 阳性　C. 抗-HBs 出现表明机体对 HBV 有免疫力　D. 抗 HBc-IgM 阳性表明 HBV 感染早期　E. HBsAg 持续阳性表示肝脏有慢性损害，预后不良

2. 人体感染乙肝病毒后，很难在其血清中查出的抗原是　(　　)

A. HBsAg　B. HBcAg　C. HBeAg　D. PreS1　E. PreS2

3. 属于中和抗体，能保护机体免受乙肝病毒感染的抗体是　(　　)

A. 抗-HBe　B. 抗-HBc IgM　C. 抗-HBs　D. 抗-HBc IgG　E. 以上均是

4. 提示 HBV 在体内处于复制状态的抗体是　(　　)

A. 抗-HBe　B. 抗-HBc IgM　C. 抗-HBs　D. 抗-HBc IgG　E. 抗-Pre

5. 下列引起输血后肝炎的病毒是　(　　)

A. HBV　B. HCV　C. HDV　D. HEV　E. CMV

6. 下列不能用于 HBV 的消毒方法是　(　　)

A. 高压蒸汽灭菌法　B. 70%乙醇处理 10 min　C. 0.5%过氧乙酸处理 10 min　D. 5%次氯酸钠处理 10 min　E. 100 ℃处理 10 min

7. 下列关于 HBcAg 的叙述错误的是　(　　)

A. 存在于 Dane 颗粒的内衣壳上 B. 不易在血清中检测到 C. 免疫原性强 D. 可表达在肝细胞表面，是引起免疫病理损伤的机制之一 E. 相应抗体对机体有保护作用

8. 不引起肝炎病毒传播的途径是 ( )

A. 粪-口途径 B. 血源传播 C. 垂直传播 D. 接触传播 E. 呼吸道传播

9. 下列不出现 HBsAg 检测阳性的选项是 ( )

A. 急性乙型肝炎的潜伏期和急性期 B. 慢性乙型肝炎患者 C. HBV 无症状携带者 D. HBeAg 阳性者 E. 抗 HBs 阳性者

10. 关于肝炎病毒及其所致疾病的叙述错误的是 ( )

A. 乙型肝炎病毒可引起多种临床类型 B. 丙型肝炎病毒主要通过输血、输血制品传播 C. 甲型肝炎一般不转为慢性 D. 戊型肝炎经粪-口途径传播，可发生暴发流行 E. 丁型肝炎病毒为 DNA 病毒，且必须在 HBV 辅助下才能复制

11. 对母亲 HBeAg 阳性的新生儿，最有效的预防措施是 ( )

A. 接种甲肝减毒活疫苗 B. 接种乙肝疫苗 C. 注射乙肝免疫球蛋白 D. 接种乙肝疫苗和注射高效价乙肝免疫球蛋白 E. 以上均可

12. 作为判断 HBV 现实感染的重要指标是 ( )

A. HBsAg B. 抗-HBs C. 抗-HBe D. 抗-HBc E. 以上均是

13. 关于甲型肝炎病毒的特点，正确的是 ( )

A. 为有包膜的 RNA 病毒 B. 对酸、热、脂溶剂敏感 C. 多为隐性感染 D. 引起的甲型肝炎，易转为慢性肝炎 E. 特异性预防措施是口服减毒活疫苗

14. 属于嗜肝 DNA 病毒科的病毒是 ( )

A. HAV B. HBV C. HCV D. HDV E. HEV

15. 下述病毒中，属于缺损病毒的是 ( )

A. HAV B. HBV C. HDV D. EBV E. ECHO 病毒

16. Dane 颗粒是 ( )

A. 甲型肝炎病毒体 B. 乙型肝炎病毒体 C. 流感病毒体 D. EB 病毒体 E. 脊髓灰质炎病毒体

17. 下列物质中，具有感染性的是 ( )

A. 管形颗粒 B. 小球形颗粒 C. Dane 颗粒 D. HBeAg E. HBcAg

18. 血液中不易查到的 HBV 抗原是 ( )

A. HBsAg B. HBcAg C. HBeAg D. Pre-S1 E. Pre-S2

19. 乙型肝炎的传播途径主要是 ( )

A. 粪-口途径 B. 日常生活接触 C. 血液、性接触和母婴接触 D. 呼吸道 E. 以上均是

20. 下列方法中，不能灭活 HBV 的是 ( )

A. 煮沸 100 ℃，30 min B. 高压蒸汽 100 ℃，20 min C. 0.5%过氧乙酸浸泡，30～60 min D. 70%乙醇浸泡，30～60 min E. 5%次氯酸钠，60～120 min

21. 下列理化因素中，能灭活 HAV 的是 ( )

A. 乙醚 B. 加热 60 ℃，1 h C. pH3 D. 氯仿 E. 加热 100 ℃，5 min

22. HCV 最主要的传播途径是 ( )

A. 消化道 B. 日常生活接触 C. 血液和血制品 D. 性接触 E. 母婴传播

23. 孕妇感染后死亡率高的病毒是 ( )

A. HAV B. HBV C. HCV D. HDV E. HEV

**(四) 多项选择题**

1. 乙型肝炎病毒感染可引起的临床类型有 ( )

A. 急性肝炎 B. 慢性肝炎 C. 重症肝炎 D. 无症状带病毒 E. 隐性感染

2. 关于乙肝病毒表面抗原的叙述正确的有 ( )

A. 存在于 HBV 的外衣壳上 B. 存在于 HBV 的内衣壳上 C. 是人体感染 HBV 的重要标志 D. 不存在于小球形颗粒及管形颗粒上 E. 能刺激机体产生抗-HBs,对 HBV 有中和作用

3. 可高度传染乙型肝炎的血液中含有 ( )

A. HBsAg B. 抗-HBs C. HBeAg D. 抗-HBe E. 抗-HBc IgM

4. 下列提示 HBV 正大量复制的指标有 ( )

A. HBcAg B. HBsAg C. HBeAg D. 抗-HBc IgM E. 抗-HBs

5. HBV 的传播途径有 ( )

A. 垂直传播 B. 呼吸道传播 C. 性接触传播 D. 家庭密切接触传播 E. 血源传播

6. 可致慢性肝炎或肝硬化的病毒有 ( )

A. HAV B. HBV C. HCV D. HDV E. HEV

7. 可成为乙型肝炎传染源的有 ( )

A. HBsAg 无症状携带者 B. 慢性乙型肝炎患者 C. 乙型肝炎恢复期 D. 抗-HBs 阳性者 E. 急性乙型肝炎患者

8. 丁型肝炎病毒的特点有 ( )

A. 是缺陷病毒,与 HCV 伴随存在 B. 包膜由 HDAg 构成 C. 乙肝疫苗可以预防 HDV 感染 D. 主要通过输血感染 E. 高滴度抗 HD-IgG 阳性是慢性 HDV 感染的主要指标

9. 通过血液传播引起肝炎的病毒有 ( )

A. CMV B. HBV C. HCV D. HDV E. HIV

10. 通过粪-口途径传播的肝炎病毒有 ( )

A. HAV B. HBV C. HCV D. HDV E. HEV

**(五) 问答题**

1. 简述甲型肝炎病毒的传染源及其传播途径。
2. 介绍乙型肝炎的血清学主要抗原抗体标志物检测的临床意义及用途。
3. 简要说明对乙型肝炎的预防措施。

## 三、试题答案

**(一) 名词解释(略)**

**(二) 填空题**

1. HAV HEV 2. 表面抗原 核心抗原 3. HBV HDV 4. 强 10 5. 乙肝患者 乙肝病毒携带者 6. 抗-HAVIgM 抗-HAVIgG 7. 联合感染 重叠感染 8. 血源 母婴传播 9. HAV HBV 10. HAV HEV 11. HBV HCV 12. Dane 颗粒 小球形颗粒

**(三) 单项选择题**

1. E 2. B 3. C 4. B 5. D 6. B 7. E 8. E 9. E 10. E 11. D 12. A 13. C 14. B 15. C 16. B 17. C 18. B 19. C 20. D 21. E 22. C 23. E

**(四) 多项选择题**

1. ABCDE 2. ACE 3. ACE 4. CD 5. ACDE 6. BCD 7. ABE 8. CDE 9. ABCD 10. AE

(五) 问答题(要点)

1. 患者和隐性感染者是主要传染源。主要经粪-口途径传播。

2. (1) 临床意义 HBV 抗原检测:①HBsAg 阳性见于急性肝炎、慢性肝炎及病毒携带者;②HBeAg 阳性或 PreS1、PreS2 阳性提示 HBV 正大量复制,血清具有传染性。

HBV 抗体检测:①抗-HBs 阳性显示患者已恢复或痊愈或接种过疫苗;②抗-HBc IgM 阳性是早期诊断的重要指标,抗-HBc IgG 见于慢性感染、乙肝恢复期或既往感染,并表明 HBV 正大量复制;③抗-HBe 阳性预示 HBV 复制停止。

(2) 临床应用 ①用于 HBV 感染的特异性诊断;②判断乙肝转归与预后;③对疫苗接种效果的判断;④筛选供血员;⑤应用于流行病学调查。

3. ①对高危人群如新生儿、学龄前儿童、医务人员、HBsAg 阳性者的配偶,接种乙肝疫苗;②加强血源筛查和管理;③避免医源性感染;④实行婚前检查及人群普查并进行随访。

(陈淑增)

# 第五、六节 虫媒病毒、出血热病毒

## 一、内容提要

### (一) 乙型脑炎病毒

1. *主要生物学性状* 为有包膜 RNA 病毒,抵抗力较弱,免疫原性稳定,只有一个血清型。

2. *致病与免疫特点* ①传染源:乙型脑炎的传染源主要是家禽和家畜,幼猪是最重要的传染源。②传播媒介与途径:被带有乙脑病毒的伊蚊或库蚊叮吸而感染。③致病机制:经两次病毒血症后,病毒突破血脑屏障,侵入脑组织内增殖,造成脑实质及脑膜病变,多数呈隐性感染。④感染后可获得持久免疫力,接种疫苗是最有效的预防措施。

### (二) 汉坦病毒

为有包膜的 RNA 病毒,在我国流行的是汉滩病毒和汉城病毒。①携带病毒的鼠类为主要储存宿主和传染源。②传播方式:人经接触、呼吸道、消化道等方式被感染。③引起肾综合征出血热及汉坦病毒肺综合征。

## 二、试题

### (一) 填空题

1. 乙型脑炎病毒的主要储存宿主和传染源是________和________,其中幼猪最重要。

2. 乙型脑炎病毒的传播媒介是________和________。

3. 汉坦病毒是通过________、________及消化道等方式感染人体的。

4. 流行性乙型脑炎病毒为________包膜病毒,对脂溶剂________,对酸敏感。

5. 预防乙型脑炎的措施包括________,特异性预防需接种________。

### (二) 单项选择题

1. 流行性乙型脑炎的病原体是 ( )

A. 乙型脑炎病毒 B. 脑膜炎奈瑟菌 C. 汉坦病毒 D. 登革热病毒 E. 以上均是

2. 汉坦病毒的主要储存宿主和传染源是 ( )

A. 伊蚊及库蚊 B. 蜱 C. 虱 D. 蚤 E. 鼠类动物

3. 肾综合征出血热的病原是 ( )

A. 汉坦病毒 B. 新疆出血热病毒 C. 登革热病毒 D. 埃博拉病毒 E. 森林脑炎病毒

4. 关于流行性乙型脑炎病毒的叙述错误的是 ( )

A. 为有包膜 RNA 病毒 B. 传染源主要是伊蚊及库蚊 C. 多为隐性感染 D. 感染后获持久的免疫力 E. 流行季节是夏季

5. 预防流行性乙型脑炎最重要措施是 ( )

A. 注射丙种球蛋白 B. 防蚊灭蚊 C. 接种疫苗 D. 注射干扰素 E. 隔离患者

6. 新疆出血热病毒的传播媒介是 ( )

A. 蚤 B. 鼠 C. 蜱 D. 蚊 E. 虱

7. 通过蚊叮咬传播的病毒是 ( )

A. 肾综合征出血热病毒 B. 新疆出血热病毒 C. 乙型脑炎病毒 D. 森林脑炎病毒 E. 狂犬病毒

8. 对流行性乙型脑炎病毒的错误叙述是 ( )

A. 幼猪是主要传染源 B. 主要传播媒介是按蚊 C. 测定体内特异性 IgM 是主要诊断方法 D. 病后免疫力持久 E. 是自然疫源性疾病

9. 登革热的传播媒介是 ( )

A. 蝇 B. 蚊 C. 蜱 D. 鼠 E. 蚤

**(三) 多项选择题**

1. 汉坦病毒的传播途径有 ( )

A. 蚊叮咬 B. 蜱叮咬 C. 吸入含病毒的气溶胶 D. 食入含病毒的水及食品 E. 皮肤黏膜接触感染鼠的排泄物

2. 肾综合征出血热主要临床表现有 ( )

A. 发热 B. 出血 C. 神经症状 D. 肾功能障碍 E. 呼吸衰竭

3. 登革热的临床表现有 ( )

A. 发热 B. 肌肉关节酸痛 C. 淋巴结肿大 D. 出血 E. 休克

4. 我国已发现引起出血热的病毒有 ( )

A. 汉坦病毒 B. 登革病毒 C. 黄热病病毒 D. 新疆出血热病毒 E. 乙脑病毒

5. 流行性乙型脑炎的预防措施有 ( )

A. 婴儿接种乙脑灭活疫苗 B. 幼猪接种乙脑疫苗 C. 从非流行区进入流行区的易感者接种疫苗 D. 防鼠灭鼠 E. 防蚊灭蚊

6. 由蚊传播的病毒有 ( )

A. 流行性乙型脑炎病毒 B. 森林脑炎病毒 C. 登革病毒 D. 新疆出血热病毒 E. 汉坦病毒

**(四) 问答题**

简述流行性乙型脑炎病毒的致病性、免疫特点。

## 三、试题答案

**(一) 填空题**

1. 家禽 家畜 2. 库蚊 伊蚊 3. 接触 呼吸道 4. 有 敏感 5. 防蚊灭蚊 灭活疫苗

**(二) 单项选择题**

1. A 2. E 3. A 4. B 5. C 6. C 7. C 8. B 9. B

**(三) 多项选择题**

1. CDE 2. ABD 3. ABCDE 4. AD 5. ABCE 6. AC

**(四) 问答题(要点)**

(1) 致病性 ①传染源主要是家禽和家畜,幼猪是最重要的传染源;②通过伊蚊或库蚊叮吸而感染;③致病机制:病毒经两次病毒血症后,突破血脑屏障,侵入脑组织内增殖,造成脑实质及脑膜病变,大多数呈隐性感染。

(2) 免疫特点 病后或隐性感染后均可获得持久免疫力。

(陈淑增)

# 第七节 疱 疹 病 毒

## 一、内容提要

1. 单纯疱疹病毒(HSV) 有两个血清型,HSV-1 经飞沫或接触传播,原发感染引起龈口炎,再发感染主要表现为唇疱疹等,潜伏部位为三叉神经节和颈上神经节;HSV-2 经性接触感染,原发感染与再发感染均表现为外生殖器疱疹,潜伏部位为骶神经节,并可经产道感染致新生儿疱疹。

2. 水痘-带状疱疹病毒(VZV) 经呼吸道感染,原发感染表现为水痘,再发感染表现为带状疱疹,潜伏部位为脊髓后根神经节或颅神经的感觉神经节。

3. 巨细胞病毒(CMV) 经垂直感染后,致胎儿先天畸形及新生儿巨细胞包涵体病,后天感染可致单核细胞增多症及肝炎。

4. EB 病毒(EBV) 主要经唾液传播,主要表现为传染性单核细胞增多症。该病毒与鼻咽癌及非洲儿童恶性淋巴瘤关系密切。

## 二、试题

**(一) 填空题**

1. HSV 有________和________两个血清型。
2. CMV 经垂直感染可引起胎儿________及新生儿________病。
3. HSV-1 主要引起________,HSV-2 主要引起________。
4. 与 EB 病毒感染有关的疾病主要有________和________等。
5. HSV-1 主要潜伏的部位是________与________。
6. 常见人类疱疹病毒包括________、________、巨细胞病毒及 EB 病毒等。
7. 疱疹病毒中最常引起胎儿先天感染的是________病毒;与鼻咽癌有关的是________病毒。
8. 通过垂直传播引起胎儿畸形的最常见病毒是________和________。
9. 与宫颈癌关系密切的病毒有________、________。
10. 带状疱疹只发生于幼年患过________的成人,发病主要原因是________下降。

**(二) 单项选择题**

1. 可经输血传播的疱疹病毒是 (  )

A. HSV-1 B. HSV-2 C. VZV D. CMV E. 以上均可

2. HSV-2 潜伏的部位是 (  )

A. 颈上神经节 B. 肋间神经 C. 骶神经 D. 三叉神经 E. 腰神经节

3. 传染性单核细胞增多症的病原是 (  )

A. EBV B. CMV C. HSV-1 D. VZV E. HSV-2

4. 可导致胎儿先天畸形的病毒是 ( )

A. 风疹病毒、巨细胞病毒、单纯疱疹病毒 B. 腮腺炎病毒、麻疹病毒、风疹病毒 C. 巨细胞病毒、风疹病毒、人乳头瘤病毒 D. 风疹病毒、流感病毒、腺病毒 E. 巨细胞病毒、风疹病毒、水痘-带状疱疹病毒

5. EB病毒主要侵犯的细胞是 ( )

A. T细胞 B. B细胞 C. 中性粒细胞 D. 单核细胞 E. 红细胞

6. 下列错误的组合是 ( )

A. VZV-水痘 B. HPV-尖锐湿疣 C. CMV-鼻咽癌 D. HSV-2-生殖器疱疹 E. EBV 传染性单核细胞增多症

7. 与唇癌的发生相关的病毒是 ( )

A. HPV B. HSV-1 C. HSV-2 D. CMV E. VZV

8. 有关水痘-带状疱疹病毒叙述错误的是 ( )

A. 经呼吸道感染 B. 儿童感染引起水痘 C. 成人感染引起带状疱疹 D. 潜伏部位为脊髓后根神经节 E. 属于病毒持续性感染

9. 下述不属于疱疹病毒的是 ( )

A. HSV B. VZV C. CMV D. HBV E. EBV

10. 下列病毒中可以引起潜伏感染的是 ( )

A. 麻疹病毒 B. 疱疹病毒 C. 风疹病毒 D. 乙型脑炎病毒 E. 乙型肝炎病毒

11. 带状疱疹的病原体是 ( )

A. HSV-1 B. HHV-6 C. CMV D. HSV-2 E. VZV

12. 不属于巨细胞病毒引起的疾病是 ( )

A. 肝炎 B. 先天畸形 C. 间质性肺炎 D. 输血后单核细胞增多症 E. 口唇疱疹

13. 通过性接触传播的疱疹病毒是 ( )

A. EBV、HSV B. CMV、EBV C. VZV、HSV D. HSV、CMV E. VZV、EBV

14. HSV-2 的潜伏部位是 ( )

A. 三叉神经节 B. 迷走神经节 C. 颈上神经节 D. 骶神经节 E. B淋巴细胞

15. EB病毒的潜伏部位是 ( )

A. T淋巴细胞 B. B淋巴细胞 C. 嗜中性粒细胞 D. 骶神经节 E. 三叉神经节

**(三) 多项选择题**

1. 可通过性传播的病毒有 ( )

A. HSV-2 B. HBV C. HIV D. CMV E. HPV

2. 与巨细胞病毒相关的疾病有 ( )

A. 鼻咽癌 B. 子宫颈癌 C. 单核细胞增多症 D. Burkitt 淋巴瘤 E. 先天畸形

3. 巨细胞病毒传播途径有 ( )

A. 输血传播 B. 接触传播 C. 垂直传播 D. 呼吸道传播 E. 消化道传播

4. 与子宫颈癌发病相关的病毒有 ( )

A. CMV B. HPV C. HSV-1 D. HSV-2 E. VZV

5. 下列疱疹病毒与潜伏部位的组合正确的有 ( )

A. HSV-1-颈上神经 B. HSV-2-骶神经 C. VZV-颅神经的感觉神经 D. CMV-唾液

腺　E. EBV-B细胞

6. 疱疹病毒引起的感染类型有 (　　)

A. 显性感染　B. 隐性感染　C. 整合感染　D. 潜伏感染　E. 先天感染

7. 巨细胞病毒的潜伏部位有 (　　)

A. 乳腺　B. 肾脏　C. 涎腺　D. 白细胞　E. 红细胞

8. 单纯疱疹病毒的潜伏部位有 (　　)

A. 大脑海马回　B. 骶神经节　C. 三叉神经节　D. 脊髓后根神经节　E. B细胞

**(四) 问答题**

1. 简述疱疹病毒的共同特性。

2. 简述单纯疱疹病毒潜伏部位和所致疾病。

3. 简述 CMV、VZV 和 EBV 所致疾病。

## 三、试题答案

**(一) 填空题**

1. HSV-1　HSV-2　2. 先天畸形　包涵体病　3. 唇疱疹　生殖器疱疹　4. 鼻咽癌　非洲儿童恶性淋巴瘤　5. 三叉神经节　颈上神经节　6. 单纯疱疹病毒　水痘-带状疱疹病毒　7. 巨细胞病毒　EB病毒　8. 风疹病毒　巨细胞病毒　9. HSV2　CMV　10. 水痘　机体免疫力

**(二) 单项选择题**

1. D　2. C　3. A　4. A　5. B　6. C　7. B　8. C　9. D　10. B　11. E　12. E　13. D　14. D　15. B

**(三) 多项选择题**

1. ABCE　2. BCE　3. ABC　4. ABD　5. ABCDE　6. ABCDE　7. ABCD　8. BC

**(四) 问答题(要点)**

1. ①球形有包膜的DNA病毒;②在宿主细胞核内复制,形成多核巨细胞,核内出现嗜酸性包涵体;③病毒感染后可表现为增殖性感染和潜伏感染;④可经垂直感染引起胎儿畸形;⑤可发生整合感染致细胞转化;⑥原发感染多表现为隐性感染。

2. HSV-1潜伏于三叉神经节、HSV-2潜伏于骶神经节。当受到外界因素影响后,病毒被激活增殖,引起复发性局部疱疹。HSV-1主要引起生殖器以外的皮肤、黏膜和器官疱疹,HSV-2则主要引起生殖器疱疹,并与宫颈癌的发病有关。

3. ①水痘-带状疱疹病毒(VZV):原发感染表现为水痘,再发感染表现为带状疱疹。②巨细胞病毒(CMV):经垂直感染后,致胎儿先天畸形及新生儿巨细胞包涵体病,后天感染可致单核细胞增多症及肝炎。③EB病毒(EBV):青春期发生的原发感染主要引起传染性单核细胞增多症,该病毒与鼻咽癌及非洲儿童恶性淋巴瘤有关。

(陈淑增)

# 第八节　反转录病毒

## 一、内容提要

反转录病毒是一大组含有反转录酶的RNA病毒,对人类致病的主要有人类免疫缺陷病毒(HIV)及HTLV。人类免疫缺陷病毒简介如下。

1. 主要生物学性状　①其核心含有双正链RNA及反转录酶;②包膜上嵌有两种病毒特异糖蛋白,即gp120及gp41,其中gp120能与多种细胞膜上的CD4分子结合,介导HIV吸附、穿入易感细胞;③HIV 分为 HIV-1 及 HIV-2 两型。

2. 致病与免疫特点 ①传染源:HIV 无症状携带者及艾滋病患者均是本病的传染源。②传播途径:性接触传播、血源传播、母婴传播 3 种途径。③感染特点:HIV 选择性侵犯 $CD4^+$ T 细胞、单核吞噬细胞;HIV 依靠反转录酶复制的双链 DNA 整合到细胞染色体,呈潜伏状态;当受某些因素激活,病毒开始复制,引起以 $CD4^+$ T 细胞缺陷为主的严重免疫缺陷,临床表现为致死性机会感染和肿瘤。④免疫特点:抗 gp120 抗体有一定保护作用,效应 Tc 细胞对 HIV 感染的靶细胞有杀伤作用,但均不能彻底清除细胞内潜伏的 HIV。

3. 防治现状 治疗尚无特效药;预防尚缺安全有效的疫苗。

## 二、试题

### (一) 名词解释

1. AIDS 2. HIV 3. gp120 4. 反转录病毒

### (二) 填空题

1. HIV 包膜上嵌有两种病毒特异糖蛋白:________及________。

2. HIV 分为________及________两型。

3. HIV 感染的主要途径为________、________及垂直传播。

4. HIV 吸附易感细胞的结构是________,易感细胞上的相应受体是________。

5. HIV 的传染源是________和________。

6. 可被 HIV 感染的细胞除 Th 细胞外,还包括________、________、神经胶质细胞等细胞。

7. 感染 HIV 的高危人群是________、________和血友病患者。

8. 检查 HIV 感染的初筛方法是________,确证方法是________。

### (三) 单项选择题

1. 对 HIV 致病机制叙述错误的是 ( )

A. HIV 影响受染细胞的生物合成 B. 释放过程致细胞膜损伤 C. 受染细胞表面 gp120 和邻近细胞发生膜融合,形成多核巨细胞致细胞死亡 D. 通过Ⅵ型超敏反应损伤 $CD4^+$ 细胞 E. $CD4^+$ T 细胞是 HIV 唯一的靶细胞

2. 下列不是 HIV 的传播途径的选项是 ( )

A. 输血和输血制品 B. 同性或异性间性行为 C. 吸毒者共用污染 HIV 的注射器 D. 日常生活的一般接触 E. 母婴垂直传播

3. 艾滋病的传染源是 ( )

A. 性乱人群 B. 患 AIDS 的患者与 HIV 携带者 C. 静脉毒瘾者 D. 同性恋者 E. HIV实验室工作人员

4. 与 HIV 的感染特点不符的是 ( )

A. 可通过垂直传播造成胎儿感染 B. 潜伏期长,3～5 年 C. 引起严重的免疫缺陷 D. 易发生各种肿瘤 E. 常因外源性感染而致死

5. HIV 的核酸型是 ( )

A. 单正链 RNA B. 双正链 RNA C. 单正链 DNA D. 双正链 DNA E. 单正链 DNA

6. HIV 的结构蛋白中与易感细胞上 CD4 分子结合的是 ( )

A. gp120 B. gp41 C. p24 D. p7 E. p17

7. 关于 HIV 免疫特点正确的是 ( )

A. 无免疫应答 B. 可产生细胞免疫清除病毒 C. 产生的抗-gp120,能清除病毒 D. 可产生中和抗体但不能清除细胞内 HIV E. 可产生效应 Tc 细胞彻底清除细胞内 HIV

8. 下述不能检出 HIV 的检验标本是 ( )

A. 血液 B. 精液 C. 阴道分泌液 D. 粪便 E. A+B+C

9. 关于人类嗜 T 细胞病毒的叙述正确的是 ( )

A. 属于反转录病毒 B. 传播途径主要是输血、注射及性接触 C. 为 T 细胞白血病的病原体 D. 使免疫功能严重受损 E. A+B+C

10. 下列关于 HIV 抵抗力的叙述错误的是 ( )

A. 在 20~22 ℃下可保存活力 7 天 B. 对 75%乙醇敏感 C. 对紫外线及电离辐射敏感 D. 高压蒸汽灭菌法可灭活病毒 E. 0.1%漂白粉、0.3% $H_2O_2$ 处理 5 min 对病毒灭活作用

11. 带有反转录酶的病毒是 ( )

A. 人类免疫缺陷病毒 B. EB 病毒 C. 单纯疱疹病毒 D. 人乳头瘤病毒 E. 乙型肝炎病毒

12. 对反转录病毒性状的错误叙述是 ( )

A. 病毒形态呈圆形,有包膜 B. 基因组是正链 RNA C. 含有依赖 DNA 的 RNA 聚合酶 D. 复制时通过 DNA 中间体 E. 病毒的 DNA 可整合于宿主细胞染色体上

13. 对 HIV 的错误叙述是 ( )

A. 核酸类型是单股负链 RNA B. HIV 基因可长期整合于宿主细胞基因 C. 感染其他病毒可使 HIV 基因活化而转为显性感染 D. gp120 的配体是 CD4 E. gp120 抗原可刺激机体产生中和抗体

14. HIV 引起 AIDS 的感染类型是 ( )

A. 隐性感染 B. 隐伏感染 C. 慢性感染 D. 急性感染 E. 慢病毒感染

15. 临床筛查 HIV 感染常用的方法是 ( )

A. CD4 细胞培养分离 HIV B. PCR 测定 HIV 核酸 C. ELISA 测定 p24 抗原 D. ELISA测 HIV 抗体 E. 免疫印迹试验测 HIV 抗体

**(四) 多项选择题**

1. HIV 可侵犯人体的细胞有 ( )

A. 单核吞噬细胞 B. B 细胞 C. 树突状细胞 D. $CD4^+$ T 细胞 E. $CD8^+$ T 细胞

2. AIDS 患者由于机体免疫功能严重缺损,最终死于的疾病有 ( )

A. 恶性肿瘤 B. 机会感染 C. 自身免疫病 D. 肝功能不全 E. 超敏感反应病

3. 预防 HIV 感染的综合措施有 ( )

A. 建立 HIV 监测机构 B. 杜绝吸毒、性滥交 C. 阻断母婴传播 D. 加强检疫 E. 加强血制品管理,防止血液或血制品传播

4. 属 HIV 感染的高危人群有 ( )

A. 经常输血制品者 B. 性乱人群 C. 同性恋者 D. 静脉毒瘾者 E. HIV 实验室工作人员

5. HIV 的结构有 ( )

A. 单股负链 RNA B. 反转录酶 C. p24 蛋白衣壳 D. p17 蛋白内膜 E. 包膜

6. HIV 的感染途径有 （ ）

A. 呼吸道传播 B. 消化道传播 C. 血液传播 D. 性接触 E. 母婴传播

7. HIV 感染的临床特点有 （ ）

A. 潜伏期长 B. 多为隐性感染 C. 严重的免疫系统损伤 D. 并发各种类型机会感染和肿瘤 E. 病毒可侵犯皮肤和神经等多个部位

**（五）问答题**

简述 HIV 感染与免疫特点。

## 三、试题答案

**（一）名词解释（略）**

**（二）填空题**

1. gp120 gp41 2. HIV-Ⅰ HIV-Ⅱ 3. 血源传播 性传播 4. gp120 CD4 分子 5. 艾滋病患者 HIV 感染者 6. 单核-巨噬细胞 树突状细胞 7. 男性同性恋和性乱者 静脉药瘾者 8. ELISA 查 HIV 抗体 免疫印迹试验

**（三）单项选择题**

1. E 2. D 3. B 4. E 5. B 6. A 7. D 8. D 9. E 10. C 11. A 12. C 13. A 14. E 15. D

**（四）多项选择题**

1. ACD 2. AB 3. ABCDE 4. ABCDE 5. BCDE 6. CDEB 7. ACDE

**（五）问答题（要点）**

①HIV 感染者及 AIDS 病患者是主要的传染源，经血源、性接触及垂直传播 3 条途径传染；②感染后潜伏期长 3～5 年；③主要侵犯 $CD4^+$ 细胞，破坏机体免疫功能；④患者最终死于机会感染或恶性肿瘤；⑤可刺激机体产生中和抗体，有一定保护作用，效应 Tc 细胞对 HIV 感染的靶细胞有杀伤作用，但两者均不能彻底清除细胞内潜伏的 HIV。

（陈淑增）

# 第九节 其他病毒与朊粒

## 一、内容提要

**（一）狂犬病毒**

呈子弹状、有包膜 RNA 病毒，嗜神经细胞，抵抗力弱，对热及脂溶剂敏感。传染源为病犬或带病毒的其他动物，唾液中含大量病毒；传染途径主要是通过动物咬伤，潜伏期 1～3 个月，表现为神经兴奋性增强，最终因呼吸和循环衰竭而死亡。人被犬咬伤后应及时清创并尽早接种疫苗，严重者应注射狂犬病毒免疫血清。

**（二）人乳头瘤病毒（HPV）**

为无包膜 DNA 病毒，是尖锐湿疣及多种良性疣的病原体，并能诱发恶性肿瘤，尤其与宫颈癌及皮肤癌关系密切。该病毒主要经接触传播。

**（三）朊粒（prion）**

是一种生物学地位尚未确定的蛋白质传染因子，不含核酸，人主要因食入感染朊粒的动物肉类而感染，主要引起人和动物致死性中枢神经系统慢性退化性疾病，目前尚缺乏特异有效的防治措施。

## 二、试题

### (一) 名词解释

1. 内基小体 2. 朊粒 3. HPV

### (二) 填空题

1. 狂犬病病毒经________上行至中枢神经细胞增殖，并可形成嗜酸性包涵体，称________。

2. 人乳头瘤病毒是________和______________的病原体。

3. 人乳头瘤病毒主要经________传播，因其具有组织特异性，只能感染人的________和黏膜细胞。

4. 朊粒为一种传染性蛋白粒子，缺乏________，主要引起人和动物致死性________疾病。

5. 人类狂犬病的主要传染源是________和________。

6. 感染狂犬病病毒动物在发病前________天可经________排毒。

### (三) 单项选择题

1. 被狂犬咬伤后，最正确的处理措施是 ( )

A. 清创＋注射狂犬病毒免疫血清 B. 清创＋抗生素 C. 注射狂犬病毒免疫血清＋抗病毒药物 D. 注射大剂量丙种球蛋白＋抗病毒药物 E. 清创＋注射狂犬病毒免疫血清＋接种疫苗

2. 狂犬疫苗的接种对象是 ( )

A. 儿童 B. 犬 C. 被犬咬伤者 D. B+C E. A+B+C

3. 下列由 HPV 感染而引起的疾病是 ( )

A. 尖锐湿疣 B. 扁平疣 C. 寻常疣 D. A+B E. A+B+C

4. 与致癌有关的病毒是 ( )

A. HBV B. EBV C. HSV D. HPV E. 以上均是

5. 下列可通过神经传播的病毒是 ( )

A. 狂犬病毒 B. HPV C. EB 病毒 D. HSV E. CMV

6. 对狂犬病毒具有亲嗜性的组织是 ( )

A. 皮肤黏膜 B. 神经细胞 C. 巨噬细胞 D. 淋巴细胞 E. 肾上腺

7. 关于狂犬病毒的叙述，错误的是 ( )

A. 传染源是患病动物 B. 狂犬咬伤后发病率达 100% C. 发病后死亡率几乎达 100% D. 抵抗力不强，对热及脂溶剂敏感 E. 可接种狂犬疫苗进行预防

8. 内基小体是 ( )

A. 狂犬病毒包涵体 B. 麻疹病毒包涵体 C. 腺病毒包涵体 D. 疱疹病毒包涵体 E. 衣原体包涵体

9. 感染人体后可引起“恐水症”的病毒是

A. 流行性乙型脑炎病毒 B. 狂犬病毒 C. 肾综合征出血热病毒 D. 登革病毒 E. 黄热病毒

10. 下列不含有核酸的病原体是 ( )

A. HDV B. 朊粒 C. 核衣壳 D. 衣原体 E. 立克次体

### (四) 多项选择题

1. 狂犬病病死率极高，其死因可能有 ( )

A. 伤口化脓引起脓毒血症 B. 中毒性休克 C. 呼吸衰竭 D. 循环衰竭 E. 昏迷

2. 尖锐湿疣的传播途径有 ( )

A. 间接接触传播 B. 性接触传播 C. 呼吸道传播 D. 消化道传播 E. 垂直传播

3. 狂犬病典型的临床表现有 ( )

A. 恐水症 B. 神经兴奋性增高 C. 呼吸衰竭 D. 循环衰竭 E. 神经兴奋性降低

4. 狂犬病病毒的特点有 ( )

A. 单负链 RNA 病毒 B. 具有包膜 C. 嗜神经病毒 D. 能形成嗜碱性包涵体,具诊断价值 E. 能形成嗜酸性包涵体

5. 关于朊粒,叙述正确的有 ( )

A. 为一种缺陷病毒 B. 为一种传染性蛋白因子 C. 缺乏核酸 D. 为疯牛病病原体 E. 主要引起中枢神经系统病变

6. 可侵犯中枢神经系统的病毒有 ( )

A. 麻疹病毒 B. 乙型脑炎病毒 C. 狂犬病毒 D. 朊粒 E. 单纯疱疹病毒

7. 狂犬病毒的生物学特点有 ( )

A. 呈弹状 B. 有包膜病毒 C. 抵抗力弱,对脂溶剂敏感,肥皂水亦可将其灭活 D. 可在感染细胞胞质内形成嗜酸性包涵体 E. 仅一个血清型

**(五) 问答题**

1. 简述狂犬病病毒的致病特点。

2. 被犬咬伤后应如何处理?

## 三、试题答案

**(一) 名词解释(略)**

**(二) 填空题**

1. 神经纤维 内基小体 2. 尖锐湿疣 良性疣 3. 接触 皮肤 4. 核酸 中枢神经系统慢性退化性 5. 犬 猫 6. 5 唾液

**(三) 单项选择题**

1. E 2. D 3. E 4. E 5. A 6. B 7. B 8. A 9. B 10. B

**(四) 多项选择题**

1. CD 2. AB 3. AB 4. ABCE 5. BCDE 6. ABCDE 7. ABCDE

**(五) 问答题(要点)**

1. ①传染源,为病犬或带病毒的其他动物,唾液中含大量病毒;②传染途径,主要通过动物咬伤;③潜伏期长,1～3个月;④侵犯部位,病毒沿神经纤维上行至中枢神经细胞内增殖,致神经细胞病变,表现为神经兴奋性增强,最终因呼吸和循环衰竭而死亡,病死率极高。

2. 人被犬咬伤后及时清创,立即用20%肥皂水反复清洗伤口,再涂3%碘酒,或用浓硝酸处理深部伤口,并尽早接种疫苗。严重咬伤者注射狂犬病毒免疫血清。剂量为40 u/kg,一半剂量作局部伤口浸润注射,另一半肌注,但注射前应做皮试。

(陈淑增)

# 第十九章
# 真　菌

## 第一节　真菌概述

### 一、内容提要

**（一）真菌的概念**

真菌是一类真核细胞型微生物。具有典型的细胞核和完善的细胞器，不含叶绿素，无根、茎、叶的分化。

**（二）生物学性状**

1. 形态与结构　真菌可分为单细胞和多细胞真菌两类。单细胞真菌呈圆形或卵圆形，以出芽方式繁殖。多细胞真菌由菌丝和孢子组成。①菌丝：在适宜的环境中，真菌的孢子发芽，芽管逐渐延长呈丝状，称菌丝。菌丝又可长出许多分枝并交织成团，称菌丝体。②孢子：孢子是真菌的繁殖结构，与细菌芽胞不同，对热抵抗力不强，加热 60～70 ℃ 1 h 即可将其杀死；而细菌芽胞为细菌的休眠状态，与细菌繁殖无关，且抵抗力强。真菌孢子可分有性孢子与无性孢子两类。致病性真菌多为无性孢子，无性孢子根据形态可分为 3 种类型：叶状孢子，包括芽生孢子、厚膜孢子、关节孢子；分生孢子，可分大分生孢子和小分生孢子；孢子囊孢子。

2. 培养特性　真菌营养要求不高，常用沙氏培养基培养。最适 pH4.0～6.0，浅部感染真菌最适温度为 22～28 ℃，深部感染真菌则以 37 ℃为最适生长温度。真菌以出芽、形成菌丝、产生孢子及菌丝断裂等方式进行繁殖。真菌繁殖能力强，但生长缓慢。

真菌菌落可分为两类：①酵母型菌落，是单细胞真菌的菌落形式；②丝状型菌落，是多细胞真菌的菌落形式，由许多疏松的菌丝体组成。

3. 抵抗力　真菌对干燥、日光、紫外线及一般消毒剂有较强的抵抗力。但对热的抵抗力不强，60 ℃ 1 h 菌丝与孢子均被杀死。对抗生素不敏感。

**（三）致病性与免疫性**

1. 致病性　真菌致病有以下几种情况：①致病性真菌感染；②条件致病性真菌感染；③真菌引起的超敏感反应病；④真菌性食物中毒；⑤真菌毒素与肿瘤的关系。

2. 免疫性　①非特异性免疫：体表屏障；促癣吞噬肽的作用。②特异性免疫：细胞免疫；SIgA 的作用。

**（四）实验诊断**

1. 标本采集　浅部真菌感染可取病变部位边缘的皮屑（痂）、毛发、指（趾）甲屑以及破溃处的脓性分泌物等标本，深部真菌感染可根据病情不同，分别取痰、脑脊液等标本进行检查。

2. 病原学检查 ①直接镜检;②分离培养,包括接种沙保培养基、玻片小培养。

**(五) 防治原则**

皮肤癣菌的预防主要是注意个人清洁卫生,避免直接或间接与患者接触。预防深部真菌感染,要除去诱因,增强机体免疫力。5%硫黄软膏、咪康唑霜、克霉唑霜等可用于治疗浅部真菌感染。治疗深部真菌感染可用二性霉素 B、咪康唑、伊曲康唑等药物。

## 二、试题

**(一) 名词解释**

1. 真菌 2. 孢子 3. 菌丝 4. 菌丝体

**(二) 填空题**

1. 真菌可分为________和________两大类。
2. 多细胞真菌由________和________组成。
3. 真菌菌落可分为________和________两种。
4. 浅部真菌最适的生长繁殖温度为________,深部真菌最适的生长繁殖温度为________。
5. 真菌对热的抵抗力________,一般在 60 ℃________h 即被杀死。

**(三) 单项选择题**

1. 在病原微生物中,营养要求最低的是 ( )
A. 细菌 B. 支原体 C. 螺旋体 D. 立克次体 E. 真菌
2. 真菌与细菌的主要区别是 ( )
A. 革兰染色不同 B. 菌落形态不同 C. 细胞核结构不同 D. 生化反应不同 E. 是否产生毒素
3. 用于培养真菌的培养基是 ( )
A. SS 培养基 B. 双抗培养基 C. 血液培养基 D. 沙保培养基 E. 伊红美蓝培养基
4. 多细胞真菌都能产生的孢子是 ( )
A. 芽生孢子 B. 大分生孢子 C. 小分生孢子 D. 关节孢子 E. 厚膜孢子
5. 具有多种繁殖方式的微生物是 ( )
A. 细菌 B. 衣原体 C. 支原体 D. 真菌 E. 放线菌
6. 下述微生物中属于真核细胞型微生物的是 ( )
A. 肺炎链球菌 B. 肝炎病毒 C. 肺炎支原体 D. 沙眼衣原体 E. 皮肤丝状菌
7. 真菌对下属因素敏感的是 ( )
A. 干燥 B. 紫外线 C. 磺胺 D. 制霉菌素 E. 青霉素
8. 病原性真菌多数只形成的孢子是 ( )
A. 无性孢子 B. 有性孢子 C. 芽生孢子 D. 厚膜孢子 E. 关节孢子
9. 真菌生长速度缓慢,一般能形成典型菌落的时间是 ( )
A. 1～2 周 B. 1～3 周 C. 1～4 周 D. 1～5 周 E. 1～6 周
10. 对真菌病无治疗作用的抗生素是 ( )
A. 灰黄霉素 B. 制霉菌素 C. 二性霉素 D. 咪康唑 E. 青霉素

**(四) 多项选择题**

1. 真菌的繁殖方式有 ( )
A. 出芽 B. 二分裂 C. 产生孢子 D. 形成菌丝 E. 菌丝断裂
2. 多细胞真菌有 ( )

A. 白假丝酵母菌 B. 新生隐球菌 C. 皮肤癣菌 D. 黄曲霉菌 E. 镰刀菌

3. 菌丝的形态有 ( )

A. 鹿角状 B. 球拍状 C. 结节状 D. 破梳状 E. 螺旋状

4. 鉴定真菌的主要微生物学检查法有 ( )

A. 标本直接镜检 B. 玻片小培养法 C. 鸡胚培养 D. 生化反应 E. 血清学反应

5. 可用于浅部真菌感染的药物有 ( )

A. 硫黄软膏 B. 咪康唑霜 C. 克霉唑霜 D. 新霉素软膏 E. 龙胆紫

**(五) 问答题**

1. 简述真菌的形态特征。

2. 试述真菌孢子与细菌芽胞的不同点。

## 三、试题答案

**(一) 名词解释(略)**

**(二) 填空题**

1. 单细胞真菌 多细胞真菌 2. 菌丝 孢子 3. 酵母型菌落 丝状型菌落 4. 22～28 ℃ 37 ℃ 5. 不强 1

**(三) 单项选择题**

1. E 2. C 3. D 4. C 5. D 6. E 7. D 8. A 9. A 10. E

**(四) 多项选择题**

1. ACDE 2. CDE 3. ABCDE 4. AB 5. ABC

**(五) 问答题(要点)**

1. ①真菌可分为单细胞真菌和多细胞真菌两类;②单细胞真菌呈圆形或卵圆形,多细胞真菌由菌丝和孢子组成。

2. ①孢子是真菌的一种繁殖方式,抵抗力不强,60 ℃ 1 h死亡;②芽胞是细菌的休眠体,与繁殖无关,且抵抗力强。

(陶艺君)

# 第二节 病原性真菌

## 一、内容提要

病原性真菌可分为浅部感染真菌、深部感染真菌和产毒真菌3类。

**(一) 浅部感染真菌**

*皮肤癣菌* 皮肤癣菌为浅部感染真菌,又称皮肤丝状菌,具嗜角质蛋白的特性,侵犯部位仅限于角化的表皮、毛发和指(趾)甲,引起各种癣病。皮肤癣菌分毛癣菌、表皮癣菌和小孢子癣菌3个属。

(1) 生物学性状 皮肤癣菌可在沙氏培养基上生长,形成丝状菌落。根据菌落的形态、颜色以及产生的大、小分生孢子形态的不同,可对皮肤癣菌作出初步鉴定。

(2) 致病性 三种皮肤癣菌均可侵犯皮肤,引起手癣、足癣、体癣、股癣、叠瓦癣等。毛癣菌和表皮癣菌还可侵犯指(趾)甲,引起甲癣(俗称灰指甲)。另外,毛癣菌和小孢子癣菌还可侵犯毛发,引起头癣和须癣。一种癣病可由不同的皮肤癣菌引起,而一种皮肤癣菌因侵犯不同部位可引起不同的癣病。癣病主要由直接或间接接触患者、患病的动物或污染的物品而传染。

(3) 实验诊断　取皮屑、指(趾)甲屑或病发,经 10%KOH 消化后镜检。皮屑与甲屑中见有菌丝,病发内或外见有成串孢子,可初步诊断有皮肤癣菌感染。经沙保培养基培养或玻片小培养,可根据菌落的形态特征、菌丝和孢子的特点来鉴定是哪一类皮肤癣菌。

(4) 防治原则　皮肤癣菌的传播主要靠孢子。预防主要是注意个人卫生,尽量避免与患者或患病的动物密切接触。局部治疗可用 5%硫黄软膏、咪康唑霜、克霉唑霜或 0.5%碘伏。

**(二) 深部感染真菌**

1. 白假丝酵母菌(白念菌)　白假丝酵母菌属于内源性条件致病真菌。常存在于人口腔、上呼吸道、肠道与阴道黏膜表面,当正常菌群失调或机体抵抗力降低时则引起疾病。

(1) 生物学性状　白假丝酵母菌菌体呈圆形或卵圆形,革兰阳性,以出芽繁殖,称芽生孢子。孢子伸长成芽管,不与母菌体脱离而再行发芽,经多次芽生繁殖后可连接成丝状,称假菌丝。本菌在沙氏培养基上室温或 37 ℃中培养 2～3 天,可形成白色或乳白色的类酵母型菌落。在玉米粉培养基上可长出厚膜孢子。

(2) 致病性与免疫性　常见白假丝酵母菌感染有以下几种类型。①皮肤黏膜感染:最常见的是新生儿鹅口疮,口角炎及阴道炎也较常见。②内脏感染:主要有肺炎、支气管炎、肠炎和肾盂肾炎等。③中枢神经感染:主要有脑膜炎、脑膜脑炎等。

(3) 实验诊断　病原学检查:取脓、痰等标本直接涂片革兰染色后镜检。镜下查找芽生孢子和假菌丝。必要时将材料接种于沙保培养基作分离培养。

(4) 防治原则　最重要的预防措施是避免正常菌群失调,消除病因,增强机体免疫功能。可用 1%龙胆紫治疗鹅口疮。内用抗真菌药物可选用氟康唑、二性霉素 B、伊曲康唑等。

2. 新生隐球菌　新生隐球菌广泛分布于自然界,在鸽粪中大量存在。新型隐球菌是隐球菌中唯一致病的真菌。

(1) 生物学性状　新生隐球菌为圆形酵母型真菌,外周有一层宽厚荚膜,折光性强。多以芽生方式繁殖,但不形成假菌丝。在沙氏培养基上,经 37 ℃ 3～5 天形成酵母型菌落,此菌能分解尿素,可与假丝酵母菌区别。

(2) 致病性与免疫性　新生隐球菌主要经呼吸道侵入,首先感染的部位可能是肺,而最易侵犯的是中枢神经系统,引起慢性脑膜炎,临床表现类似结核性脑膜炎。

(3) 实验诊断　病原学检查可取脑脊液标本离心后取沉淀检查。痰和脓汁标本可直接检查。标本置载玻片上,加墨汁一滴混匀,加盖玻片作负染色后镜检,见有出芽的圆形菌体,外周有宽厚的荚膜,即可作出诊断。必要时可做分离培养和动物试验。

(4) 防治原则　本病主要传染源为鸽,可用碱消除鸽粪污染。注意消除诱因,合理使用抗生素,防止菌群失调,增强机体免疫功能。治疗首选二性霉素 B,也可选用氟康唑、伊曲康唑等。

**(三) 产毒真菌**

真菌可以侵害农作物、食物和饲料,并在繁殖过程中产生毒性代谢产物或毒素,这类真菌称为产毒真菌。当人、畜食入被产毒真菌污染的食物或饲料,就可能发生不同种类和程度的急性或慢性食物中毒,称真菌中毒症。有些真菌毒素与肿瘤关系密切。主要代表性的产毒真菌有下列几种。

1. 黄曲霉　黄曲霉毒素主要引起肝脏损害,可导致肝硬变、肝癌等。

2. 镰刀菌　引起皮肤出血、斑疹、坏死以及白细胞减少,称食物中毒性白血病。禾谷镰刀菌可引起"醉谷病"。

3. 橘青霉 主要引起肾脏损害，产生急性或慢性肾病。

## 二、试题

### (一) 名词解释

1. 假菌丝 2. 新生隐球菌 3. 真菌中毒症 4. 黄曲霉

### (二) 填空题

1. 皮肤癣菌多侵犯角化的表皮外，还可侵犯________和________。
2. 常见的深部病原性真菌有________，________。
3. 新生隐球菌最易侵犯________系统，引起________。
4. 鹅口疮的病原体是________，多见于体质虚弱的________。
5. 黄曲霉可产生________，主要损害________。

### (三) 单项选择题

1. 皮肤丝状菌主要的感染途径是 ( )

A. 接触 B. 呼吸道 C. 消化道 D. 创伤 E. 昆虫媒介

2. 具有荚膜的真菌是 ( )

A. 白假丝酵母菌 B. 新生隐球菌 C. 皮肤丝状菌 D. 黄曲霉 E. 橘青霉

3. 下列真菌中能引起癣病的是 ( )

A. 新生隐球菌 B. 假丝酵母菌 C. 镰刀菌 D. 黄曲霉 E. 皮肤丝状菌

4. 白假丝酵母菌可形成的孢子是 ( )

A. 有性孢子 B. 无性孢子 C. 芽生孢子 D. 关节孢子 E. 分生孢子

5. 诊断白假丝酵母菌感染可采取的标本是 ( )

A. 脑脊液 B. 痰液 C. 阴道分泌物 D. 皮屑 E. 上述均可

6. 观察新生隐球菌采用的最好方法是 ( )

A. 革兰染色 B. 抗酸染色 C. 镀银染色 D. 墨汁染色 E. 美蓝染色

7. 主要通过呼吸道感染，最易侵犯中枢神经系统的真菌是 ( )

A. 皮肤丝状菌 B. 新生隐球菌 C. 白假丝酵母菌 D. 黄曲霉 E. 镰刀菌

8. 下列能产生毒素的真菌是 ( )

A. 糠秕孢子菌 B. 皮肤丝状菌 C. 白假丝酵母菌 D. 新生隐球菌 E. 镰刀菌

9. 食物中毒性真菌产生的毒素可导致肝硬化和肝癌的是 ( )

A. 镰刀菌 B. 橘青霉 C. 黄曲霉 D. 展青霉 E. 禾谷镰刀菌

10. 对念珠菌性阴道炎有治疗作用的药物是 ( )

A. 青霉素 B. 链霉素 C. 四环素 D. 制霉菌素 E. 磺胺

### (四) 多项选择题

1. 关于皮肤癣菌的描述，正确的有 ( )

A. 只侵犯角化的表皮、毛发和指(趾)甲 B. 病变是由其增殖及代谢产物刺激所致 C. 一种皮肤癣菌只引起一种癣病 D. 在沙保培养基上形成丝状菌落 E. 根据菌落特征、菌丝和孢子的形态可鉴定皮肤癣菌的类型

2. 白假丝酵母菌可引起的疾病有 ( )

A. 鹅口疮 B. 阴道炎 C. 甲沟炎 D. 肠炎 E. 脑膜炎

3. 属于条件致病性真菌的有 ( )

A. 白假丝酵母菌 B. 新生隐球菌 C. 表皮癣菌 D. 小孢子菌 E. 毛癣菌

4. 下述真菌中能引起食物中毒的有 ( )
A. 黄曲霉 B. 小孢子菌 C. 镰刀菌 D. 橘青霉 E. 毛癣菌
5. 与真菌有关的疾病有 ( )
A. 肝肿瘤 B. 非典型肺炎 C. 脑膜炎 D. 鹅口疮 E. 过敏性哮喘
6. 常见的皮肤癣菌有 ( )
A. 毛癣菌 B. 曲霉菌 C. 小孢子菌 D. 镰刀菌 E. 表皮癣菌

**(五) 问答题**

1. 皮肤癣菌为何能引起皮肤癣病？对皮肤癣病患者应如何进行微生物学诊断？
2. 主要病原性真菌有哪些？可引起哪些疾病？

## 三、试题答案

**(一) 名词解释(略)**

**(二) 填空题**

1. 毛发 指(趾)甲 2. 白假丝酵母菌 新生隐球菌 3. 中枢神经 脑膜炎 4. 白假丝酵母菌 婴幼儿 5. 黄曲霉青素 肝脏

**(三) 单项选择题**

1. A 2. B 3. E 4. C 5. E 6. D 7. B 8. E 9. C 10. E

**(四) 多项选择题**

1. ABDE 2. ABCDE 3. AB 4. ACD 5. ACDE 6. ACE

**(五) 问答题(要点)**

1. ①皮肤癣菌具有嗜角质蛋白的特性，专侵害人体表皮角质层，引起各种癣病。②取患者皮屑、甲屑或病发，经10%KOH消化后镜检。见菌丝或孢子可初步诊断。必要时可做分离培养。

2. ①皮肤癣菌(各种癣病)；②白假丝酵母菌(鹅口疮、阴道炎、肺炎、肠炎、脑膜炎)；③新生隐球菌(肺炎、脑膜炎)；④产毒真菌(中毒、肝硬变和肝癌、醉谷病、肾脏病变等)。

(陶艺君)

# 第四篇

# 人体寄生虫学

## 第二十章

## 人体寄生虫概述

### 一、内容提要

1. 相关概念

(1) 寄生虫　凡营寄生生活的单细胞原生生物和多细胞无脊椎动物称寄生虫。

(2) 宿主　被寄生虫寄生并遭到损害的人或动物。①终宿主:是寄生虫成虫或有性生殖时期所寄生的宿主。②中间宿主:是寄生虫幼虫或无性生殖阶段所寄生的宿主。③保虫宿主:某些寄生虫既可寄生于人体,又可以寄生于脊椎动物,在流行病学上将作为人体寄生虫传染来源的脊柱动物称为保虫宿主或储存宿主。④转续宿主:某些寄生虫幼虫侵入非适宜宿主后不能继续发育至成虫,但能存活并长期处于幼虫状态,当其有机会进入正常宿主体内,便可以发育为成虫,这种非适宜宿主称为转续宿主。

(3) 生活史　指寄生虫完成一代生长、发育和繁殖的全过程及其所需要的环境条件。

(4) 感染阶段　指在寄生虫生活史过程中,能够感染人体的某一特定发育阶段。

2. 寄生虫对人体的损害　①掠夺营养,如钩虫吸食血液引起人体贫血;②机械性损伤,如蛔虫引起胆道蛔虫症;③毒性作用及免疫损伤,如溶组织内阿米巴原虫产生溶组织酶破坏人体组织。

3. 宿主对寄生虫的免疫作用　①非特异性免疫;②特异性免疫,表现为消除性免疫者极少，非消除性免疫见于大多数寄生虫感染，表现为伴随免疫和带虫免疫；③超敏反应，在人体对寄生虫产生免疫的同时也可以诱导发生Ⅰ～Ⅳ型超敏反应。

4. 寄生虫病流行的基本环节　①传染源；②传播途径；③易感者。

5. 影响寄生虫病流行的因素　①自然因素；②生物因素；③社会因素。

6. 寄生虫病的防治原则　①控制传染源；②切断传播途径；③保护易感人群。

7. 寄生虫病流行的特点　①地方性；②季节性；③自然疫源性。

## 二、试题

### (一) 名词解释

1. 寄生虫　2. 宿主　3. 终宿主　4. 中间宿主　5. 保虫宿主　6. 感染阶段　7. 生活史　8. 带虫免疫　9. 伴随免疫　10. 带虫者　11. 易感者　12. 机会感染性寄生虫

### (二) 填空题

1. 按照寄生部位，可将寄生虫分为________和________两类。

2. 宿主对寄生虫的免疫作用主要有：非特异性免疫、________和________。

3. 在流行病学上，将作为人体寄生虫传染来源的脊柱动物称为________宿主或________宿主。

4. 根据寄生虫生活史中是否需要转换宿主，可将其分为________和________两种发育类型。

5. 寄生虫与宿主的相互作用主要表现为________和________两个方面。

6. 寄生虫除掠夺人体营养外，还通过________和________造成对人体的危害。

7. 抗寄生虫感染的非消除性免疫反应主要表现为________和________。

8. 保虫宿主主要包括________和________，是寄生虫病流行的最危险且难以控制的传染源。

9. 寄生虫病流行的基本环节有传染源、________和________。

10. 寄生虫病的防治原则有控制传染源、________和________。

11. 寄生虫病流行的特点有地方性、________和________。

12. 影响寄生虫病流行的因素除生物因素外，还与________因素和________因素有关。

### (三) 单项选择题

1. 关于中间宿主的概念，描述正确的是　(　　)

A. 寄生虫寄生的小型宿主　B. 寄生虫寄生的中型宿主　C. 寄生虫中间时期所寄生的宿主　D. 寄生虫幼虫或无性生殖时期所寄生的宿主　E. 寄生虫成虫时期所寄生的宿主

2. 寄生虫对宿主的损害方式中，正确的是　(　　)

A. 夺取营养　B. 机械性损伤　C. 毒性作用　D. 免疫损害　E. 以上均是

3. 关于宿主的概念，正确的描述是　(　　)

A. 被寄生虫寄生的人和动物　B. 寄生虫幼虫期寄生的人和动物　C. 被寄生虫寄生并受损害的人和动物　D. 易受寄生虫感染的人群　E. 能抗寄生虫感染的人群

4. 关于终宿主的概念，描述正确的是　(　　)

A. 寄生虫成虫或有性生殖时期所寄生的宿主　B. 寄生虫最终时期所寄生的宿主　C. 寄生虫幼虫时期所寄生的宿主　D. 寄生虫有性生殖时期所寄生的宿主　E. 以上均是

5. 当机体内有活虫寄生时，人对同种寄生虫的再感染具有一定免疫力，若活虫消失，免疫力也随之消失的免疫类型是　(　　)

A. 消除性免疫　B. 带虫免疫　C. 获得性免疫　D. 伴随免疫　E. 免疫逃避

6. 下列不属于医学蠕虫的虫纲是　(　　)

A. 线虫纲　B. 吸虫纲　C. 孢子虫纲　D. 绦虫纲　E. 棘头虫纲

7. 寄生虫病流行的特点是　(　　)

A. 地方性　B. 自然疫源性　C. 季节性　D. 以上均是　E. 以上都不是

8. 宿主的抗寄生虫免疫效应明显不如抗微生物免疫的主要原因是　(　　)

A. 寄生虫的抵抗力强　B. 寄生虫的抗原成分复杂　C. 虫体不易消化　D. 寄生虫的抗原多为半抗原　E. 以上都不是

9. 影响寄生虫病流行的因素是　(　　)

A. 湿度、雨量　B. 土壤、土质　C. 生物、自然、社会因素　D. 社会制度、经济条件　E. 光照、温度

10. 人兽共患寄生虫病正确的解释是　(　　)

A. 在野生动物与人之间传播的寄生虫病　B. 在无脊椎动物与人之间传播的寄生虫病　C. 由医学节肢动物传播的寄生虫病　D. 在脊椎动物与人之间传播的寄生虫病　E. 在家畜与人之间传播的寄生虫病

11. 机会性致病寄生虫指的是　(　　)

A. 偶然感染宿主的寄生虫　B. 宿主免疫功能低下时致病的寄生虫　C. 暂时寄生于宿主的寄生虫　D. 宿主免疫功能正常时致病的寄生虫　E. 随机感染宿主的寄生虫

12. 人产生了抗血吸虫童虫再感染的免疫力，但对成虫无清除作用的免疫类型是　(　　)

A. 消除性免疫　B. 带虫免疫　C. 获得性免疫　D. 伴随免疫　E. 免疫逃避

**(四) 多项选择题**

1. 人体感染寄生虫后，最常见的保护性免疫有　(　　)

A. 带虫免疫　B. 超敏反应　C. 非特异性免疫　D. 伴随免疫　E. 消除性免疫

2. 寄生虫病流行的基本环节有　(　　)

A. 传染源　B. 传播途径　C. 社会条件　D. 自然条件　E. 易感人群

3. 寄生虫对宿主的机械性损害表现有　(　　)

A. 破坏组织　B. 堵塞腔道　C. 大量繁殖虫体　D. 损伤组织　E. 压迫组织

4. 寄生虫病的传染源有　(　　)

A. 保虫宿主　B. 媒介昆虫　C. 带虫者　D. 寄生虫患者　E. 患病动物

5. 切断寄生虫病传播途径的方法有　(　　)

A. 管理粪便、水源　B. 消灭病媒节肢动物　C. 控制或消灭中间宿主　D. 服用药物治疗　E. 注意饮食卫生

6. 影响寄生虫病流行的社会因素有　(　　)

A. 经济状况、文化素质　B. 温度、湿度　C. 医疗卫生和防疫保健　D. 生产方式、生活习惯　E. 交通工具、地理环境

7. 寄生虫的免疫病理现象有　(　　)

A. 蛔虫感染所致的荨麻疹　B. 日本血吸虫引起的肾炎　C. 包虫囊液引起的过敏性休克　D. 疟原虫引起的溶血性贫血　E. 日本血吸虫引起的虫卵结节

8. 寄生虫病的传播途径有　(　　)

A. 经水传播　B. 经食物传播　C. 经接触传播　D. 经土壤传播　E. 经节肢动物媒介

传播

（五）问答题

1. 寄生虫对人体可造成哪些损害？

2. 寄生虫病流行必须具备哪些基本环节？

3. 寄生虫病流行的特点有哪些？

4. 如何防治寄生病？

5. 根据寄生虫不同发育阶段对宿主的需要情况，将宿主分为哪几类？

## 三、答案

（一）名词解释（略）

（二）填空题

1. 体内寄生虫 体表寄生虫 2. 特异性免疫 超敏反应 3. 保虫 储存 4. 直接发育 间接发育 5. 寄生虫对人体的损害 宿主对寄生虫的免疫作用 6. 机械性损伤 毒性作用及免疫损伤 7. 伴随免疫 带虫免疫 8. 家畜 野生动物 9. 传播途径 易感人群 10. 切断传播途径 保护易感者 11. 季节性 自然疫源性 12. 自然 社会

（三）单项选择题

1. D 2. E 3. C 4. A 5. B 6. C 7. D 8. B 9. C 10. D 11. B 12. D

（四）多项选择题

1. AD 2. ABE 3. ABDE 4. ACDE 5. ABCDE 6. ACD 7. ABCDE 8. ABCDE

（五）问答题（要点）

1. 寄生虫对人体可能造成的损害如下。①掠夺营养；②机械性损伤；③毒性及免疫损伤。

2. 寄生虫病流行必须具备的基本环节有：①传染源：感染了寄生虫的人和动物，包括患者、带虫者和保虫宿主。②传播途径：常见的途径有经水传播、经食物传播、经土壤传播、经空气传播、经节肢动物媒介传播、经人体接触传播。③易感者：指对某种寄生虫缺乏免疫力或免疫力低下的人。

3. 寄生虫病流行的特点有：①地方性；②季节性；③自然疫源性。

4. ①控制传染源：普查普治患者、带虫者和保虫宿主，在非流行区，做好流动人口的监测。②切断传播途径：加强水源和粪便管理，注意环境卫生和个人卫生，控制和消灭媒介节肢动物及中间宿主。③保护易感者：对易感者加强健康教育，改变不良的饮食习惯和行为方式，提高人群的自我保护意识，必要时可采取预防服药、在皮肤涂抹驱避剂等方法。

5. ①终宿主；②中间宿主；③保虫宿主；④转续宿主。

（王红英 何敏懿）

# 第二十一章

# 医学蠕虫

## 第一节 线 虫

### 一、内容提要

蠕虫是一类多细胞无脊椎动物，体壁两侧对称，借肌肉收缩而蠕动。寄生在人体的蠕虫称医学蠕虫。常见的医学蠕虫有线虫纲、吸虫纲和绦虫纲，棘头虫纲较少见到。

医学蠕虫分为两大类：①土源性蠕虫(直接发育型)：生活史中不需要中间宿主，大多数线虫纲寄生虫如蛔虫、钩虫、蛲虫、鞭虫等属于此类。②生物源性蠕虫(间接发育型)：生活史中需要中间宿主，吸虫纲、绦虫纲及线虫纲的丝虫、旋毛虫属之。

蛔虫是寄生于人体小肠的大型线虫，以小肠内半消化食物为食。虫卵随宿主粪便排出到外界，未受精卵不能发育，受精卵在外界土壤中发育到感染阶段——感染性虫卵，经口感染经血肺移行到达小肠发育为成虫。幼虫可引起蛔蚴性肺炎。成虫的致病作用有：掠夺营养、引起消化道症状和超敏反应，更严重的是引起外科并发症，如胆道蛔虫症和蛔虫性肠梗阻，还可引起阑尾炎、胰腺炎等。

钩虫有 2 种，成虫的主要区别是：十二指肠钩虫呈“C”形，口囊腹侧有两对钩齿；美洲钩虫呈“S”形，口囊腹侧有一对板齿；另外，体态、雄虫交合伞形状也可资鉴别。两种钩虫虫卵无区别，无色透明，壳薄，卵细胞与壳之间的间隙明显是其特点。钩虫成虫寄生在人小肠，以血液、组织液、肠黏膜为食，虫卵随宿主粪便排出到外界发育为丝状蚴，经皮肤感染，接触土壤和农作物是感染的主要原因。有血肺移行过程。

钩虫幼虫可引起钩蚴性皮炎、钩蚴性肺炎；成虫的致病作用是引起缺铁性贫血，还可有消化道症状、异嗜症等。

蛲虫成虫呈细小乳白色线头样，虫卵形如柿核，不对称，无色透明，壳厚，内含一蝌蚪期胚。蛲虫生活史简单，成虫多寄生于人盲肠，以肠内容物、组织液、血液为食，雌雄交配后雄虫死亡，雌虫爬出肛门外产卵。虫卵在肛周发育 6 h 即成为感染期卵。主要经肛门-手-口途径，造成自身重复感染，也可经吸入咽下或逆行感染。在肛周引起皮肤瘙痒及炎症，还可异位寄生引起寄生器官炎症。

鞭虫成虫形如马鞭，雌虫尾端钝圆，雄虫尾端卷曲。虫卵腰鼓状，黄褐色，卵壳厚，两端各有一透明塞状突起的盖塞，内含一个卵细胞。生活史简单，虫卵随宿主粪便排出，在外界发育为感染期虫卵，经口感染。成虫寄生于人体盲肠，以组织液、血液为食。轻度感染无明显症状，重度感染时除有消化道症状，还伴有消瘦、贫血等症状。

班氏丝虫和马来丝虫成虫的形态相似，乳白色细长如丝。微丝蚴蛇形，运动活泼。两种微丝蚴的体态、头间隙、体核、尾核不同，可资鉴别。两种丝虫的生活史基本相同，中间宿主为蚊，终宿主为人，感染阶段为丝状蚴，经媒介昆虫叮咬传播，成虫寄生部位为淋巴系统。马来丝虫多寄生于四肢淋巴系统，班氏丝虫除寄生于浅部淋巴系统外，还寄生于深部淋巴系统。

微丝蚴白天滞留在肺血管，夜间出现在外周血中的周期性昼伏夜出现象，称夜现周期性。

丝虫主要是成虫致病，表现为急性期炎症反应及超敏反应，如淋巴结炎、离心性淋巴管炎，丹毒样皮炎，班氏丝虫还可引起精索炎、附睾炎、睾丸炎、丝虫热等。急性期炎症反复发作引起慢性期阻塞性病变，如象皮肿、睾丸鞘膜积液、乳糜尿等。实验诊断时采外周血，采血时间应在夜晚 9 时以后。丝虫的防治原则是普查普治、防蚊灭蚊、加强人群监测。

旋毛虫寄生于人和多种哺乳类动物，如猪、鼠、猫、犬、狼、狐等，引起旋毛虫病，是对人危害严重的动物源性寄生虫病。旋毛虫成虫细线状，寄生于宿主的十二指肠、空肠上段。雌虫直接产出幼虫，称新生蚴。新生蚴经血循环在宿主横纹肌中发育为成熟幼虫囊包蚴，囊梭形，内含 1～2 条幼虫。成虫、幼虫寄生在同一个宿主体内，不需在外界发育，被寄生的哺乳类动物或人既是终宿主又是中间宿主，但完成生活史必须更换宿主。人通过食入动物肉类中活的囊包蚴感染。成虫和幼虫均可致病，以幼虫致病为主。幼虫致病可分为 3 期。①侵入期：误食入的囊包蚴在小肠内脱囊，幼虫发育为成虫，幼虫和成虫对肠黏膜造成侵害，主要引起肠道广泛炎症。②幼虫移行期：对人体危害最严重，成虫产出新生蚴进入血管内移行，侵入肌肉，引起血管炎、肌炎，严重时侵犯心肌引起患者死亡。③成囊期：幼虫进入肌组织形成囊包蚴，急性炎症消退，全身症状减轻，肌痛症状可持续存在，严重时可有恶病质、心肌炎甚至死亡。

## 二、试题

### （一）名词解释

1. 医学蠕虫　2. 土源性蠕虫　3. 生物源性蠕虫　4. 夜现周期性　5. 血肺移行　6. 丝虫热　7. 异嗜症　8. 透明胶纸法　9. 钩蚴性皮炎　10. 微丝蚴

### （二）填空题

1. 根据生活史是否需要中间宿主，可将蠕虫分为________和________两大类。
2. 寄生于人体常见的医学蠕虫属于________纲和________纲。
3. 自人体粪便排出的蛔虫卵有________和________两种。
4. 蛔虫感染时可引起的严重并发症主要有________和________。
5. 钩虫的成虫主要引起________，幼虫主要引起________皮炎。
6. 钩虫的成虫寄生于________，主要以________为食。
7. 钩虫的感染阶段是________，感染方式是________。
8. 寄生于人体的钩虫主要有________和________两种。
9. 蛲虫的雌虫通常在宿主________时，在宿主的________产卵。
10. 根据蛲虫成虫产卵的习性，常采用________法取标本查虫卵，取材时间应在________。
11. 鞭虫卵呈________形，黄褐色，其典型特征是卵的两端各有一个________。
12. 丝虫的终宿主是________，中间宿主是________。
13. 丝虫雌虫直接产出的幼虫称为________，它白天滞留于肺血管，夜间则出现在外周血中，这种现象称为________。
14. 丝虫病的防治原则有________、________及加强人群监测。
15. 在我国寄生于人体的丝虫主要有________、________两种。

16. 在土源性蠕虫中，生活史需要经血肺移行才能到达寄生部位的是________和________两种。

17. 旋毛虫的成虫寄生在人体的________内，幼虫寄生在人体________组织的囊包内，但必须更换宿主才能完成生活史。

18. 旋毛虫雌虫所产的________进入血循环，随血流到达宿主全身各处，只有到达横纹肌才能继续发育，在其内形成梭形的________。

19. 诊断旋毛虫最常用的病原学方法是________，查出________即可确诊。

20. 旋毛虫对人体的危害分为3期，即________期、________期和成囊期。

**（三）单项选择题**

1. 蛔虫感染引起的并发症中，最常见的是 （ ）

A. 肠穿孔 B. 腹膜炎 C. 蛔虫性阑尾炎 D. 胆道蛔虫症 E. 蛔虫性胰腺炎

2. 幼虫必须经血肺移行才能到达寄生部位的线虫是 （ ）

A. 蛔虫、鞭虫 B. 蛔虫、蛲虫 C. 蛔虫、旋毛虫 D. 钩虫、鞭虫 E. 蛔虫、钩虫

3. 人感染蛔虫时误食的蛔虫卵是 （ ）

A. 受精卵 B. 未受精卵 C. 脱蛋白膜卵 D. 感染期蛔虫卵 E. 含蝌蚪胚虫卵

4. 感染蛲虫后的主要症状是 （ ）

A. 贫血 B. 肠梗阻 C. 消化功能紊乱 D. 肛门周围瘙痒 E. 腹痛

5. 蛲虫的感染阶段是 （ ）

A. 虫卵 B. 丝状蚴 C. 杆状蚴 D. 含蚴卵 E. 囊包蚴

6. 可引起自身重复感染的寄生虫是 （ ）

A. 蛔虫 B. 蛲虫 C. 钩虫 D. 丝虫 E. 鞭虫

7. 钩虫丝状蚴最常见侵入人体的部位是 （ ）

A. 头部皮肤 B. 足掌部皮肤 C. 手掌部皮肤 D. 小腿部皮肤 E. 指、趾间皮肤

8. 钩虫成虫对人体造成的主要危害是 （ ）

A. 钩虫性皮炎 B. 消化道症状 C. 缺铁性贫血 D. 钩虫性肺炎 E. 异嗜症

9. 检查钩虫卵最常用且阳性率最高的方法是 （ ）

A. 肛门拭子法 B. 粪便直接涂片法 C. 碘液染色法 D. 饱和盐水浮聚法 E. 免疫学方法

10. 钩虫的感染阶段是 （ ）

A. 虫卵 B. 微丝蚴 C. 丝状蚴 D. 感染期虫卵 E. 杆状蚴

11. 丝虫感染人的主要方式是 （ ）

A. 经皮肤侵入 B. 经口感染 C. 经蚊叮咬 D. 经吸入感染 E. 经接触感染

12. 丝虫成虫寄生于人体的部位是 （ ）

A. 血液中 B. 小肠 C. 盲肠 D. 淋巴系统 E. 皮下组织

13. 幼虫具有“夜现周期性”特点的线虫是 （ ）

A. 蛔虫 B. 钩虫 C. 蛲虫 D. 鞭虫 E. 丝虫

14. 属于生物源性蠕虫的线虫是 （ ）

A. 蛔虫、钩虫 B. 蛲虫、鞭虫 C. 钩虫、丝虫 D. 旋毛虫、丝虫 E. 蛔虫、丝虫

15. 旋毛虫的感染阶段是 （ ）

A. 虫卵 B. 幼虫 C. 新生蚴 D. 囊包蚴 E. 成虫

16. 成虫和幼虫寄生于同一个动物体内且必须更换宿主才能完成生活史的线虫是（　）
A. 旋毛虫 B. 丝虫 C. 蛔虫 D. 蛲虫 E. 鞭虫
17. 成虫产卵于肛周，虫卵仅需 6 h 即发育为感染阶段的寄生虫是（　）
A. 蛔虫 B. 蛲虫 C. 丝虫 D. 钩虫 E. 鞭虫
18. 下列线虫中，幼虫寄生于人或哺乳动物肌肉组织中的是（　）
A. 旋毛虫 B. 钩虫 C. 丝虫 D. 蛲虫 E. 蛔虫
19. 鞭虫常见的致病作用是（　）
A. 成虫前端插入肠黏膜引起炎症 B. 幼虫引起超敏反应 C. 成虫活动引起肠痉挛 D. 成虫的吸血作用 E. 成虫致肠穿孔
20. 检查蛲虫卵取标本的最佳时间是（　）
A. 上午 9 点后 B. 排便时 C. 清晨大便之前 D. 晚上睡觉前 E. 下午大便之前
21. 有关蛔虫的生活史，叙述错误的是（　）
A. 成虫寄生在小肠 B. 新鲜粪便中的虫卵具有感染性 C. 幼虫移行经过肺部 D. 经口感染 E. 受精卵抵抗力强
22. 人既可作为终宿主，又可作为中间宿主的寄生虫是（　）
A. 丝虫 B. 蛔虫 C. 旋毛虫 D. 钩虫 E. 鞭虫
23. 不属于蛔虫卵特征的描述是（　）
A. 有蛋白质膜 B. 棕黄色 C. 卵壳很薄 D. 卵细胞和卵壳之间具有新月形间隙 E. 内含一个卵细胞
24. 马来丝虫寄生于人体引起的主要病变是（　）
A. 肝、脾肿大 B. 肢体象皮肿 C. 阴囊象皮肿 D. 乳糜尿 E. 鞘膜积液
25. 可作为确诊丝虫感染依据的丝虫虫期是（　）
A. 丝状蚴 B. 微丝蚴 C. 腊肠蚴 D. 杆状蚴 E. 成虫
26. 诊断班氏丝虫感染，采集标本的最适宜时间是（　）
A. 晚 8 点至次晨 4 点 B. 晚 10 点至次晨 2 点 C. 晚 6 点至晚 12 点 D. 清晨空腹采血 E. 白天任何时间采血均可
27. 饭前便后不洗手可造成自身重复感染的寄生虫是（　）
A. 蛔虫 B. 鞭虫 C. 丝虫 D. 旋毛虫 E. 蛲虫
28. 丝虫引起四肢皮肤淋巴管炎，其走向是（　）
A. 上肢红线为向心性 B. 下肢红线为向心性 C. 下肢红线为向心性、上肢红线为离心性 D. 下肢红线为离心性、上肢红线为向心性 E. 下肢、上肢红线均为离心性
29. 旋毛虫病最主要的传染源是（　）
A. 鼠 B. 猪 C. 猫 D. 患者和带虫者 E. 狗
30. 诊断鞭虫感染常选用的检验方法是（　）
A. 免疫学方法 B. 透明胶纸法 C. 粪便直接涂片法 D. 肛门拭子法 E. 活组织检查法
31. 确诊蛔虫病最简易的方法是（　）
A. 粪便直接涂片法 B. 饱和盐水浮聚法 C. 沉淀法 D. 幼虫孵化法 E. 免疫学方法
32. 蛲虫卵检出率最高的方法是（　）

A. 生理盐水直接涂片法 B. 饱和盐水浮聚法 C. 皮内试验 D. 透明胶纸法 E. 活组织检查法

33. 鉴别十二指肠钩虫与美洲钩虫的形态最有意义的是 ( )

A. 口囊腹侧缘有钩齿或板齿 B. 虫体的交合刺 C. 虫体的粗细 D. 虫体的体态 E. 虫体的交合伞

34. 不能用于鉴别班氏微丝蚴与马来微丝蚴的项目是 ( )

A. 染色结果 B. 体态 C. 头间隙 D. 体核 E. 尾核

**(四)多项选择题**

1. 加强粪便管理可预防的寄生虫病有 ( )

A. 丝虫 B. 旋毛虫 C. 钩虫 D. 鞭虫 E. 蛔虫

2. 以丝状蚴作为感染阶段的寄生虫有 ( )

A. 丝虫 B. 钩虫 C. 鞭虫 D. 旋毛虫 E. 蛔虫

3. 幼虫需经血肺移行才能到达肠道发育为成虫的寄生虫有 ( )

A. 蛔虫 B. 钩虫 C. 蛲虫 D. 丝虫 E. 鞭虫

4. 班氏微丝蚴与马来微丝蚴的鉴别点有 ( )

A. 大小 B. 体态 C. 体核 D. 尾核 E. 头间隙

5. 下列线虫生活史中需要中间宿主的有 ( )

A. 旋毛虫 B. 丝虫 C. 钩虫 D. 蛲虫 E. 蛔虫

6. 丝虫病病原学诊断的方法有 ( )

A. 十二指肠引流法 B. 幼虫培养法 C. 海群生诱出法 D. 微丝蚴浓集法 E. 厚血膜法

7. 丝虫病的防治原则有 ( )

A. 对流行区居民采血普查 B. 用海群生食盐普治 C. 防蚊灭蚊 D. 管理粪便并无害化处理 E. 加强监测

8. 钩虫病的防治原则有 ( )

A. 不生食蔬菜瓜果 B. 不赤脚下田劳动 C. 管理粪便并无害化处理 D. 加强个人防护,减少感染机会 E. 积极治疗患者、带虫者

9. 十二指肠钩虫与美洲钩虫成虫形态的鉴别点有 ( )

A. 雌虫尾端 B. 雄虫大小 C. 交合伞形状 D. 体态 E. 口囊内钩齿或板齿

10. 钩虫成虫寄生于人体小肠内引起贫血的原因有 ( )

A. 钩虫口囊咬附于肠壁,并以血液为食 B. 钩虫口囊的头腺分泌抗凝素的作用 C. 慢性失血致造血物质大量丢失 D. 钩虫引起肠穿孔所致 E. 钩虫边吸血边排血

11. 慢性丝虫患者的常见临床表现有 ( )

A. 阴囊象皮肿 B. 下肢象皮肿 C. 睾丸鞘膜积液 D. 乳糜尿 E. 乳糜腹水

12. 下列寄生虫中雌虫直接产出幼虫的有 ( )

A. 旋毛虫 B. 丝虫 C. 钩虫 D. 鞭虫 E. 蛔虫

13. 蛲虫感染性虫卵感染人体的方式有 ( )

A. 经口感染 B. 吸入后咽下感染 C. 经蚊叮咬 D. 经皮肤侵入 E. 产卵后成虫钻入阴道

14. 防治蛔虫病流行采用的措施有 ( )

A. 注意个人卫生和饮食卫生 B. 加强粪便管理 C. 及时治疗患者、带虫者 D. 粪便无害化处理 E. 消灭苍蝇及蟑螂

15. 取粪便查出虫卵即可确诊的寄生虫病有 ( )

A. 丝虫病 B. 旋毛虫病 C. 蛔虫病 D. 钩虫病 E. 血吸虫病

16. 区别蛔虫受精卵与未受精卵的依据有 ( )

A. 有无卵细胞 B. 卵壳的厚薄 C. 卵内的结构 D. 虫卵是否棕黄色 E. 卵壳表面的蛋白质膜厚薄

17. 鞭虫卵形态特点有 ( )

A. 形如腰鼓状 B. 卵壳厚 C. 卵壳表面有蛋白质膜 D. 卵的两端有盖塞 E. 卵内有一个卵细胞和十余个卵黄细胞

18. 钩虫卵的形态特征有 ( )

A. 透明无色 B. 卵壳薄 C. 卵壳与卵细胞间有明显间隙 D. 有棕黄色蛋白质膜 E. 卵内含 4～8 个卵细胞

19. 饱和盐水浮聚法的优点有 ( )

A. 标本中粪渣少 B. 虫卵检出率高 C. 检查时间短 D. 方法简单 E. 操作简便

**(五) 问答题**

1. 蛔虫感染可引起哪些疾病？如何防治蛔虫病？
2. 简述钩虫的生活史及所致疾病。
3. 钩虫成虫引起缺铁性贫血的原因有哪几方面？
4. 如何将微丝蚴的夜现周期性应用到临床疾病检验工作中？
5. 根据丝虫的生活史，如何防治丝虫病的流行？
6. 蛲虫生活史有何特点？如何利用这一特点检查蛲虫感染？
7. 简述旋毛虫对人体的致病作用及防治原则。
8. 列表比较线虫纲寄生虫的感染阶段和感染方式。

## 三、试题答案

**(一) 名词解释(略)**

**(二) 填空题**

1. 土源性蠕虫 生物源性蠕虫 2. 线虫 吸虫 3. 受精卵 未受精卵 4. 胆道蛔虫症 蛔虫性肠梗阻 5. 缺铁性贫血 钩蚴性 6. 小肠上段 血液 7. 丝状蚴 经皮肤感染 8. 十二指肠钩虫 美洲钩虫 9. 睡眠时 肛周 10. 透明胶纸法(或肛门拭子法) 清晨大便之前 11. 腰鼓 盖塞 12. 人 蚊 13. 微丝蚴 夜现周期性 14. 普查普治 防蚊灭蚊 15. 班氏丝虫 马来丝虫 16. 蛔虫 钩虫 17. 十二指肠和空肠上段 横纹肌 18. 新生蚴 囊包蚴 19. 肌肉组织活检法 囊包蚴 20. 侵入期 幼虫移行

**(三) 单项选择题**

1. D 2. E 3. D 4. D 5. D 6. B 7. E 8. C 9. D 10. C 11. C 12. D 13. E 14. D 15. D 16. A 17. B 18. A 19. A 20. C 21. B 22. C 23. C 24. B 25. B 26. B 27. E 28. E 29. B 30. C 31. A 32. D 33. A 34. A

**(四) 多项选择题**

1. CDE 2. AB 3. AB 4. ABCDE 5. AB 6. CDE 7. ABCE 8. BCDE 9. CDE 10. ABCE 11. ABCDE 12. AB 13. AB 14. ABCDE 15. CDE 16. ABCE 17. ABD 18. ABCE 19. AB

**(五) 问答题(要点)**

1. (1) 致病作用 ①幼虫的致病作用：引起蛔蚴性肺炎。②成虫的致病作用：包括掠夺营养引起营养不

良，引起消化道症状和超敏反应，引起外科并发症，如胆道蛔虫症、蛔虫性肠梗阻、蛔虫性胰腺炎、蛔虫性阑尾炎、肠穿孔等。

(2) 防治措施 加强卫生宣传，注意个人卫生和饮食卫生，加强粪便管理，对粪便进行无害化处理、治疗患者和带虫者。

2. (1) 生活史 钩虫卵随人粪便排出，在温暖、潮湿、荫蔽、氧气充足的土壤中发育成丝状蚴，丝状蚴具有向温性，接触人体皮肤时钻入人体，经血肺移行到小肠上段，借钩齿或板齿咬附于小肠壁寄生，以血液、组织液为食，发育为成虫。

(2) 致病作用 丝状蚴钻入人体皮肤时，引起钩蚴性皮炎；幼虫在血肺移行过程中，引起肺局部的炎症；成虫寄生于人体的小肠内，导致缺铁性贫血、异嗜症及消化道症状。

3. ①钩虫成虫利用口囊咬附于肠壁，造成肠黏膜损伤而出血，以血液为食，导致慢性失血；②钩虫吸食血液时，口囊内的头腺分泌抗凝素，致咬伤部位的伤口出血不易凝固而不断流血；③钩虫有不断更换咬附部位的习惯，造成新老伤口同时出血；④因慢性失血，铁、蛋白质不断消耗，造血原料不足，蛋白质合成障碍，导致缺铁性贫血。

4. 两种微丝蚴在外周血中出现的高峰时间略有不同，班氏微丝蚴自晚 10 时至次晨 2 时、马来微丝蚴自晚 8 时至次晨 4 时出现在外周血中。根据微丝蚴夜现周期性特点，丝虫病的诊断或流行病学调查取外周血作病原学检查标本时，应在夜晚 9 时以后采血查微丝蚴，其检出率高。

5. (1) 丝虫生活史 蚊叮咬血中带有微丝蚴的人时，微丝蚴被吸入蚊体，在蚊体内发育为丝状蚴。带有丝状蚴的蚊叮咬人时，丝状蚴自蚊下唇逸出，经吸血伤口侵入人体，寄生于人体的淋巴系统，造成淋巴系统的病变。

(2) 防治丝虫病的流行的方法 普查普治、防蚊灭蚊和对人群进行监测。

6. 蛲虫的成虫寄生于人的盲肠，雌雄交配后雄虫即死亡，雌虫在宿主夜间睡眠时爬出肛门，在肛周温度、空气的刺激下产出虫卵。因此，诊断蛲虫病采集标本应注意：①清晨大便前采集标本，采取的方法有透明胶纸法、生理盐水棉拭子法；②夜间患者入睡后在肛周检获成虫。

7. 按旋毛虫对人体致病过程可分为 3 期：①侵入期；②幼虫移行期；③成囊期（详见内容提要）。防治措施有加强对肉类检疫、改善养猪方法、不吃未煮熟的肉食类、消灭鼠类和治疗患者。

8. 线虫纲寄生虫的感染阶段、感染方式的比较如下。

| 寄生虫名称 | 感染阶段 | 感染方式 |
|---|---|---|
| 蛔虫 | 感染性虫卵 | 经口食入 |
| 钩虫 | 丝状蚴 | 经皮肤侵入 |
| 鞭虫 | 感染性虫卵 | 经口食入 |
| 蛲虫 | 感染性虫卵 | 经口食入或吸入咽下 |
| 丝虫 | 丝状蚴 | 经蚊叮咬 |
| 旋毛虫 | 囊包蚴 | 经口食入 |

（王红英 何敏懿）

# 第二节 吸 虫

## 一、内容提要

### (一) 形态

吸虫属于扁形动物门，体壁两侧对称，有口吸盘和腹吸盘。除血吸虫外，虫体均背腹扁平，叶状或舌状，雌雄同体。吸虫卵多有卵盖，其中肝吸虫卵是最小的蠕虫卵，卵内有一毛蚴，姜片虫卵是最大的蠕虫卵，卵盖小而不明显，卵壳薄，内有一个卵细胞和20～40个卵黄细胞；肺吸虫卵盖大而明显，卵壳厚薄不均匀，内有一个卵细胞和十余个卵黄细胞；血吸虫卵无卵盖，一侧有一小侧棘，内有一发育成熟的毛蚴，毛蚴和卵壳之间常有油滴状的可溶性虫卵抗原(SEA)。

### (二) 生活史

吸虫生活史复杂，都要经历有性世代和无性世代的交替，吸虫的毛蚴、胞蚴、雷蚴在第一中间宿主淡水螺类体内完成，血吸虫尾蚴经皮肤侵入人体或保虫宿主；肝吸虫、肺吸虫、姜片虫的尾蚴则侵入第二中间宿主，形成囊蚴，再经口食入感染人体或保虫宿主，发育为成虫。

### (三) 致病性

吸虫的致病与寄生部位、发育阶段及宿主的免疫状况密切相关。

肝吸虫成虫寄生在肝胆管内，引起肝胆管系统病变，形成胆管周围炎症、胆管狭窄、胆汁淤积，可出现阻塞性黄疸，常并发胆管炎、胆囊炎、胆结石，严重感染时可致肝硬化，与肝癌的发生也密切相关。姜片虫成虫以发达的腹吸盘吸附于肠黏膜，可造成小肠黏膜充血、水肿、炎症甚至肠穿孔等消化道症状。肺吸虫成虫寄生于肺，致病过程分3期：①急性期：脱囊后的童虫穿过肠壁进入腹腔或腹壁，引起肠壁、肝脏、腹腔或腹壁的出血或化脓性炎症，表现有发热、食欲不振、腹痛、腹泻、荨麻疹等。②慢性期：可分为脓肿期、囊肿期和纤维瘢痕期，主要表现为咳嗽、胸痛、血痰，可引起皮下包块和结节。

血吸虫在人体内寄生的各期均可致病，以虫卵致病性最强。幼虫经皮肤感染时引起的皮肤炎症称尾蚴性皮炎。童虫在血管内移行主要引起肺部炎症和出血。成虫寄生在门静脉可引起静脉炎。血吸虫虫卵沉积于肠壁和肝脏，释放可溶性虫卵抗原，刺激形成虫卵肉芽肿。早期肉芽肿内血吸虫卵常成簇聚集，嗜酸性粒细胞、淋巴细胞在局部聚集，肉芽肿液化，中心坏死形成的结构称嗜酸性脓肿，引起结肠和肝病变，出现腹痛、腹泻、脓血便以及全身中毒症状；晚期表现为干线型肝硬化，最终可发展为门脉高压。临床表现：①急性血吸虫病，起病较急，体温升高，表现为食欲不振、腹痛、腹泻、黏液血便、肝肿大、压痛等；②慢性血吸虫病，多数病例无明显症状，部分患者有腹痛、腹泻、黏液血便、肝脾肿大、贫血、消瘦等；③晚期血吸虫病，肝硬化、门脉高压、侧支循环形成，严重者生长发育障碍，临床分为巨脾型、腹水型及侏儒型。

### (四) 实验诊断

1. 肝吸虫

(1) 病原学检查　一是粪便涂片法，直接涂片法简便，容易漏检；改良加藤厚涂片法可提高检出率。二是集卵法，检出率高，以乙醚蚁醛法检出率最高，其次是NaOH消化法、自然沉淀法。三是十二指肠引流液检查，检出率高于粪便涂片检查。

(2) 免疫学检查　可作为辅助诊断，常用方法有皮内试验法、间接血凝试验、间接荧光抗体试验或酶联免疫吸附试验。

2. 肺吸虫

(1) 病原学检查　取痰或粪便直接涂片检出虫卵，或手术摘除的皮下包块中检出虫体均可确诊。

(2) 免疫学检查　常用皮内试验、ELISA或酶联免疫吸附抗原斑点试验(AST-ELISA)检查。

3. 姜片虫　可取粪便直接涂片镜检，检出率较高。自然沉淀法可提高检出率。

4. 血吸虫

(1) 病原学检查　①粪便直接涂片法，用于急性期患者黏液脓血便查虫卵；②自然沉淀法和毛蚴孵化法，检出率均优于直接涂片法；③直肠黏膜活组织检查，仅用于高度怀疑为血吸虫病而粪检多次阴性的少数病例、慢性或晚期血吸虫患者的诊断。

(2) 免疫学检查 ①皮内试验：有早期诊断价值，但可有假阳性或与其他吸虫的交叉反应。②环卵沉淀试验(COPT)：是国内最常使用的检查血吸虫抗体的方法。③间接红细胞凝集试验(IHA)。④酶联免疫吸附试验(ELISA)：敏感性高，特异性强，是广泛用于临床诊断和流行病学调查的常用方法。⑤免疫酶染色试验(IEST)：具有敏感、快速、易于观察、可保存等优点。⑥其他方法：如免疫印渍技术检测抗体、快速试纸法、间接免疫荧光抗体试验。

**(五) 防治原则**

①加强卫生宣教、做好个人防护，不生食吸虫纲的第二中间宿主或媒介植物，防止人畜感染；不喝生水，尽量不直接接触疫水；②加强粪便管理，防止虫卵入水；③治疗患者、带虫者和病畜，常用药物有吡喹酮等；④消灭钉螺(防治血吸虫)。

## 二、试题

**(一) 名词解释**

1. 嗜酸性脓肿 2. 尾蚴性皮炎 3. 疫水

**(二) 填空题**

1. 吸虫都有两个吸盘，即________和________。

2. 肝吸虫的成虫寄生于人体的________，也可以寄生于犬、猫体内，犬、猫称为肝吸虫的________宿主。

3. 人感染肝吸虫是由于食入________肌肉组织内活的________而引起。

4. 吸虫纲寄生虫的生活史中多数需要两个中间宿主，而________只有一个中间宿主，即________。

5. 血吸虫的感染阶段是________，主要经________侵入人体。

6. 肺吸虫的成虫寄生于人体的________，其感染阶段是________。

7. 血吸虫的成虫寄生于________或________体内的门静脉系统。

8. 姜片虫的成虫寄生于人体的________，重要的保虫宿主是________。

9. 检查肺吸虫的虫卵，可取人的________或________作为检查标本。

10. 血吸虫成熟虫卵内含有一个________，急性期患者体内的虫卵可随________排出。

11. 血吸虫病变的主要部位是________和________。

12. 血吸虫病早期以________症状为主，晚期表现为________。

13. 寄生于人体最大的蠕虫卵是________最小的蠕虫卵是________。

**(三) 单项选择题**

1. 肝吸虫成虫寄生于人体的部位是 ( )

A. 肺部 B. 淋巴系统 C. 肝胆管 D. 门静脉系统 E. 小肠

2. 肝吸虫的第二中间宿主是 ( )

A. 淡水鱼类 B. 荸荠 C. 蝲蛄 D. 石蟹 E. 茭白

3. 肝吸虫的感染阶段是 ( )

A. 囊蚴 B. 尾蚴 C. 囊尾蚴 D. 雷蚴 E. 胞蚴

4. 人被肝吸虫感染的原因是 ( )

A. 被媒介昆虫叮咬 B. 误吃未煮熟的肉类 C. 生食水生植物 D. 食入未煮熟的淡水鱼、虾 E. 食入未煮熟的石蟹

5. 肝吸虫的保虫宿主是 ( )

A. 犬、猫 B. 猪、牛 C. 牛、羊 D. 猪、羊 E. 犬

6. 肺吸虫的感染阶段是 ( )

A. 囊蚴 B. 尾蚴 C. 囊尾蚴 D. 雷蚴 E. 胞蚴

7. 肺吸虫的第二中间宿主是 ( )

A. 淡水鱼类 B. 荸荠 C. 淡水虾 D. 石蟹 E. 茭白

8. 肺吸虫成虫寄生于人体的部位是 ( )

A. 肺 B. 淋巴系统 C. 肝胆管 D. 门静脉系统 E. 小肠

9. 下列吸虫中能引起异位寄生的是 ( )

A. 肝吸虫 B. 肺吸虫 C. 姜片虫 D. 血吸虫 E. 以上都是

10. 姜片虫的成虫寄生于人体的部位是 ( )

A. 肺 B. 淋巴系统 C. 肝胆管 D. 门静脉系统 E. 小肠

11. 关于姜片虫卵叙述正确的是 ( )

A. 最小的蠕虫卵 B. 卵盖小而不明显 C. 卵壳厚 D. 内有一毛蚴 E. 无色透明

12. 人被姜片虫感染的原因是 ( )

A. 被媒介昆虫叮咬 B. 误吃未煮熟的肉类 C. 生食水生植物或喝生水 D. 食入未煮熟的淡水鱼、虾 E. 食入未煮熟的石蟹

13. 血吸虫成虫寄生于人体的部位是 ( )

A. 肺 B. 淋巴系统 C. 肝胆管 D. 门静脉系统 E. 小肠

14. 血吸虫的中间宿主是 ( )

A. 淡水鱼类 B. 水生植物 C. 蝲蛄 D. 石蟹 E. 钉螺

15. 血吸虫的感染阶段是 ( )

A. 囊蚴 B. 尾蚴 C. 囊尾蚴 D. 雷蚴 E. 胞蚴

16. 血吸虫的感染阶段侵入人体的途径是 ( )

A. 媒介昆虫叮咬 B. 经口误食入 C. 经皮肤 D. 动物咬伤 E. 经吸入

17. 血吸虫发育的各个时期中,对人体致病作用最严重的是 ( )

A. 虫卵 B. 尾蚴 C. 成虫 D. 毛蚴 E. 胞蚴

18. 血吸虫的感染阶段与感染途径是 ( )

A. 毛蚴,经皮肤感染 B. 胞蚴,经口感染 C. 囊蚴,经口感染 D. 尾蚴,经皮肤感染 E. 成虫,经口感染

19. 成虫寄生于脊椎动物门静脉系统的吸虫是 ( )

A. 肝吸虫 B. 肺吸虫 C. 姜片虫 D. 血吸虫 E. 以上都是

20. 血吸虫虫卵的致病作用主要是 ( )

A. 大量虫卵机械性地阻塞血管 B. 虫卵对组织的压迫和破坏作用 C. 虫卵卵壳抗原刺激引起炎症反应 D. 虫卵内的毛蚴分泌毒素溶解肠壁组织 E. 虫卵内毛蚴分泌 SEA 引起的超敏反应

21. 下列寄生虫中,其中间宿主为钉螺的吸虫是 ( )

A. 肝吸虫 B. 肺吸虫 C. 姜片虫 D. 血吸虫 E. 以上都是

22. 成虫为雌雄异体的吸虫是 ( )

A. 肝吸虫 B. 肺吸虫 C. 姜片虫 D. 血吸虫 E. 以上都是

23. 牛在血吸虫流行病学中的宿主类型是 （ ）

A. 终宿主 B. 中间宿主 C. 第一中间宿主 D. 第二中间宿主 E. 保虫宿主

**(四) 多项选择题**

1. 下列寄生虫中,虫卵可以通过粪便排出体外的有 （ ）

A. 肝吸虫 B. 肺吸虫 C. 姜片虫 D. 血吸虫 E. 丝虫

2. 下列寄生虫感染时以取粪便作为检查标本的有 （ ）

A. 肝吸虫 B. 肺吸虫 C. 姜片虫 D. 血吸虫 E. 旋毛虫

3. 肝吸虫病的防治措施有 （ ）

A. 不赤脚下田劳动 B. 治疗患者和带虫者 C. 加强粪便管理 D. 开展卫生宣传教育,不食生鱼、虾 E. 加强保虫宿主管理并驱虫治疗

4. 肺吸虫病确诊的检查方法有 （ ）

A. 痰、粪便标本查出虫卵 B. 有咳嗽、胸痛症状 C. 有吃淡水鱼淡水虾史 D. 有吃生石蟹史 E. 活体组织检查出幼虫

5. 肺吸虫病的防治措施有 （ ）

A. 开展卫生宣传教育,不食生溪蟹、蝲蛄 B. 治疗患者和带虫者 C. 加强粪便管理、粪便无害化处理 D. 不生食水生植物 E. 不随地吐痰

6. 姜片虫病的防治措施有 （ ）

A. 不生食水生植物 B. 治疗患者和带虫者 C. 加强粪便管理、粪便无害化处理 D. 不随地吐痰 E. 不饮生水

7. 血吸虫病的病原学检查有 （ ）

A. 粪便直接涂片法 B. 痰直接涂片法 C. 直肠黏膜活组织检查法 D. 自然沉淀法 E. 毛蚴孵化法

8. 血吸虫病的临床表现有 （ ）

A. 皮炎 B. 腹泻 C. 肝硬变 D. 门静脉高压 E. 腹水

9. 血吸虫病的综合防治措施有 （ ）

A. 查、治患者、病畜 B. 消灭中间宿主钉螺 C. 管理粪便、保护水源 D. 注意饮食卫生 E. 做好宣传教育,加强个人防护

10. 血吸虫对人的致病阶段有 （ ）

A. 虫卵 B. 胞蚴 C. 雷蚴 D. 尾蚴 E. 成虫

11. 下列寄生虫中需要两个中间宿主才能完成生活史的有 （ ）

A. 肝吸虫 B. 肺吸虫 C. 姜片虫 D. 血吸虫 E. 丝虫

12. 下列寄生虫中,保虫宿主作为其重要传染源的有 （ ）

A. 肝吸虫 B. 肺吸虫 C. 姜片虫 D. 血吸虫 E. 丝虫

**(五) 问答题**

1. 吸虫纲寄生虫生活史有何特点?
2. 肝吸虫能引起人体哪些病变? 简述致病机制。
3. 怎样防治姜片虫病?
4. 怎样防治肺吸虫病?
5. 血吸虫成虫寄生于宿主的门静脉系统,取粪便作为标本,能检查到血吸虫虫卵吗? 为什么?
6. 如何防治人体血吸虫病?

## 三、试题答案

**(一) 名词解释(略)**

**(二) 填空题**

1. 口吸盘　腹吸盘　2. 肝胆管　保虫　3. 淡水鱼、虾　囊蚴　4. 血吸虫(吸虫)钉螺　5. 尾蚴　皮肤　6. 肺　囊蚴　7. 人　牛(脊椎动物)　8. 小肠　猪　9. 痰　粪便　10. 毛蚴　粪便　11. 结肠　肝　12. 消化道　肝硬化　13. 姜片虫卵　肝吸虫卵

**(三) 单项选择题**

1. C　2. A　3. A　4. D　5. A　6. A　7. D　8. A　9. B　10. E　11. B　12. C　13. D　14. E　15. B　16. C　17. A　18. D　19. D　20. E　21. D　22. D　23. E

**(四) 多项选择题**

1. ABCD　2. ABCD　3. BCDE　4. AE　5. ABCE　6. ABCE　7. ACDE　8. ABCDE　9. ABCE　10. ADE　11. ABC　12. ABCD

**(五) 问答题(要点)**

1. 生活史中有多个发育阶段,需要终宿主及1～2个中间宿主,第一中间宿主多是淡水螺类,第二中间宿主为多种动物或水生植物,均有保虫宿主,虫卵必须入水才能发育。

2. 肝吸虫主要引起肝的病变。致病机制为肝吸虫寄生于肝胆管内造成的机械性刺激、虫体的代谢产物、分泌物等的化学刺激,引起胆管及胆管周围炎症,甚至造成胆管阻塞,出现阻塞性黄胆;死亡虫体碎片是形成胆结石的原因之一,严重感染时可致肝硬化,并与肝癌的发生有关。

3. ①加强粪便管理,圈养牲猪,防止虫卵入水;②不生食水生植物,不饮生水;③用熟食喂牲猪;④治疗患者和病猪,药物首选吡喹酮。

4. ①开展卫生宣传教育,不生食或半生食各种形式的溪蟹、蝲蛄制品,防止囊蚴经口食入;②治疗患者和带虫者,常用药物有吡喹酮、硫双二氯酚(别丁)等。

5. 能。血吸虫成虫寄生于人和哺乳类动物的门静脉系统,所产虫卵部分沉积于肠壁血管中,成熟虫卵内的毛蚴分泌可溶性虫卵抗原(SEA),可透过卵壳破坏血管壁,并使周围组织出现炎症、坏死,在肠蠕动和腹内压增加的情况下,致使坏死组织向肠腔溃破,虫卵随坏死组织落入肠腔,随粪便排出体外。因此,取急性期血吸虫患者、哺乳动物粪便作为检查标本,可查出血吸虫虫卵。

6. ①查治患者和病畜,控制传染源;②消灭钉螺;③管理粪便,做好个人防护。

(何敏懿)

# 第三节　绦　　虫

## 一、内容提要

**(一) 带绦虫**

1. 形态　绦虫纲成虫扁平带状,体表分节,大多数雌雄同体,虫体分为头节、颈节和链体三部分,头节有吸附器官,吸盘、吸槽或小钩;颈节有再生能力;链体由幼节、成节、孕节组成,幼节内生殖器官未发育,成节有发育成熟的生殖器官,孕节内多数只有高度充盈的子宫及子宫内的虫卵。

2. 生活史　绝大多数绦虫成虫寄生在人或脊椎动物消化道内,虫卵随粪便排出,在中间宿主体内发育成感染性幼虫,经口食入感染。

3. 致病性　猪带绦虫与牛带绦虫成虫均寄生于人体小肠,引起带绦虫病。囊尾蚴寄生的猪肉称为“米猪肉”,人误食入含有活囊尾蚴的“米猪肉”或牛肉而感染。猪带绦虫囊尾蚴还可

寄生于人体的各种组织内引起猪囊虫病。

带绦虫病可表现为消化道症状或无明显症状。猪囊尾蚴寄生于人体的皮下、肌肉、脑部及眼部而引起囊尾蚴病，并根据寄生的部位不同而表现出不同的临床症状。其中寄生在脑部引起的脑囊尾蚴病危害最大，虫体压迫脑组织可引起癫痫、头痛、头晕等症状，严重者可致死。寄生于眼部可引起眼囊尾蚴病，轻者引起视力障碍，重者失明。

4. 实验诊断

(1) 病原学检查：①查孕节：其子宫主干一侧的分枝数可资诊断，也可取粪便检查虫卵，但检出率低。②查囊尾蚴：手术获取可疑组织作为标本检查其头节的形态、结构用以诊断囊尾蚴病，还可用 CT 等其他辅助检查方法。③查头节：作为疗效考核的可靠依据。

(2) 免疫学检查：可选用皮内试验、沉淀试验、胶乳凝集试验、酶联免疫吸附试验等检查，对深部组织囊尾蚴病有重要诊断价值。

5. 防治原则 ①加强卫生宣传，注意个人卫生和饮食卫生；②圈养猪，控制人畜互相感染；③严格肉类检查，对“米猪肉”要可靠处理；④治疗患者，多采用槟榔、南瓜子合剂驱虫，也可选用吡喹酮、灭绦灵等药物驱虫。囊尾蚴病也可用吡喹酮治疗。驱绦虫时注意事项：用药剂量要足，方法要得当；虫体部分排出时，切勿用手拉；冬天要温水（37 ℃左右）坐浴排虫；虫体排出后要检查头节；虫体要妥善处理；用过的器具要消毒；要随访。

### (二) 包生绦虫

包生绦虫成虫寄生于犬科食肉类动物的小肠。幼虫为棘球蚴，可寄生于人体和多种食草类动物的内脏或组织，引起包虫病，是一种人兽共患的寄生虫病。

1. 形态 成虫体分 4 节，即头节、幼节、成节和孕节。头节呈梨形，上有 4 个吸盘及明显的顶突和小钩，孕节的子宫分枝呈囊状。虫卵形态与带绦虫卵相似。棘球蚴圆形囊状，大小不等，充满囊液。囊壁分为外层角质层、内层胚层（又称生发层）。由胚层不断地向腔内生长出许多原头蚴和育囊，原头蚴和育囊脱离胚层形成子囊，子囊的结构与母囊（棘球蚴）相同，其胚层又可以向内长出孙囊。原头蚴、育囊、子囊可从胚层上脱落而悬浮于囊液中，称为棘球蚴砂。

2. 生活史 保虫宿主为犬、狼、狐等食肉类动物，成虫寄生于小肠，孕节和虫卵随粪便排出，污染牧草、水源及周围环境；中间宿主为羊、牛、马、猪、骆驼，虫卵在消化道孵出幼虫，发育为棘球蚴。人误食虫卵后，虫卵在小肠孵出六钩蚴，经血循环到全身发育为棘球蚴而引起包虫病。棘球蚴最常在肝、肺等部位，可产生明显压迫症状，其囊液一旦进入宿主组织还可导致休克，甚至死亡。

3. 实验诊断 常用免疫学方法诊断包虫病。为防囊液流出，尽量避免穿刺棘球蚴获取标本。

4. 防治原则 ①加强卫生宣传，注意个人卫生；②严格处理病畜内脏，不要用病畜内脏喂犬；③捕杀病犬，定期为牧犬驱虫；④治疗患者，常用药物有吡喹酮等，必要时手术治疗。

## 二、试题

### (一) 名词解释

1. “米猪肉” 2. 囊尾蚴病 3. 带绦虫病 4. 棘球蚴砂

### (二) 填空题

1. 猪带绦虫卵与________和________的虫卵形态相似。

2. 猪带绦虫的中间宿主有________和________。

3. 猪带绦虫的囊尾蚴感染人体可引起________病，虫卵感染人体可引起________病。

4. 猪带绦虫的头节呈椭圆形，上有________和________可与牛带绦虫鉴别。
5. 猪带绦虫有两个感染阶段，即________和________。
6. 带绦虫成虫的结构由头节、________和________组成。
7. 牛带绦虫的中间宿主是________，终宿主是________。
8. 牛带绦虫的感染阶段是________，感染人体可引起________病。
9. 牛带绦虫的头节呈方形，无________或________，可与其他绦虫鉴别。
10. 检查牛带绦虫虫卵常用________法和________法，检出率较高。
11. 棘球蚴的囊壁有两层，外层为________，内层为________。
12. 包生绦虫头节有明显________和________。
13. 包生绦虫的棘球蚴常寄生在人的________，可引起________。

**(三) 单项选择题**

1. 猪带绦虫的中间宿主是 (　　)
A. 猪、人　B. 猪、牛　C. 牛、人　D. 猪　E. 牛
2. 猪带绦虫的终宿主是 (　　)
A. 猪　B. 牛　C. 马　D. 人　E. 狗
3. 猪带绦虫的感染阶段是 (　　)
A. 囊尾蚴　B. 虫卵　C. 虫卵、囊尾蚴　D. 囊蚴　E. 尾蚴
4. 猪带绦虫的孕节子宫每一侧分支数是 (　　)
A. 5～10 支　B. 7～13 支　C. 10～15 支　D. 15～20 支　E. 15～30 支
5. 猪带绦虫的成虫寄生部位是 (　　)
A. 脑　B. 皮下　C. 肌肉　D. 眼底　E. 小肠
6. 猪带绦虫虫卵排出人体的方式是 (　　)
A. 虫体末端孕节脱落随粪便排出　B. 随痰排出　C. 随粪便排出　D. 随损伤的肠壁组织脱落到肠腔，经粪便排出　E. 随驱虫的虫体排出
7. 猪带绦虫病驱虫彻底的指标是 (　　)
A. 粪便中查找到虫卵　B. 粪便中查找到头节　C. 粪便中查找到颈节　D. 粪便中查找到幼节　E. 粪便中查找到孕节
8. 牛带绦虫的中间宿主是 (　　)
A. 人　B. 牛　C. 马　D. 猪　E. 狗
9. 牛带绦虫的终宿主是 (　　)
A. 人　B. 牛　C. 马　D. 猪　E. 狗
10. 牛带绦虫的感染阶段是 (　　)
A. 囊尾蚴　B. 虫卵　C. 雷蚴　D. 囊蚴　E. 尾蚴
11. 牛带绦虫的孕节子宫每一侧分枝数是 (　　)
A. 5～10 支　B. 7～13 支　C. 10～15 支　D. 15～20 支　E. 15～30 支
12. 牛带绦虫虫卵排出人体的方式是 (　　)
A. 以虫体末端孕节脱落自逸排出　B. 随痰排出　C. 随粪便排出　D. 随损伤的肠壁组织脱落到肠腔，经粪便排出　E. 随虫体驱虫排出
13. 牛带绦虫的成虫寄生部位是 (　　)
A. 脑部　B. 皮下　C. 肌肉　D. 眼底　E. 小肠

14. 包生绦虫的终宿主是 (　　)

A. 人 B. 牛 C. 马 D. 猪 E. 狗

15. 棘球蚴寄生于人体所致的疾病是 (　　)

A. 猪带绦虫病 B. 包虫病 C. 牛带绦虫病 D. 囊虫病 E. 以上都不对

16. 人作为包生绦虫的宿主类别 (　　)

A. 终宿主 B. 中间宿主 C. 第一中间宿主 D. 第二中间宿主 E. 保虫宿主

**(四) 多项选择题**

1. 猪带绦虫虫卵感染人体的方式有 (　　)

A. 自体体外感染 B. 自体体内感染 C. 吸入感染 D. 媒介昆虫传播 E. 异体感染

2. 猪带绦虫的感染阶段有 (　　)

A. 囊尾蚴 B. 虫卵 C. 含蚴卵 D. 囊蚴 E. 尾蚴

3. 猪带绦虫病的防治措施有 (　　)

A. 加强卫生宣传 B. 改进猪的饲养方法 C. 严格肉类检疫 D. 饭前便后要洗手 E. 治疗患者

4. 猪带绦虫的头节有 (　　)

A. 四个吸盘 B. 顶突 C. 小钩 D. 吸槽 E. 钩齿

5. 猪带绦虫囊尾蚴寄生于人体的部位有 (　　)

A. 脑 B. 皮下 C. 肌肉 D. 眼底 E. 小肠

6. 猪带绦虫的中间宿主有 (　　)

A. 猪 B. 牛 C. 马 D. 人 E. 狗

7. 牛带绦虫的头节上缺少的结构有 (　　)

A. 四个吸盘 B. 顶突 C. 小钩 D. 吸槽 E. 钩齿

8. 牛带绦虫孕节排出人体的方式有 (　　)

A. 从肛门自逸排出 B. 随痰排出 C. 随粪便排出 D. 呕吐排出 E. 蚊虫叮咬

9. 病原学检查诊断牛带绦虫病正确的方法有 (　　)

A. 粪便直接涂片法查虫卵 B. 透明胶纸法查虫卵 C. 肛门拭子法查虫卵 D. 找到孕节查子宫每侧分支数 E. 饱和盐水浮聚法查虫卵

10. 包生绦虫的中间宿主有 (　　)

A. 猪 B. 牛 C. 马 D. 人 E. 狗

11. 包生绦虫的终宿主有 (　　)

A. 狼 B. 狐 C. 羊 D. 人 E. 狗

12. 防治棘球蚴病的措施有 (　　)

A. 加强卫生宣传,注意个人卫生 B. 饭前便后要洗手 C. 捕杀病犬 D. 严格处理病畜内脏 E. 治疗患者

**(五) 问答题**

1. 在为猪带绦虫病患者驱虫时,应该注意什么问题?
2. 如何区别猪带绦虫、牛带绦虫的形态?
3. 猪带绦虫、牛带绦虫的实验室检查有什么不同?
4. 如何判断“米猪肉”?“米猪肉”对人有什么危害?
5. 怎样防治猪带绦虫病?

## 三、试题答案

**(一) 名词解释(略)**

**(二) 填空题**

1. 牛带绦虫 包生绦虫 2. 人 猪 3. 囊尾蚴 猪带绦虫 4. 顶突 小钩 5. 虫卵 囊尾蚴 6. 颈节 链体 7. 牛 人 8. 囊尾蚴 牛带绦虫病 9. 顶突 小钩 10. 透明胶纸法 肛门拭子法 11. 角质层 生发层 12. 顶突 小钩 13. 肝脏 肝肿大

**(三) 单项选择题**

1. A 2. D 3. C 4. B 5. E 6. A 7. B 8. B 9. A 10. A 11. E 12. A 13. E 14. E 15. B 16. B

**(四) 多项选择题**

1. ABE 2. AB 3. ABCDE 4. ABC 5. ABCD 6. AD 7. BCDE 8. AC 9. ABCD 10. ABCD 11. ABCE 12. ABCDE

**(五) 问答题**

1. 见内容提要。

2. 区别猪带绦虫与牛带绦虫的形态应该从下列几点考虑:体长、节片、头节、成节、孕节、囊尾蚴。详见内容提要。

3. 猪带绦虫、牛带绦虫的实验室检查主要不同是:除检查两种绦虫的孕节子宫分支外,牛带绦虫还可通过透明胶纸法、肛拭子法检查虫卵作为确诊依据。

4. 猪囊尾蚴寄生于猪的肌肉内,因猪囊尾蚴呈白色半透明囊状,椭圆形,猪肌肉呈红色,故称之为“米猪肉”。当人生食或食入未煮熟的“米猪肉”时,可引起猪带绦虫病。

5. 猪带绦虫病的防治原则见内容提要。

(何敏懿)

# 第四节 猪巨吻棘头虫

## 一、内容提要

猪巨吻棘头虫常寄生于猪小肠,偶尔感染人,引起猪巨吻棘头虫病。其生活史中包含有虫卵、棘头蚴、棘头体、感染性棘头体、成虫 5 个时期。

猪巨吻棘头虫主要终宿主是猪和野猪,中间宿主是鞘翅目昆虫如天牛、金龟子。人因误食含有感染性棘头体的天牛、金龟子而感染。常引起消化道症状和贫血,严重时出现肠穿孔、腹膜炎等并发症。

防治措施主要有:①加强卫生宣传,教育儿童不捕食甲虫;②提倡圈养猪,用熟食喂养;③及时驱虫治疗患者;④出现并发症时及时手术治疗。

## 二、试题

**(一) 填空题**

1. 猪巨吻棘头虫的生活史阶段包括虫卵、棘头蚴、________、________和成虫 5 个时期。

2. 猪巨吻棘头虫的终宿主主要是________和________。

3. 棘头体通过吻突上强有力的________固着于________上寄生。

**(二) 单项选择题**

1. 猪巨吻棘头虫的终宿主是 ( )

A. 猪和野猪 B. 牛 C. 羊 D. 狗 E. 猫

2. 猪巨吻棘头虫的中间宿主是 ( )

A. 甲虫 B. 蚊子 C. 苍蝇 D. 蚤 E. 以上都是

3. 人作为猪巨吻棘头虫的宿主类型是 ( )

A. 第一中间宿主 B. 第二中间宿主 C. 中间宿主 D. 终宿主 E. 保虫宿主

**(三) 多项选择题**

1. 猪巨吻棘头虫的生活史阶段有 ( )

A. 虫卵 B. 棘头蚴 C. 棘头体 D. 感染性棘头体 E. 成虫

2. 猪巨吻棘头虫病的临床症状有 ( )

A. 消化不良 B. 腹痛 C. 头痛 D. 腰痛 E. 贫血

3. 猪巨吻棘头虫病的防治措施有 ( )

A. 加强卫生宣传,教育儿童不捕食甲虫 B. 提倡圈养猪,用熟食喂养 C. 治疗患者 D. 防止肠穿孔并发症 E. 加强粪便管理

**(四) 问答题**

1. 猪巨吻棘头虫生活史中哪些时期可以感染人?经什么途径感染?

2. 如何预防猪巨吻棘头虫感染?

3. 猪巨吻棘头虫的生活史中有哪些时期?

## 三、试题答案

**(一) 填空题**

1. 棘头体 感染性棘头体 2. 猪 野猪 3. 钩 肠黏膜

**(二) 单项选择题**

1. A 2. A 3. D

**(三) 多项选择题**

1. ABCDE 2. ABE 3. ABCD

**(四) 问答题**

1. 感染性棘头体可以感染人。人误食含有感染性棘头体的甲虫而感染。

2. 见内容提要。

3. 猪巨吻棘头虫的生活史中有虫卵、棘头蚴、棘头体、感染性棘头体、成虫 5 个时期。

(何敏懿)

# 第二十二章

# 医 学 原 虫

## 一、内容提要

原虫是存在于自然界的单细胞低等动物，其种类繁多，分布广泛，大多数营自由生活，少数营寄生生活。能寄生于人体的原虫称为医学原虫。根据运动细胞器的有无和类型可将医学原虫分叶足虫、鞭毛虫、孢子虫和纤毛虫。叶足虫以伪足为运动细胞器，生活史中有滋养体和包囊两期，对人致病的虫种主要为痢疾阿米巴，耐格里属阿米巴和棘阿米巴属偶尔侵入人体，引起疾病。痢疾阿米巴寄生于人体结肠，感染阶段为四核包囊，经口进入人体，生活史的基本过程为包囊→小滋养体→包囊。进入人体的四核包囊，在结肠内转变为小滋养体而定居、增殖，当宿主免疫力下降时，小滋养体转变为大滋养体而致病，引起肠阿米巴病和肠外阿米巴病。病原学检查应根据病型及病程采取标本，从标本中检出滋养体和包囊即可确诊。耐格里属阿米巴主要通过接触污染的水体或在游泳池中游泳而感染，感染者多为青年，引起原发性阿米巴脑膜脑炎。棘阿米巴属能通过多途径进入人体，感染者多为老年人和免疫力低下的人群。鞭毛虫以鞭毛为运动细胞器，寄生于人体的鞭毛虫主要有阴道滴虫、贾第虫及黑热病原虫。阴道滴虫主要寄生于女性阴道和尿道，感染阶段为滋养体，经接触传播，可引起滴虫性阴道炎和尿道炎。从阴道分泌物中检出滋养体即可确诊。黑热病原虫的感染阶段是前鞭毛体，以白蛉为传播媒介，在人体以无鞭毛体的形式寄生于单核细胞内，可致巨噬细胞大量破坏和增生，导致患者出现肝脾淋巴结肿大、贫血、出血及皮肤病变。贾第虫寄生于人体小肠，机体抵抗力下降时可引起腹泻和胆囊炎。孢子虫无明显的运动细胞器，生活史有世代交替现象，寄生于人体的致病虫种主要有疟原虫、弓形虫及微小隐孢子虫。疟原虫的感染阶段为子孢子，蚊为传播媒介，血中带有雌雄配子体的人是传染源，经蚊吸血叮咬而进入人体，生活史需在人和蚊两种宿主体内发育才能完成。人为中间宿主，蚊为终宿主，在人体内的发育又分红细胞外期和红细胞内期，红外期的发育为临床症状的潜伏期和复发期，红内期的发育则为临床症状的发作期。病原学检查从外周血中检出疟原虫即可确诊。防治原则采取普查普治现症患者及休止期抗复发治疗，预防采用服药及防蚊灭蚊等综合性防治措施。弓形虫需在人和猫科动物两种宿主体内发育，其感染虫期较复杂，可引起先天性和获得弓形虫病。微小隐孢子虫为机会性的寄生虫，在机体抵抗力低下时致病，引起隐孢子虫病，主要表现为腹泻。结肠小袋纤毛虫仅需在人或猪一个宿主体内发育，滋养体为致病虫期，感染人体后可致痢疾样病变。

## 二、试题

### （一）名词解释

1. 原虫　2. 医学原虫　3. 阿米巴运动　4. 滋养体　5. 包囊　6. 阴道自净作用　7. 红细胞外期　8. 红细胞内期　9. 疟疾发作　10. 疟疾复发　11. 疟疾再燃　12. 凶险型疟疾

**(二) 填空题**

1. 痢疾阿米巴的形态包括________和________。
2. 痢疾阿米巴的感染阶段为________,经________感染。
3. 当宿主胃肠功能紊乱及肠道菌群失调时,小滋养体借助________运动和分泌________,侵入肠壁,转变为大滋养体。
4. 痢疾阿米巴寄生于人体________,包囊随________排出体外。
5. 痢疾阿米巴的感染方式是________,致病阶段是________。
6. 痢疾阿米巴的临床表现有________病和________病。
7. 耐格里属阿米巴主要通过________或________而感染。
8. 棘阿米巴病多见于________及________的人群。
9. 阴道滴虫仅有________期,其形态呈________形。
10. 阴道滴虫主要寄生于人体的________和________。
11. 阴道滴虫经________或________接触而传播。
12. 阴道滴虫的滋养体既是________阶段,又是________阶段。
13. 贾第虫的感染阶段为________,经________侵入人体。
14. 贾第虫主要寄生于人体________和________。
15. 贾第虫引起________病,主要表现为________。
16. 贾第虫引起的疾病多发生于________和________。
17. 阴道滴虫常采取________标本进行检查,在其中查到________即可确诊。
18. 黑热病原虫主要寄生于人体的________细胞内,引起________病。
19. 黑热病原虫的传播媒介为________,经________而传播。
20. 黑热病原虫寄生于人体的时期是________,其感染阶段是________。
21. 黑热病原虫需要在________和________体内发育,才能完成生活史。
22. 寄生于人体的疟原虫有________种,在我国常见的虫种为________疟原虫。
23. 疟原虫的生活史中,________是中间宿主,________是终宿主。
24. 疟原虫在人体内的发育阶段包括________和________。
25. 疟原虫的传播媒介为________,感染阶段为________。
26. 疟原虫经________侵入人体,寄生于人体的________细胞中。
27. 血中带有________的人是疟原虫的传染源,故________可感染疟原虫病。
28. 疟疾的发作具有________性,是由________所致。
29. 迟发型子孢子存在于人体________细胞内,它可引起________。
30. 诊断疟疾常采取________血或________血检查疟原虫。
31. 恶性疟原虫和三日疟原虫无________型子孢子,故不能引起疟疾的________。
32. 疟疾的防治措施有________治疗、________治疗。
33. 疟疾的检查方法常用________法和________法。
34. 弓形虫主要经________感染,寄生于人体的________细胞内。
35. 弓形虫的中间宿主为________,终宿主为________。
36. 弓形虫感染人体后,多数人表现为________,少数人引起________。
37. 弓形虫病包括________病和________病两种。
38. 寄生于人体组织细胞内的弓形虫,急性期形成________,慢性期形成________。

39. 隐孢子虫经________感染，主要引起________。

40. 结肠小袋纤毛虫经________感染，寄生于人体________。

41. 结肠小袋纤毛虫感染人体后，多数感染者呈________，重度感染者表现为________。

42. 典型阿米巴痢疾粪便的特点为________和________。

43. 在生活史中有滋养体和包囊阶段的原虫有________和________。

**（三）单项选择题**

1. 痢疾阿米巴的致病阶段是 （　）

A. 小滋养体 B. 大滋养体 C. 包囊 D. 四核包囊 E. 大滋体＋小滋养体

2. 痢疾阿米巴生活史的基本过程是 （　）

A. 包囊→小滋养体→包囊 B. 包囊→大滋体→包囊 C. 小滋养体→大滋养体→包囊 D. 小滋养体→包囊→小滋养体 E. 大滋养体→包囊→小滋养体

3. 痢疾阿米巴的感染方式是 （　）

A. 误食含四核包囊的食物、水等 B. 误食含大滋养体的食物 C. 误食含小滋养体的食物 D. 误食急性期患者粪便污染的食物 E. 误食慢性期患者粪便污染的食物

4. 最常见的肠外阿米巴病是 （　）

A. 脑脓肿 B. 肺脓肿 C. 肝脓肿 D. 脾脓肿 E. 皮肤脓肿

5. 痢疾阿米巴的主要传染源是 （　）

A. 阿米巴脓肿患者 B. 保虫宿主 C. 无症状带虫者 D. 慢性阿米巴结肠炎患者 E. 急性阿米巴痢疾患者

6. 阿米巴痢疾的确诊依据是 （　）

A. 脓血便并查见红细胞 B. 用灭滴灵治疗有效 C. 粪便中查见痢疾阿米巴大滋养体 D. 血中白细胞增高 E. 肠镜发现结肠黏膜有溃疡

7. 以滋养体为唯一感染阶段的原虫是 （　）

A. 痢疾阿米巴 B. 疟原虫 C. 阴道滴虫 D. 贾第虫 E. 弓形虫

8. 急性期阿米巴痢疾的检查方法是 （　）

A. 碘液染色法查包囊 B. 粪便涂片法查大滋养体 C. 组织切片查大滋养体 D. 免疫学试验查抗体 E. 乙状结肠镜检查大滋养体

9. 痢疾阿米巴在人体内的两种基本形态是 （　）

A. 大、小滋养体 B. 大、小配子体 C. 包囊与裂殖体 D. 合子、囊合子 E. 滋养体与包囊

10. 阿米巴肝脓肿的脓液中可查到的虫体是 （　）

A. 单核包囊 B. 小滋养体 C. 大滋养体 D. 四核包囊 E. 以上均不是

11. 阴道滴虫的感染方式是 （　）

A. 经口感染 B. 经接触感染 C. 经呼吸道感染 D. 经媒介昆虫感染 E. 经胎盘感染

12. 阴道滴虫的致病原因是 （　）

A. 消耗糖原 B. 分泌毒素 C. 直接破坏阴道壁 D. 引起超敏反应 E. 乳酸杆菌被杀死

13. 阴道滴虫的主要寄生部位是 （　）

A. 女性阴道和泌尿道 B. 阴道后穹窿 C. 女性生殖道、泌尿道 D. 女性泌尿道和男

性泌尿生殖道 E. 男性泌尿生殖道

14. 阴道滴虫生长繁殖的适宜 pH 是 ( )

A. ＜3.8 B. 3.8～4.4 C. ＞4.4 D. 5.5 E. 7.2～7.6

15. 生活史中没有包囊阶段的原虫是 ( )

A. 结肠阿米巴 B. 痢疾阿米巴 C. 弓形虫 D. 蓝氏贾第鞭毛虫 E. 阴道毛滴虫

16. 通过接触污染的水体或在游泳池中游泳而感染的原虫是 ( )

A. 疟原虫 B. 耐格里属阿米巴 C. 黑热病原虫 D. 弓形虫 E. 以上均不是

17. 能通过多途径进入人体的原虫是 ( )

A. 棘阿米巴 B. 疟原虫 C. 阴道毛滴虫 D. 痢疾阿米巴 E. 结肠内阿米巴

18. 蓝氏贾第鞭毛虫的感染阶段是 ( )

A. 一核包囊 B. 二核包囊 C. 滋养体 D. 四核包囊 E. 囊蚴

19. 无明显运动细胞器的原虫是 ( )

A. 痢疾阿米巴 B. 结肠内阿米巴 C. 阴道毛滴虫 D. 疟原虫 E. 结肠小袋纤毛虫

20. 痢疾阿米巴的好发部位是 ( )

A. 小肠上段 B. 小肠下段 C. 肝脏 D. 肺 E. 回盲部、乙状结肠

21. 蓝氏贾第鞭毛虫主要引起人体的临床表现是 ( )

A. 胃肠功能紊乱 B. 肠道菌群失调 C. 腹泻 D. 腹痛 E. 腹胀

22. 贾第虫主要寄生于人体的部位是 ( )

A. 大肠 B. 小肠 C. 肺 D. 肾 E. 肝

23. 贾第虫生活史的基本方式是 ( )

A. 滋养体 B. 包囊 C. 滋养体＋包囊 D. 大滋养体 E. 小滋养体

24. 已婚妇女滴虫性阴道炎检查的取材部位是 ( )

A. 尿道 B. 宫颈 C. 阴道后穹窿 D. 阴道前穹窿 E. 阴道口

25. 黑热病原虫的传播媒介是 ( )

A. 白蛉 B. 按蚊 C. 伊蚊 D. 蝇 E. 蜱

26. 黑热病原虫寄生于人体的时期是 ( )

A. 前鞭毛体 B. 无鞭毛体 C. 配子体 D. 裂殖体 E. 囊合子

27. 黑热病原虫寄生于人体的细胞是 ( )

A. 中性粒细胞 B. 红细胞 C. 巨噬细胞 D. 淋巴细胞 E. 血小板

28. 黑热病原虫的前鞭毛体寄生的部位是 ( )

A. 人体巨噬细胞 B. 人体白细胞 C. 人体红细胞 D. 白蛉口腔内 E. 白蛉胃内

29. 黑热病贫血的主要原因是 ( )

A. 脾功能亢进 B. 骨髓造血功能被抑制 C. 免疫抑制作用 D. 原虫毒素作用 E. 原虫破坏红细胞

30. 生活史中需要两个宿主才能完成的原虫是 ( )

A. 痢疾阿米巴 B. 黑热病原虫 C. 阴道毛滴虫 D. 贾第虫 E. 以上均不是

31. 贾第虫的致病阶段是 ( )

A. 包囊 B. 滋养体 C. 成熟包囊 D. 配子体 E. 裂殖体

32. 疟原虫生活史中不在人体内发育的阶段是 ( )

A. 环状体 B. 大滋养体 C. 囊合子 D. 配子体 E. 成熟裂殖体

33. 黑热病原虫可大量破坏人体的细胞是 ( )
A. 红细胞 B. 中性粒细胞 C. 巨噬细胞 D. 淋巴细胞 E. 血小板
34. 引起疟疾复发的虫期是 ( )
A. 裂殖体 B. 环状体 C. 速发型子孢子 D. 配子体 E. 迟发型子孢子
35. 作为疟疾的传染源,其血中带有的疟原虫虫期是 ( )
A. 配子体 B. 环状体 C. 裂殖体 D. 大滋养体 E. 裂殖子
36. 疟原虫的感染阶段是 ( )
A. 包囊 B. 子孢子 C. 小滋养体 D. 大滋养体 E. 以上均不是
37. 疟疾的感染方式是 ( )
A. 经接触感染 B. 经口感染 C. 经呼吸道感染 D. 经媒介昆虫感染 E. 经黏膜感染
38. 引起疟疾发作的时期是 ( )
A. 子孢子侵入肝细胞时期 B. 配子体形成时期 C. 肝细胞破裂释放裂殖子时期 D. 红细胞破裂释放裂殖子时期 E. 裂殖子侵入红细胞时期
39. 疟原虫感染蚊的阶段是 ( )
A. 子孢子 B. 雌雄配子体 C. 裂殖体 D. 滋养体 E. 成熟裂殖体
40. 疟原虫红细胞内期裂体增殖的过程是 ( )
A. 子孢子→裂殖体 B. 裂殖体→配子体 C. 子孢子→小滋养体 D. 小滋养体→未成熟裂殖体 E. 小滋养体→大滋养体→裂殖体
41. 疟疾发作时在患者血中最易发现的虫期是 ( )
A. 晚期滋养体 B. 环状体 C. 配子体 D. 未成熟裂殖体 E. 成熟裂殖体
42. 疟原虫有性生殖阶段完成的部位是 ( )
A. 蚊体内 B. 人体红细胞内 C. 人体肝细胞内 D. 人体脾脏内 E. 人体骨髓内
43. 疟疾发作的典型症状是 ( )
A. 发冷、发热、出汗退热 B. 发热、发冷、出汗退热 C. 出汗、发热发冷 D. 发热、出汗、发冷 E. 发冷、出汗、发热
44. 间日疟原虫在人体内的发育时期正确的是 ( )
A. 红细胞内期及前期 B. 红细胞前期及后期 C. 红细胞外期及前期 D. 红细胞后期及前期 E. 红细胞外期及内期
45. 由按蚊传播的原虫是 ( )
A. 黑热病原虫 B. 阴道毛滴虫 C. 疟原虫 D. 贾第虫 E. 痢疾阿米巴
46. 带虫免疫见于的寄生虫是 ( )
A. 阴道毛滴虫 B. 痢疾阿米巴 C. 疟原虫 D. 黑热病原虫 E. 蛔虫
47. 间日疟原虫典型症状发作的间隔时间是 ( )
A. 72 h B. 36 h C. 24 h D. 48 h E. 12 h
48. 疟疾复发的根源是 ( )
A. 大量裂殖体的形成与释放 B. 蚊体内形成大量子孢子 C. 迟发型子孢子的发育增殖 D. 速发型子孢子的发育增殖 E. 配子体的形成
49. 疟疾再燃的原因是 ( )
A. 肝细胞内的原虫再次侵入红细胞 B. 再次感染疟原虫 C. 红细胞内原虫未被完全

消灭 D. 速发型子孢子引起 E. 迟发型子孢子引起

50. 诊断疟疾最可靠的方法是 （ ）

A. 厚、薄血膜法 B. 鲜血片法 C. 间接血凝试验 D. 间接荧光抗体试验 E. 酶联免疫吸附试验

51. 人感染疟疾后的免疫特点是 （ ）

A. 可产生持久的免疫力 B. 原虫在人体红细胞内可无限制繁殖 C. 没有免疫力，不经治疗不能自愈 D. 有原虫存在时对同种同株原虫有预防再感染的抵抗力 E. 以上均不是

52. 人可作为弓形虫宿主的类别是 （ ）

A. 终宿主 B. 中间宿主 C. 保虫宿主 D. 转续宿主 E. 以上均不是

53. 弓形虫的终宿主是 （ ）

A. 犬 B. 人 C. 猫 D. 猪 E. 鸡

54. 人弓形虫病最重要的传染源是 （ ）

A. 隐性感染者 B. 病畜 C. 患者 D. 患者及病畜 E. 以上均不是

55. 引起胎儿早产或死产的常见原虫是 （ ）

A. 疟原虫 B. 弓形虫 C. 痢疾阿米巴 D. 黑热病原虫 E. 贾第虫

56. 人弓形虫病多见的临床类型是 （ ）

A. 显性感染 B. 胎儿畸形 C. 隐性感染 D. 弓形虫肝病 E. 弓形虫脑病

57. 获得性弓形虫病的感染方式是 （ ）

A. 经皮肤黏膜感染 B. 经口感染 C. 经呼吸道感染 D. 接触感染 E. 注射感染

58. 血液检查可能找到的寄生虫是 （ ）

A. 疟原虫、蛔虫卵 B. 丝虫微丝蚴、血吸虫尾蚴 C. 疟原虫、血吸虫尾蚴 D. 疟原虫、丝虫微丝蚴 E. 丝虫微丝蚴、蛔虫卵

59. 间日疟原虫所寄生的红细胞变化是 （ ）

A. 显著增大 B. 正常 C. 缩小 D. 边缘不规则 E. 以上均不是

60. 蚊体内存在的可感染人体的疟原虫虫期是 （ ）

A. 动合子 B. 囊合子 C. 合子 D. 雌雄配子体 E. 子孢子

**（四）多项选择题**

1. 原虫的运动细胞器有 （ ）

A. 胞口 B. 伪足 C. 鞭毛 D. 纤毛 E. 线粒体

2. 原虫的生殖方式有 （ ）

A. 二分裂繁殖 B. 孢子生殖 C. 接合生殖 D. 配子生殖 E. 出芽生殖

3. 痢疾阿米巴可寄生的部位有 （ ）

A. 肺 B. 肝 C. 脑 D. 结肠 E. 皮肤

4. 痢疾阿米巴大滋养体的形态特点有 （ ）

A. 内质含红细胞 B. 内外质界线不清 C. 内外质分明 D. 运动活泼有方向性 E. 内质含细菌

5. 可寄生于人体肝、肺、脑的寄生虫有 （ ）

A. 弓形虫 B. 痢疾阿米巴 C. 日本血吸虫 D. 猪囊虫 E. 贾第虫

6. 痢疾阿米巴的致病因素有 （ ）

A. 吞噬红细胞 B. 伪足运动 C. 分泌抗凝素 D. 分泌肠毒素 E. 分泌蛋白水解酶

7. 细胞内寄生的原虫有 ( )
A. 贾第虫 B. 弓形虫 C. 疟原虫 D. 黑热病原虫 E. 痢疾阿米巴
8. 消化道寄生的原虫有 ( )
A. 阴道滴虫 B. 疟原虫 C. 痢疾阿米巴 D. 弓形虫 E. 贾第虫
9. 能侵入脑组织或脑血管的原虫有 ( )
A. 黑热病原虫 B. 痢疾阿米巴 C. 弓形虫 D. 贾第虫 E. 疟原虫
10. 不需要更换宿主又不需要在外界发育即可完成生活史的寄生虫有 ( )
A. 钩虫 B. 丝虫 C. 阴道毛滴虫 D. 疟原虫 E. 旋毛虫
11. 阴道滴虫的感染方式有 ( )
A. 经口感染 B. 从皮肤穿入 C. 直接接触感染 D. 经蚊传播 E. 间接接触感染
12. 引起腹泻的寄生虫有 ( )
A. 结肠小袋纤毛虫 B. 旋毛虫 C. 疟原虫 D. 贾第虫 E. 痢疾阿米巴
13. 能经胎盘感染的寄生虫有 ( )
A. 弓形虫 B. 钩虫 C. 旋毛虫 D. 阴道毛滴虫 E. 疟原虫
14. 蓝氏贾弟鞭毛虫的寄生部位有 ( )
A. 小肠 B. 大肠 C. 阴道 D. 胆囊 E. 口腔
15. 疟原虫引起的贫血原因有 ( )
A. 红细胞被疟原虫破坏 B. 脾功能亢进 C. 免疫病理损伤 D. 骨髓造血功能受抑制 E. 巨噬细胞增生
16. 弓形虫的感染阶段有 ( )
A. 包囊 B. 卵囊 C. 假包囊 D. 滋养体 E. 配子体
17. 黑热病原虫的传染源有 ( )
A. 病犬 B. 病牛 C. 病猪 D. 患者 E. 病猫
18. 人感染疟原虫的方式有 ( )
A. 输血 B. 伤口 C. 跳蚤叮咬 D. 虱叮咬 E. 按蚊叮咬
19. 引起疟疾发作的物质有 ( )
A. 配子体 B. 裂殖子 C. 变性的血红蛋白 D. 红细胞碎片 E. 疟原虫的代谢产物
20. 以血为检材可查见的寄生虫有 ( )
A. 弓形虫 B. 微丝蚴 C. 间日疟原虫 D. 痢疾阿米巴 E. 恶性疟原虫
21. 黑热病原虫主要寄生于人体的部位有 ( )
A. 肝 B. 脾 C. 淋巴结 D. 骨髓 E. 肾
22. 疟疾的防治措施有 ( )
A. 治疗患者 B. 注意饮食卫生 C. 预防服药 D. 防蚊灭蚊 E. 管理好粪便
23. 肝脾肿大时应考虑的寄生虫病有 ( )
A. 弓形虫病 B. 疟疾 C. 黑热病 D. 血吸虫病 E. 阿米巴肝脓肿
24. 阴道滴虫的寄生部位有 ( )
A. 阴道 B. 口腔 C. 前列腺 D. 尿道 E. 小肠
25. 用十二指肠引流可查到的寄生虫有 ( )
A. 姜片虫 B. 疟原虫 C. 肝吸虫 D. 贾第虫 E. 黑热病原虫
26. 下列组合正确的有 ( )

A. 白蛉与黑热病有关 B. 蚊与疟疾有关 C. 猫与弓形虫有关 D. 蝇与痢疾阿米巴有关 E. 蝇与贾第虫病有关

27. 肠外阿米巴病多发部位有 （ ）

A. 肝 B. 脾 C. 脑 D. 肺 E. 心包

28. 疟疾和血吸虫病均可引起的病变有 （ ）

A. 发热 B. 肾脏损伤 C. 肠壁溃疡 D. 脑损伤 E. 嗜酸性粒细胞增高

**（五）问答题**

1. 疑为痢疾阿米巴患者，采集粪便送检时，应注意哪些事项？如何区别阿米巴痢疾与细菌性痢疾？

2. 为什么急性阿米巴痢疾的患者不是传染源，而带虫者才是重要的传染源？

3. 某患者因急性腹泻而入院，应考虑为何种寄生性的原虫病？如何诊断？

4. 阴道毛滴虫寄生丁人体何处？有什么危害？本病是通过什么方式传播？应采取哪些防治措施？

5. 黑热病怎样在人群中传播？有什么致病作用？

6. 贾第虫的感染阶段是什么？经何途径感染人体？有什么致病作用？

7. 弓形虫有哪些感染阶段？主要经什么方式感染人体？引起什么疾病？

8. 为什么养猫等宠物有感染弓形虫的危险？

9. 哪些寄生虫病的临床表现有贫血？原因是什么？

10. 疟疾发作的主要原因是什么？为什么发作具有周期性？疟疾的再燃与复发有何不同？

11. 检查疟原虫时，为什么常将厚薄血片制作在同一张玻片上？

12. 经蚊传播和因输血传播的疟原虫在人体内的发育有什么不同？

13. 血液检查主要可诊断何种寄生性的原虫病？其诊断依据是什么？采血时应注意什么？

14. 我国能寄生人体的鞭毛虫主要有几种？作病原学诊断时，最常采用什么方法来检查什么时期的病原体？

15. 痢疾阿米巴的致病阶段是什么？经什么方式进入人体？引起哪些疾病？

16. 何谓凶险型疟疾？发生机制是什么？

17. 疟疾的流行与哪些因素有关？防治措施是什么？

18. 为什么妊娠期、月经后期和患妇科病时滴虫性阴道炎的发病率较高？

19. 采取什么标本和方法检查疟原虫？

20. 简述间日疟原虫的生活史。

## 三、试题答案

**（一）名词解释（略）**

**（二）填空题**

1. 滋养体 包囊 2. 四核包囊 口 3. 伪足 溶组织酶 4. 结肠 粪便 5. 食入四核包囊污染的食物及水等 大滋养体 6. 肠阿米巴 肠外阿米巴 7. 接触污染的水体 游泳池中游泳 8. 年老体弱免疫力低下 9. 滋养体 梨 10. 阴道 尿道 11. 直接 间接 12. 感染 致病 13. 四核包囊 口 14. 小肠 胆囊 15. 蓝氏贾第鞭毛虫 腹泻 16. 儿童 旅游者 17. 阴道分泌物和尿液沉淀物 滋养体 18. 巨噬 黑热 19. 白蛉 白蛉吸血 20. 无鞭毛体 前鞭毛体 21. 白蛉 人 22. 4 间日 23. 人 蚊 24. 红细胞外期 红细胞内期 25. 蚊 子孢子 26. 蚊吸血 肝细胞及红 27. 雌雄配子体 输血 28. 周期 红细胞内期的裂体增殖 29. 肝 疟疾的复发 30. 耳垂 指尖 31. 迟发 复发 32. 现症患者 休止期患者及带虫者 33. 薄血膜涂片 厚血膜涂片 34. 口 有核 35. 人及哺乳动物 猫 36. 隐

性感染　弓形虫病　37. 先天性弓形虫　获得性弓形虫　38. 假包囊　包囊　39. 口　腹泻　40. 口　结肠内　41. 隐性感染　腹泻　42. 果酱色脓血便　有腥臭味 43. 痢疾阿米巴　蓝氏贾第鞭毛虫

（三）单项选择题

1. B　2. A　3. A　4. C　5. C　6. C　7. C　8. B　9. E　10. C　11. B　12. A　13. A　14. E　15. E　16. B　17. A　18. D　19. D　20. E　21. C　22. B　23. C　24. C　25. A　26. B　27. C　28. E　29. A　30. B　31. B　32. C　33. C　34. E　35. A　36. B　37. D　38. D　39. B　40. E　41. B　42. A　43. A　44. E　45. C　46. C　47. D　48. C　49. C　50. A　51. D　52. B　53. C　54. A　55. B　56. C　57. B　58. D　59. A　60. E

（四）多项选择题

1. BCD　2. ABCDE　3. ABCD　4. ACD　5. ABD　6. ABDE　7. BCD　8. CE　9. BCE　10. CE　11. CE　12. ABDE　13. AE　14. AD　15. ABCD　16. ABCD　17. AD　18. AE　19. BCDE　20. BCE　21. ABCD　22. ACD　23. ABCDE　24. ACD　25. CD　26. ABCDE　27. ACD　28. ABD

（五）问答题(要点)

1. (1) 应注意:①粪便要新鲜;②采集后立即送检;③盛放标本容器要洗净;④冬季注意保温;⑤尽量挑取黏液、脓血部位检查。

(2) 两者的区别在于:①病原体不同;②病变部位不同;③临床表现不同;④并发症不同。

2. 急性期患者多排出大滋养体,对外界抵抗力弱,易变形、死亡且无传染性。而带虫者主要排出的是包囊,具有传染性。

3. 可致急性腹泻的有:痢疾阿米巴、贾第虫、隐孢子虫、结肠小袋纤毛虫。诊断方法:①粪便直接涂片查滋养体;②粪便或肠黏膜刮取物作涂片染色查卵囊;③采用活组织检查滋养体。

4. 阴道滴虫寄生于妇女阴道、尿道、男性尿道及前列腺,引起阴道炎、尿道炎及前列腺炎。通过直接或间接接触而传播。采取综合性防治措施,注意个人及公共卫生,普查普治患者及带虫者。

5. 通过白蛉吸血而传播。寄生于人体肝、脾、骨髓、淋巴结的巨噬细胞内,裂体增殖引起巨噬细胞破裂,通过反复增殖引起肝、脾、淋巴结肿大,肝功能受损,脾功能亢进,表现为发热、贫血、鼻衄等多种临床表现,易合并多种感染。

6. 感染阶段为四核包囊。经口进入人体。寄生于小肠的贾第虫引起腹痛、腹泻、发热及呕吐等症状。寄生于胆道的贾第虫引起胆囊炎和胆管炎。

7. 感染阶段有卵囊、包囊、假包囊。经口进入人体。引起先天性弓形虫病和获得性弓形虫病,后者多表现为隐性感染。

8. 猫为弓形虫的终宿主,又是其中间宿主,若卵囊、包囊或假包囊被猫吞食后,其中的子孢子、缓殖子、速殖子增殖发育为雌、雄配子体,再经配子增殖发育为卵囊,卵囊随粪便排出,经 2～4 天发育为感染性卵囊,极易被人感染。

9. ①钩虫:成虫以血液为食,钩齿或板齿损伤肠黏膜,分泌抗凝素,更换吸血部位。②鞭虫:虫体损伤肠黏膜,分泌物刺激作用引起肠壁损伤出血。③姜片虫:虫体损伤肠黏膜。④日本血吸虫:成虫大量摄取红细胞。⑤猪带绦虫、牛带绦虫:头节及体表微绒毛对肠黏膜的损伤。⑥疟原虫:虫体在红细胞内寄生、破坏红细胞。⑦黑热病原虫:脾功能亢进。

10. 疟疾发作的主要原因是由于疟原虫在红细胞内大量增殖所致。发作的周期性与疟原虫在红细胞内的发育时间有关。再燃是在初发停止后,由于残存的红内期原虫再次大量增殖而引起的发作,其临床间隔时间较短;复发则是由肝细胞内迟发型子孢子经过休眠后侵入红细胞内增殖引起,其临床间隔时间较再燃长。

11. 薄血膜血量少,红细胞不重叠,疟原虫形态易于辨认且能鉴定种类,但易漏检;厚血膜血量多,原虫集中易发现,但由于红细胞被溶解破坏,原虫形态可皱缩、拉断、变形,不易辨认,也不易鉴别虫种。因此,临床上常在同一玻片不同部位制作厚薄血膜,这样即可缩短时间,又可提高检出率。

12. 经蚊传播的疟原虫在人体内经过红细胞外期与红细胞内期两个阶段的发育;经输血传播的疟原虫,在人体内没有红细胞外期的发育,只有红细胞内期的发育。

13. 主要为疟疾。确诊依据为血液涂片中查见红内期各期疟原虫。应注意采血时间：间日疟宜在发作数小时至10余小时采血，恶性疟宜在发作时采血。

14. ①阴道滴虫：可取阴道分泌物或尿液等离心沉淀物作生理盐水涂片检查有无活动的滋养体，或用涂片染色及培养法诊断。②贾第虫：可取稀便作直接涂片查活滋养体或取成形便作碘液涂片查包囊。③黑热病原虫：常用骨髓、淋巴结穿刺液涂片染色镜检无鞭毛体。

15. 致病阶段为大滋养体。经口进入人体。引起阿米巴痢疾、阿米巴肝脓肿、肺脓肿、脑脓肿等。

16. 恶性疟患者可出现一些凶险症状，如脑型疟出现昏迷，病情凶险，病死率高。发生机制可能为被疟原虫寄生的红细胞与脑微血管内皮细胞发生粘连，引起脑血管阻塞，导致脑细胞缺氧坏死有关。

17. 疟疾流行与传染源的存在、适宜的传播途径、大量的易感人群存在有关。防治措施包括治疗现疟患者和抗复发治疗、预防服药、防蚊灭蚊。

18. 阴道局部生理状况发生改变，抵抗力下降，有利于阴道滴虫的寄生，而阴道滴虫的寄生和大量繁殖，消耗了阴道上皮细胞内的糖原，妨碍了乳酸杆菌的酵解，使阴道内的pH变为中性或碱性，使阴道滴虫大量繁殖而引起滴虫性阴道炎。

19. 采取耳垂血或指尖血作涂片，经姬氏或瑞氏染色后镜检。

20. 分为人体内的无性生殖和蚊体内的有性生殖阶段。感染阶段子孢子，由雌性按蚊传播，感染方式主要为经蚊叮咬子孢子注入人体，人体内寄生于肝细胞和红细胞内，肝细胞内的发育即红细胞外期为临床症状的潜伏期和疾病的复发期，红细胞内的发育即红细胞内期则为引起临床症状的发作期。

（李秀丽）

# 第二十三章
# 医学节肢动物

## 第一节 概 述

### 一、内容提要

医学节肢动物指的是能通过骚扰、刺螫、吸血、寄生和传播病原生物等方式危害人类健康的节肢动物。能传播疾病的医学节肢动物称病媒节肢动物，又称传播媒介。由病媒节肢动物所传播的疾病称为虫媒病。

医学节肢动物的特征是：①虫体左右对称、分节；②每一体节或部分体节有成对且分节的附肢；③体壁由坚韧的外骨骼组成。医学节肢动物包括昆虫纲、蛛形纲、唇足纲、甲壳纲和倍足纲5个纲，其中昆虫纲和蛛形纲与人类疾病关系最密切。

医学节肢动物对人体的危害有直接危害与间接危害。直接危害指医学节肢动物本身对人体的危害或致病性。直接危害的方式有骚扰和吸血、毒性物质损害、寄生与侵害和致敏作用。间接危害指通过携带病原生物传播疾病，其主要传播方式如下。①机械性传播：是医学节肢动物通过携带、输送等机械性作用，使病原体在人与人之间、人与动物之间或污染物与宿主之间传播而引起疾病的方式。存在于医学节肢动物体内的病原体的形态和数量均不发生变化。②生物性传播：病原体必须在相应种类的医学节肢动物体内经过生长、发育和（或）繁殖后，才能通过一定方式侵入人体的传播方式。根据病原体在医学节肢动物体内发育和繁殖的情况，可将病原体与医学节肢动物媒介的关系分为发育式、增殖式、发育繁殖式、经卵传递式。

昆虫在胚后发育过程中，其形态、内部结构、生理功能、生活习性和行为本能等方面一系列变化的总和称为变态。医学昆虫的变态主要表现为全变态和渐变态。

医学节肢动物的防制应从媒介、生态环境和社会条件的整体观点出发，采取综合治理的方法。具体方法为环境治理、物理防制、化学防制、生物防制、遗传防制和法规防制。

### 二、试题

#### （一）名词解释

1. 医学节肢动物　2. 虫媒病　3. 生态　4. 变态　5. 全变态　6. 渐变态　7. 机械性传播　8. 生物性传播

#### （二）填空题

1. 医学节肢动物对人类的直接危害方式包括骚扰和吸血、________、________和致敏作用4个方面。

2. 医学节肢动物对人类的间接危害方式包括发育式、增殖式、________和________4种。

3. 在医学节肢动物中，以________纲、________纲与人类的关系最密切。

4. 医学节肢动物对人类的危害包括________和________两大类。

5. 医学昆虫的变态主要表现为________和________两类。

6. 医学节肢动物传播疾病的方式包括________和________两种。

7. 医学节肢动物在机械性传播方式中，其所带的病原体在________和________方面均不发生变化。

**(三) 单项选择题**

1. 医学节肢动物对人类最主要的危害是　（　）

A. 寄生　B. 吸血　C. 骚扰　D. 传播疾病　E. 引起超敏反应

2. 下列医学节肢动物中，属于渐变态的是　（　）

A. 蚊　B. 蝇　C. 蚤　D. 虱　E. 以上均是

3. 下列医学节肢动物中，以机械性传播疾病为主的是　（　）

A. 蚊　B. 蝇　C. 蚤　D. 虱　E. 蜱

4. 医学节肢动物对人间接危害的方式是　（　）

A. 寄生侵害　B. 吸血骚扰　C. 毒性损害　D. 传播疾病　E. 致敏作用

5. 对医学节肢动物的防制措施是　（　）

A. 环境治理　B. 物理防制　C. 化学防制　D. 生物防制　E. 以上均是

**(四) 多项选择题**

1. 下列医学节肢动物中，以生物性传播病原体为主的有　（　）

A. 蚊　B. 蝇　C. 蚤　D. 虱　E. 蜱

2. 下列医学节肢动物中，属于全变态的有　（　）

A. 蚊　B. 蝇　C. 蚤　D. 虱　E. 蜱

3. 医学节肢动物的直接危害的方式有　（　）

A. 寄生致病　B. 吸血　C. 骚扰　D. 传播疾病　E. 引起超敏反应

4. 下列医学节肢动物中，幼虫可以寄生于人体内的有　（　）

A. 某些蝇类　B. 疥螨　C. 蚤　D. 虱　E. 蠕形螨

5. 对医学节肢动物的防制措施有　（　）

A. 环境治理　B. 物理防制　C. 化学防制　D. 生物防制　E. 遗传防制

6. 生物性传播的形式有　（　）

A. 发育式　B. 增殖式　C. 发育繁殖式　D. 经卵传递式　E. 吸血作用

**(五) 问答题**

1. 医学节肢动物的防制原则和方法有哪些？

2. 医学节肢动物对人体有哪些直接危害作用？

3. 医学节肢动物对人体的间接危害作用有哪些？

## 三、试题答案

**(一) 名词解释(略)**

**(二) 填空题**

1. 毒性物质损害　寄生与侵害　2. 发育繁殖式　经卵传递式　3. 昆虫纲　蛛形纲　4. 直接危害　间接危害　5. 全变态　渐变态　6. 直接危害　间接危害　7. 形态　数量

**（三）单项选择题**

1. D 2. D 3. B 4. D 5. E

**（四）多项选择题**

1. ACDE 2. ABC 3. ABCE 4. ABE 5. ABCDE 6. ABCD

**（五）问答题**

1. 人类防制医学节肢动物应该针对其生活史的关键环节，从媒介、生态环境和社会条件的整体观点出发，采取综合治理，具体方法包括环境治理、物理防制、化学防制、生物防制、遗传防制和法规防制。

2. 医学节肢动物对人体的直接危害作用有骚扰和吸血、毒性物质损害、寄生与侵害和致敏作用。

3. 医学节肢动物对人体的间接危害作用有机械性传播和生物性传播。生物性传播的方式有发育式、增殖式、发育繁殖式、经卵传递式。

（何敏懿）

# 第二节 常见的医学节肢动物

## 一、内容提要

蚊，主要通过吸血传播多种疾病，对人类危害很大。与疾病有关的蚊类有按蚊、库蚊、伊蚊3属。蚊为全变态发育，经卵、幼虫、蛹发育到成虫，成虫雌雄异体，雌蚊头部有细长针状的喙，为刺吸式口器，可刺吸人和动物的血液；雄蚊口器退化，不吸血。成蚊作为虫媒，可通过叮刺和吸血的方式传播疟疾、丝虫病、流行性乙型脑炎和登革热等。

蝇，是传播多种疾病的重要医学节肢动物，为全变态发育，包括卵、幼虫、蛹及成虫4个阶段。

蝇与传播疾病有关的结构、生活习性和孳生特点是：①全身被有鬃毛；②多数蝇类为舐吸式口器；③其唇瓣、爪和爪垫上密布黏毛可黏附和携带多种病原体；④杂食性，多孳生于富含有机质的粪便、垃圾、动植物腐败物及土壤中，且嗜食香甜食品、人与动物分泌排泄物及腐烂有机质；⑤边吃、边吐、边排便；⑥有趋光习性和随车船等远距离飞行迁移能力。蝇主要传播胃肠道传染病，造成疾病的流行。某些蝇类的幼虫还可引起胃、肠道、口腔、耳、鼻、喉、眼、泌尿生殖道、皮肤等处的蝇蛆病。

蚤，是一类小型吸血昆虫，无翅，善跳跃，为全变态发育。其宿主范围广泛，可寄生于兽类、鸟类、尤以鼠类为多。蚤类和传播疾病有关的习性是：①雌雄均能吸血，且边吸血边排便；②耐受饥饿能力很强，可耐饥饿10个月以上；③善跳跃，可在宿主和窝巢内自由生活；④对宿主体温敏感，当宿主因发病而体温升高或在死亡后体温降低时，蚤即离去另觅新的宿主。通过生物性传播方式传播鼠疫、地方性斑疹伤寒、微小膜壳绦虫病等。

虱，有人虱、耻阴虱，人虱又分为人头虱、人体虱。虱体背腹扁平，具有刺吸式口器，无翅。为渐变态发育，生活史分卵、若虫和成虫3阶段。虱若虫和成虫与传播疾病密切相关的习性是：①嗜吸人血，并有边吸血边排便的习性；②对温湿度敏感，当人体发热、出汗或死亡时即逃离另觅新的宿主。虱通过生物性传播方式传播流行性斑疹伤寒、虱媒回归热等。传播方式是：①粪内的病原体可经损伤的皮肤侵入人体；②被挤压碎的虱体内病原体也可经损伤的皮肤侵入人体；③被虱咬伤皮肤后，局部皮肤可出现瘙痒和丘疹，经搔破后病原体可感染人体；④耻阴虱可通过性接触传播病原体，是性传播疾病的虫媒。

蜱，为蛛形纲节肢动物，包括硬蜱、软蜱两大类。虫体椭圆形，有黄、淡灰、褐等色。表皮革质，体分颚体、躯体，颚体的螯肢具有锯齿样结构，是吸血时刺割及钩附宿主皮肤的重要器官。无翅，有足4对，硬蜱背部有盾板，软蜱无盾板。蜱为渐变态发育，幼虫、若虫和成虫3阶段，均可刺吸人和陆生哺乳类、鸟类、爬行类、两栖类等动物血液。硬蜱多在白天侵袭宿主，吸血时间可达数天；软蜱多在夜间侵袭宿主。对人体的危害是：①直接损害，通过刺螯、吸血、分泌毒素等引起局部皮肤充血、水肿、急性炎症反应及肌麻痹，严重者可致蜱瘫痪，致人死亡；②间接危害，生物性传播森林脑炎、新疆出血热、Q热、蜱回归热等。属于自然疫源性疾病的重要虫媒。

螨，属蛛形纲节肢动物。危害人体的螨有恙螨、疥螨、蠕形螨、尘螨。

恙螨，生活史发育有卵、前幼虫、幼虫、若蛹、若虫、成蛹及成虫7个阶段。恙螨可借宿主迁移、携带而播散。病原体可经卵传给下一代。对人体的危害：恙螨的幼虫为致病时期，主要通过生物性传播致恙虫热，并可引起流行。

疥螨，寄生于人和哺乳类动物皮肤表皮层内，引起疥疮。寄生于人体的虫种为人疥螨。疥螨的成虫呈类圆形，由颚体、躯体组成。疥螨的生活史有卵、幼虫、前若虫、后若虫和成虫5个阶段。雌雄螨的后期若虫在人皮肤表面交配后，雄虫死亡，雌性若虫依靠其螯肢在皮肤薄嫩处啮食角质层组织形成隧道，并在其中发育为成虫产卵，孵出幼虫，经两期若虫后发育为成虫。通过人际间皮肤直接或间接接触感染和转移。疥螨啮食皮肤角质层组织，疥疮表现为皮肤炎症、剧痒及继发性感染。从病变处发现隧道、检出虫体即可确诊。防制原则是：①加强卫生宣传，注意公共卫生及个人卫生；②及时治疗患者；③常用煮沸法、蒸汽高温消毒衣物和卧具；④可用硫磺软膏、苯甲酸苄酯搽剂等治疗。

蠕形螨，又称毛囊虫，致病的有毛囊蠕形螨、皮脂蠕形螨。蠕形螨的生活史有卵、幼虫、前若虫、若虫和成虫5个阶段。以接触方式侵入人体毛囊或皮脂腺寄生，最常见寄生于皮脂腺发达部位的皮肤。毛囊蠕形螨以群居形式寄生于毛囊深处，皮脂蠕形螨以单个形式寄生于皮脂腺和毛囊内。蠕形螨为条件性致病螨，人被感染后，大多数人为携带者。蠕形螨也是临床酒渣鼻样皮炎、痤疮和脂溢性皮炎的病因之一。实验检查：常用皮肤刮试法、透明胶纸法采集标本，查出虫体即可确诊。

尘螨，常见的致病虫种有屋尘螨、粉尘螨。虫体微小呈椭圆形，藏于尘埃中，营自生生活，生活史包括卵、幼虫、两期若虫及成虫5个时期。广泛分布，主要孳生于居室内，春秋季密度最高。粉尘螨还可在面粉厂、棉纺厂、中药仓库等处大量孳生。对人体的危害是：虫体的排泄物、分泌物、皮壳和尸体等，是强烈的变应原，可引起尘螨性哮喘、过敏性鼻炎及过敏性皮炎等。

## 二、试题

### （一）名词解释

1. 刺吸式口器　　2. 舐吸式口器

### （二）填空题

1. 成蚊除直接危害人体外，还可传播流行性乙型脑炎、登革热及________和________等疾病。

2. 成蝇对人类的危害主要是________，某些蝇类幼虫可寄生于人体，引起________病。

3. 蚤对人类的主要危害是传播________和________等疾病。

4. 疥螨通过人际间________接触或________接触而感染和转移。

5. 耻阴虱可通过________途径传播病原体，是________疾病的虫媒。

6. 恙螨的________为致病虫期，通过生物性传播引起________病。

7. 蠕形螨为________致病螨，大多数人为该虫的________。
8. 蚤为________发育，能刺吸人血的时期为________。
9. 成蚊作为虫媒，可通过________和________传播多种疾病。

**（三）单项选择题**

1. 寄生于人体皮肤内的医学节肢动物是　（　）
A. 恙螨　B. 蜱　C. 尘螨　D. 疥螨　E. 蠕形螨
2. 以机械性传播病原体为主的医学节肢动物是　（　）
A. 蚊　B. 蝇　C. 蚤　D. 虱　E. 螨
3. 能传播鼠疫和地方性斑疹伤寒的医学节肢动物是　（　）
A. 蚤　B. 恙螨　C. 蜱　D. 虱　E. 蠕形螨
4. 下列疾病中由蚊传播的是　（　）
A. 痢疾　B. 伤寒　C. 斑疹伤寒　D. 疟疾　E. 霍乱
5. 成蚊传播疾病的方式主要是　（　）
A. 骚扰　B. 侵害　C. 生物性传播　D. 直接传播　E. 机械性传播
6. 蚤对人类的危害主要是　（　）
A. 生物性传播疾病　B. 机械性传播疾病　C. 直接传播疾病　D. 吸血　E. 骚扰
7. 能传播新疆出血热的医学节肢动物是　（　）
A. 蜱　B. 蝇　C. 蚤　D. 虱　E. 螨
8. 可引起过敏性哮喘的螨类是　（　）
A. 疥螨　B. 恙螨　C. 尘螨　D. 蠕形螨　E. 革螨
9. 口器为舐吸式的医学节肢动物是　（　）
A. 蚊　B. 蝇　C. 蚤　D. 蜱　E. 螨
10. 疥螨对人体的危害主要是　（　）
A. 引起皮炎　B. 吸入后引起哮喘　C. 误食后引起消化道疾病　D. 作为传播媒介　E. 骚扰和吸血
11. 蠕形螨寄生于人体的部位是　（　）
A. 肌肉组织　B. 上皮组织　C. 毛囊及皮脂腺内　D. 淋巴组织　E. 外周血液

**（四）多项选择题**

1. 成蝇传播的疾病有　（　）
A. 痢疾　B. 伤寒　C. 霍乱　D. 脊髓灰质炎　E. 阿米巴病
2. 成蚊传播的疾病有　（　）
A. 疟疾　B. 流行性乙型脑炎　C. 丝虫病　D. 地方性斑疹伤寒　E. 阿米巴病
3. 成蝇多在夏季传播消化道疾病的原因有　（　）
A. 孳生于粪便、垃圾、动植物腐败物及其土壤中　B. 边爬行边进食、边呕吐边排泄的习性　C. 消化道唇瓣、爪垫黏毛和黏液及全身鬃毛均黏附和携带多种病原体　D. 具有随车船远距离飞行迁移的能力　E. 嗜食香甜食品、人与动物分泌物和排泄物、腐烂有机质
4. 对成蚊的防治原则有　（　）
A. 治理孳生环境　B. 杀灭成蚊、幼虫　C. 做好个人防护　D. 避免蚊虫叮咬　E. 注意个人卫生
5. 蝇对人的危害主要有　（　）

A. 体内外携带病原体，机械性传播疾病 B. 某些蝇类幼虫可直接引起蝇蛆病 C. 叮刺和吸血 D. 传播地方性斑疹伤寒 E. 传播脊髓灰质炎

6. 蚤传播的疾病有 ( )

A. 鼠疫 B. 地方性斑疹伤寒 C. 流行性斑疹伤寒 D. 流行性出血热 E. 疟疾

7. 生活史为全变态的医学节肢动物有 ( )

A. 蚊 B. 蝇 C. 蚤 D. 虱 E. 螨

8. 生活史为渐变态的医学节肢动物有 ( )

A. 蚊 B. 蝇 C. 蚤 D. 虱 E. 螨

**(五) 问答题**

1. 蚊可传播哪些疾病？
2. 蝇传播疾病与哪些形态结构、生活习性有关？
3. 蚤的哪些生活习性与传播疾病有关？能传播哪些疾病？
4. 疥螨对人有哪些危害？如何防制？

## 三、试题答案

**(一) 名词解释(略)**

**(二) 填空题**

1. 疟疾 丝虫 2. 机械性传播 蝇蛆病 3. 鼠疫 地方性斑疹伤寒 4. 间接 直接 5. 性接触 性传播 6. 幼虫 恙虫 7. 条件性 携带者 8. 全变态 成虫 9. 叮刺 吸血

**(三) 单项选择题**

1. D 2. B 3. A 4. D 5. C 6. A 7. A 8. C 9. B 10. A 11. C

**(四) 多项选择题**

1. ABCDE 2. ABC 3. ABCDE 4. ABCD 5. ABE 6. AB 7. ABC 8. DE

**(五) 问答题**

1. 成蚊通过叮刺、吸血传播疟疾、丝虫病、流行性乙型脑炎、登革热等疾病。
2. 见内容提要。
3. 见内容提要。
4. 疥螨通过人际间皮肤直接接触感染和转移。主要危害为引起疥疮。防制措施有：①加强宣传教育；②注意公共卫生和个人卫生；③选用硫磺软膏、苯甲酸苄酯搽剂治疗；④采用煮沸法、蒸汽高温消毒患者使用过的衣物等物品。

(何敏懿)